HEALTH ASSESSMENT

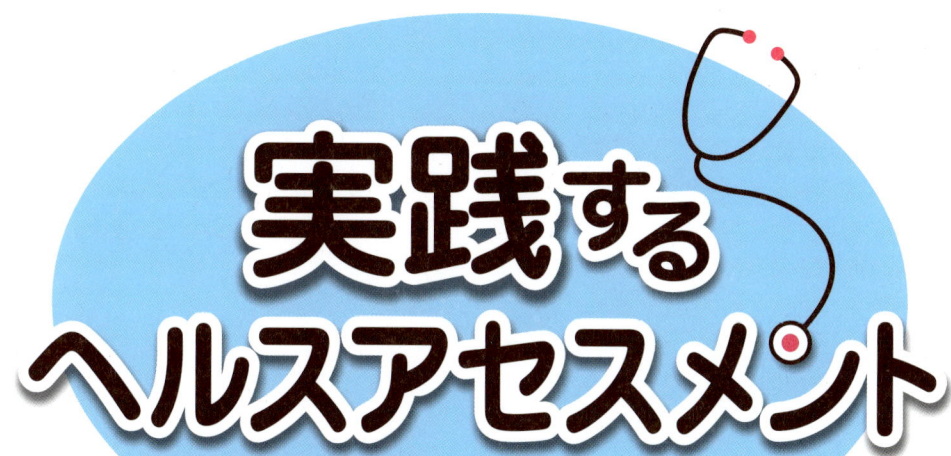

実践する
ヘルスアセスメント

身体の構造と機能から
アセスメントを導く

監修・鎌倉やよい
日本赤十字豊田看護大学学長

Gakken

● **監修**
　鎌倉やよい（日本赤十字豊田看護大学学長）

● **執筆者（執筆順）**
　鎌倉やよい（前掲）
　深田　順子（愛知県立大学看護学部教授）
　広瀬　会里（愛知県立大学看護学部准教授）
　片岡　　純（愛知県立大学看護学部教授）
　尾沼奈緒美（愛知県立大学看護学部講師）
　百瀬由美子（愛知県立大学副学長・看護学部教授）
　岩瀬　信夫（名古屋学芸大学看護学部教授）

● 編集担当―田口由利
● 編集協力―吉田りか，佐藤哲夫
● カバー・表紙デザイン―伊藤由希子
● 本文イラスト―日本グラフィックス，三浦正幸，志賀　均

　本書に記載されている内容は，出版時の最新情報に基づくとともに，臨床例をもとに正確かつ普遍化すべく，著者，編者，監修者，編集委員ならびに出版社それぞれが最善の努力をしております．しかし，本書の記載内容によりトラブルや損害，不測の事故等が生じた場合，著者，編者，監修者，編集委員ならびに出版社は，その責を負いかねます．
　また，本書に記載されている医薬品や機器等の使用にあたっては，常に最新の各々の添付文書や取り扱い説明書を参照のうえ，適応や使用方法等をご確認ください．

株式会社 学研メディカル秀潤社

はじめに

　看護師は医療のあらゆる分野で活動し，医療の知識と技術を駆使して患者の生活を援助しているといえる．看護場面において患者と接するとき，患者の症状を観察し，何が起こっているのかを推論し，さらに情報を収集して臨床判断を行っている．この臨床判断を系統的に導く方法がヘルスアセスメントであり，看護師にとって重要な技術である．ヘルスアセスメントがフィジカルアセスメントと同義語として用いられることもあるが，本書ではフィジカルアセスメント，精神症状のアセスメントを包含する概念として位置づけている．

　フィジカルアセスメントは，身体診査の実施とそのアセスメントから構成される．人間の活動の基盤である身体機能に関する情報を，ときには聴診器，打腱器などの非侵襲的な道具を用い，看護師の視覚，聴覚，触覚，嗅覚を活用した視診，聴診，触診，打診などで，明確に引き出す技術が身体診査である．看護師に求められることは，身体診査技術を正確に安楽に実施できること，その結果得られたデータが何を意味しているのかを判断できること，さらに身体状態を総合的にアセスメントできることである．この技術は，医師が行ってきた身体診査技術と同じものであるため，医療者の共通用語として，診査結果を活用することも期待できる．

　しかし，身体診査技術を習得し，正確に実施してデータを得ること，さらにアセスメントすることは，初学者にとって容易ではない．本書では，診査する部位別にフィジカルアセスメントの各章を配置し，その部位の身体診査に必要な，身体の構造と機能に関する知識を提示したうえで，身体診査の方法とアセスメントを示した．さらに，具体例を「アセスメントをケアに活かす」の項に示した．つづいて，認知機能をアセスメントする尺度や検査を提示した．これらを正確に実施できるまでに習熟することが重要である．これらをふまえて，メンタルステイタスアセスメントとして，精神症状の情報収集からアセスメントまでを示している．

　執筆は，愛知県立大学看護学部成人看護学においてフィジカルアセスメントの教育を行っている諸先生，ならびに精神看護学教授，老年看護学教授に依頼した．多忙ななか，ご執筆いただいた諸先生に心から感謝申し上げる．また同校では，フィジカルアセスメントを1999年から成人看護学の教育に導入し，教育方法の工夫を重ねてきた．その成果を執筆する機会をいただいた学研メディカル秀潤社の皆様に，この場を借りてお礼申し上げたい．本書が，看護師のヘルスアセスメント技術の向上に貢献することを願っている．

2011年12月

鎌倉やよい

HEALTH ASSESSMENT
実践するヘルスアセスメント　身体の構造と機能からアセスメントを導く

CONTENTS

第1章　ヘルスアセスメントの基本　　　鎌倉やよい…2

ヘルスアセスメントとは …………………………………………………………………… 2
ヘルスアセスメントの構成 ………………………………………………………………… 2
　　1●ヘルスアセスメントのプロセス…2／**2**●主観的情報と客観的情報…3／**3**●医師が行うヘルスアセスメントと看護師が行うヘルスアセスメント…3
健康歴(ヘルスヒストリー) ………………………………………………………………… 4
　　1●問診時の環境と面接態度…4／**2**●面接技法…4／**3**●現病歴の聴取…5／**4**●システムレビュー…7

第2章　フィジカルアセスメント　　　鎌倉やよい…10

ヘルスアセスメントにおけるフィジカルアセスメント …………………………………… 10
フィジカルアセスメントの基礎知識 ……………………………………………………… 10
　　1●フィジカルアセスメントの方法…10／**2**●フィジカルアセスメントにおける推論…10
身体診査実施時の原則 …………………………………………………………………… 11
　　1●身体診査の意義…11／**2**●診査環境の準備…11／**3**●診査者の準備…11／**4**●患者への配慮…11／**5**●診査の実施…11
身体診査に使用する器具 ………………………………………………………………… 12
身体診査の基礎技術 ……………………………………………………………………… 15
　　視診　**1**●視診とは…15／**2**●視診の目的…15／**3**●視診の方法…15
　　聴診　**1**●聴診とは…16／**2**●聴診の目的…16／**3**●聴診の方法…16
　　打診　**1**●打診とは…17／**2**●打診の目的…17／**3**●打診の原理…17／**4**●打診音の評価…17／**5**●打診の方法…17
　　触診　**1**●触診とは…18／**2**●触診の目的…18／**3**●触診の方法…19
身体診査の記録 …………………………………………………………………………… 19
　　1●記録の意義と目的…19／**2**●記録の注意事項…19／**3**●記録の方法…19

第3章　バイタルサインのアセスメント　　　深田順子…23

学習目標／バイタルサイン測定時の注意事項／必要物品 …………………………… 23
バイタルサインとは ………………………………………………………………………… 24

1 ● 何を評価するために行うか…24

身体診査 …………………………………………………………………………………… 24
意識レベル **1** ● 診査する目的…24／**2** ● 診査方法…24／**3** ● 留意点…24／**4** ● 身体診査所見…25
体温 **1** ● 診査する目的…26／**2** ● 診査方法…26／**3** ● 留意点…28／**4** ● 身体診査所見…28
呼吸 **1** ● 診査する目的…28／**2** ● 診査方法…29／**3** ● 留意点…29／**4** ● 身体診査所見…29
脈拍 **1** ● 診査する目的…29／**2** ● 診査方法…30／**3** ● 留意点…30／**4** ● 身体診査所見…30
血圧 **1** ● 診査する目的…30／**2** ● 測定方法…32／**3** ● 留意点…32／**4** ● 身体診査所見…32

第4章 眼・耳・鼻のフィジカルアセスメント　　広瀬会里…35

学習目標／身体診査時の注意事項／必要物品 ……………………………………… 35

眼・耳・鼻の構造と機能 ………………………………………………………………… 36
眼 **1** ● 眼の構造…36／**2** ● 眼の機能…38
耳 **1** ● 耳の構造…40／**2** ● 耳の機能…40
鼻 **1** ● 鼻・副鼻腔の構造…41／**2** ● 鼻・副鼻腔の機能…42

問診 ……………………………………………………………………………………… 43
1 ● 何を評価するために行うか…43／**2** ● 問診票…43／**3** ● 問診で得た情報を診査にどう結びつけるか…43

身体診査 ………………………………………………………………………………… 44
眼 視力 **1** ● 部位と順序…44／**2** ● 診査方法…44／**3** ● 留意点…44／**4** ● 身体診査所見…44
眼 視野 **1** ● 部位…44／**2** ● 診査方法…44／**3** ● 留意点…45／**4** ● 身体診査所見…45
眼 外眼筋運動 **1** ● 部位…45／**2** ● 診査方法…45／**3** ● 留意点…45／**4** ● 身体診査所見…45
眼 外眼筋の安定性 **1** ● 部位…46／**2** ● 診査方法…46／**3** ● 留意点…46／**4** ● 身体診査所見…46
眼 対光反射 **1** ● 部位…46／**2** ● 診査方法…46／**3** ● 留意点…47／**4** ● 身体診査所見…47
眼 近見・輻輳反射 **1** ● 部位…47／**2** ● 診査方法…47／**3** ● 留意点…47／**4** ● 身体診査所見…47
眼 外観視診 **1** ● 部位…47／**2** ● 診査方法…47／**3** ● 留意点…47／**4** ● 身体診査所見…47
眼 角膜反射 **1** ● 部位…47／**2** ● 診査方法…48／**3** ● 留意点…48／**4** ● 身体診査所見…48
眼 網膜（眼底検査） **1** ● 部位…49／**2** ● 診査方法…49／**3** ● 留意点…50／**4** ● 身体診査所見…50
耳 聴力 **1** ● 部位…50／**2** ● 診査方法…50／**3** ● 留意点…50／**4** ● 身体診査所見…50
耳 ウェーバーテスト **1** ● 部位…51／**2** ● 診査方法…51／**3** ● 留意点…51／**4** ● 身体診査所見…51
耳 リンネテスト **1** ● 部位…51／**2** ● 診査方法…51／**3** ● 留意点…51／**4** ● 身体診査所見…51
耳 外観 **1** ● 部位…52／**2** ● 診査方法…52／**3** ● 留意点…52／**4** ● 身体診査所見…52
耳 外耳道・鼓膜 **1** ● 部位…52／**2** ● 診査方法…52／**3** ● 留意点…53／**4** ● 身体診査所見…53
鼻 副鼻腔 **1** ● 部位と順序…53／**2** ● 診査方法…53／**3** ● 留意点…53／**4** ● 身体診査所見…53
鼻 内部構造 **1** ● 部位…54／**2** ● 診査方法…54／**3** ● 留意点…54／**4** ● 身体診査所見…54
鼻 嗅覚 **1** ● 部位…54／**2** ● 診査方法…54／**3** ● 留意点…55／**4** ● 身体診査所見…55

アセスメントをケアに活かす ………………………………………………………… 55
眼…55／耳・鼻…56

第5章 顔・口腔・咽頭のフィジカルアセスメント　　深田順子…57

- 学習目標／身体診査時の注意事項／必要物品……………………………………………57
- 顔の構造と機能…………………………………………………………………………………58
  - 顔　**1**●顔の構造…58／**2**●顔の機能…58
- 問診………………………………………………………………………………………………59
  - **1**●何を評価するために行うか…59／**2**●顔の問診票…59／**3**●問診で得た情報を診査にどう結びつけるか…60
- 身体診査…………………………………………………………………………………………61
  - 顔 構造　**1**●部位と順序…60／**2**●診査方法…60／**3**●留意点…60／**4**●身体診査所見…60
  - 顔 感覚機能(三叉神経)　**1**●部位と順序…61／**2**●診査方法…61／**3**●留意点…61／**4**●身体診査所見…61
  - 顔 運動機能(顔面神経・三叉神経)　**1**●部位と順序…61／**2**●診査方法…61／**3**●留意点…61／**4**●身体診査所見…62
- 口腔の構造と機能………………………………………………………………………………63
  - 口腔　**1**●口腔の構造…63／**2**●口腔の機能…63
- 問診………………………………………………………………………………………………64
  - **1**●何を評価するために行うか…64／**2**●口腔の問診票…64／**3**●問診で得た情報を診査にどう結びつけるか…64
- 身体診査…………………………………………………………………………………………65
  - 口腔 構造　**1**●部位と順序…65／**2**●診査方法…65／**3**●留意点…66／**4**●身体診査所見…66
  - 口腔 感覚機能(三叉神経・顔面神経・舌咽神経)　**1**●部位と順序…66／**2**●診査方法…66／**3**●留意点…67／**4**●身体診査所見…67
  - 口腔 運動機能(舌下神経)　**1**●部位と順序…67／**2**●診査方法…67／**3**●留意点…67／**4**●身体診査所見…67
  - 口腔 副交感神経機能(顔面神経・舌咽神経)　**1**●部位と順序…67／**2**●診査方法…68／**3**●留意点…68／**4**●身体診査所見…68
- 咽頭の構造と機能………………………………………………………………………………68
  - 咽頭　**1**●咽頭の構造…68／**2**●咽頭の機能…69
- 問診………………………………………………………………………………………………69
  - **1**●何を評価するために行うか…69／**2**●咽頭の問診票…69／**3**●問診で得た情報を診査にどう結びつけるか…69
- 身体診査…………………………………………………………………………………………70
  - 咽頭 構造　**1**●部位と順序…70／**2**●診査方法…70／**3**●留意点…70／**4**●身体診査所見…70
  - 咽頭 運動機能(舌咽神経・迷走神経)　**1**●部位と順序…70／**2**●診査方法…70／**3**●留意点…71／**4**●身体診査所見…71
- アセスメントをケアに活かす…………………………………………………………………72

第6章 頸部・喉頭・甲状腺・リンパ節のフィジカルアセスメント　　片岡純…73

- 学習目標／身体診査時の注意事項／必要物品……………………………………………73
- 頸部・喉頭・甲状腺・リンパ節の構造と機能………………………………………………73

頸部 **1** ● 頸部の構造と機能…73
喉頭 **1** ● 喉頭の構造と機能…74
甲状腺 **1** ● 甲状腺の構造と機能…74
リンパ節 **1** ● リンパ節の構造と機能…75

問診 …75
1 ● 何を評価するために行うか…75／**2** ● 問診票…76／**3** ● 問診で得た情報を診査にどう結びつけるか…76

身体診査 …77
1 ● 部位と順序…77／**2** ● 診査方法…77 ●頸部 視診 …77 ●甲状腺 触診 …77 ●リンパ節 触診 …78 ●頸部 聴診 …79／**3** ● 留意点…80／**4** ● 身体診査所見…80

アセスメントをケアに活かす …81

第7章 乳房・腋窩（腋窩リンパ節）のフィジカルアセスメント
尾沼奈緒美…82

学習目標／身体診査時の注意事項／必要物品 …82

乳房・腋窩の構造と機能 …82
乳房 **1** ● 乳房の構造…82／**2** ● 乳房の機能…84
腋窩 **1** ● 腋窩リンパ節の分布…84／**2** ● 腋窩リンパ節の機能…84

問診 …84
1 ● 何を評価するために行うか…84／**2** ● 問診票…84／**3** ● 問診で得た情報を診査にどう結びつけるか…85

身体診査 …85
乳房 視診 **1** ● 部位と順序…85／**2** ● 診査方法…85／**3** ● 留意点…85／**4** ● 身体診査所見…86
乳房 触診 **1** ● 部位と順序…87／**2** ● 診査方法…87／**3** ● 留意点…87／**4** ● 身体診査所見…88
腋窩 視診 **1** ● 部位…88／**2** ● 診査方法…88／**3** ● 留意点…89／**4** ● 身体診査所見…89
腋窩 触診 **1** ● 部位と順序…89／**2** ● 診査方法…89／**3** ● 留意点…89／**4** ● 身体診査所見…89

アセスメントをケアに活かす …91

第8章 心臓・血管のフィジカルアセスメント
広瀬会里…92

学習目標／身体診査時の注意事項／必要物品 …92

心臓・血管の構造と機能 …92
心臓 **1** ● 心臓の構造と機能…92
血管 **1** ● 血管の構造と機能…93

問診 …95
1 ● 何を評価するために行うか…95／**2** ● 問診票…95／**3** ● 問診で得た情報を診査にどう結びつけるか…96

身体診査 …96
頸動脈 触診 聴診 **1** ● 部位…96／**2** ● 診査方法…96／**3** ● 留意点…96／**4** ● 身体診査所見…97
四肢の血流 触診 **1** ● 部位…97／**2** ● 診査方法…97／**3** ● 留意点…97／**4** ● 身体診査所見…97

頸静脈　視診　**1**●部位…98／**2**●診査方法…98／**3**●留意点…99／**4**●身体診査所見…100
　　　心臓　心尖拍動　**1**●部位…100／**2**●診査方法…100／**3**●留意点…100／**4**●身体診査所見…100
　　　心臓　振動　**1**●部位…101／**2**●診査方法…101／**3**●留意点…101／**4**●身体診査所見…101
　　　心臓　心音　**1**●部位…102／**2**●診査方法…102／**3**●留意点…102／**4**●身体診査所見…102
　　アセスメントをケアに活かす……………………………………………………………………103

第9章　胸部（呼吸器系）のフィジカルアセスメント　深田順子…104

　　学習目標／身体診査時の注意事項／必要物品……………………………………………104
　　胸郭，肺，気管・気管支，呼吸筋の構造と機能……………………………………………105
　　　胸郭　**1**●胸郭の構造…105
　　　肺　**1**●肺の構造…106
　　　気管・気管支　**1**●気管・気管支の構造…106
　　　呼吸筋　**1**●呼吸筋の構造…107
　　　胸郭・肺　**1**●胸郭・肺の機能…108
　　　気管・気管支　**1**●気管・気管支（下気道）の機能…108
　　問診…………………………………………………………………………………………109
　　　1●何を評価するために行うか…109／**2**●問診票…109／**3**●問診で得た情報を診査にどう結びつけるか…109
　　身体診査……………………………………………………………………………………110
　　　胸郭　視診　**1**●部位と順序…110／**2**●診査方法…110／**3**●留意点…110／**4**●身体診査所見…110
　　　呼吸機能　視診　**1**●部位と順序…111／**2**●診査方法…111／**3**●留意点…112／**4**●身体診査所見…112
　　　胸部　触診　**1**●部位…112／**2**●診査方法…112／**3**●留意点…113／**4**●身体診査所見…113
　　　呼吸機能　触診　**1**●部位…113／**2**●診査方法…113／**3**●留意点…113／**4**●身体診査所見…114
　　　声音振盪　触診　**1**●部位と順序…114／**2**●診査方法…114／**3**●留意点…115／**4**●身体診査所見…115
　　　肺　打診　**1**●部位と順序…115／**2**●診査方法…115／**3**●留意点…116／**4**●身体診査所見…116
　　　横隔膜　打診　**1**●部位と順序…116／**2**●診査方法…116／**3**●留意点…117／**4**●身体診査所見…117
　　　呼吸機能　聴診　**1**●部位と順序…117／**2**●診査方法…117／**3**●留意点…118／**4**●身体診査所見…119
　　　声音伝導　聴診　**1**●部位…119／**2**●診査方法…119／**3**●留意点…120／**4**●身体診査所見…121
　　アセスメントをケアに活かす……………………………………………………………………121

第10章　腹部のフィジカルアセスメント　片岡純，尾沼奈緒美…122

　　学習目標／身体診査時の注意事項／必要物品……………………………………………122
　　腹部の構造と機能……………………………………………………………………………123
　　　腹部　**1**●腹部臓器の位置と区分…123／**2**●主な腹部臓器の機能…125

問診 ··· 125
　　　　　1 ● 何を評価するために行うか…125／2 ● 問診票…125／3 ● 問診で得た情報を診査にどう結びつけるか…125

　　　身体診査 ··· 126
　　　　腹部 視診　1 ● 部位と順序…126／2 ● 診査方法…126／3 ● 留意点…126／4 ● 身体診査所見…126
　　　　腹部 聴診　1 ● 部位…127／2 ● 診査方法…127／3 ● 留意点…127／4 ● 身体診査所見…127
　　　　腹部 打診　1 ● 部位と順序…127／2 ● 診査方法…127／3 ● 留意点…129／4 ● 身体診査所見…129
　　　　腹部 触診　1 ● 部位と順序…130／2 ● 診査方法…131／3 ● 留意点…132／4 ● 身体診査所見…133

　　　アセスメントをケアに活かす ··· 134

第11章　筋・骨格系のフィジカルアセスメント　　広瀬会里…135

　　　学習目標／身体診査時の注意事項／必要物品 ·· 135
　　　筋・骨格系の構造と機能 ·· 135
　　　　骨格系　1 ● 骨格系の構造…135
　　　　筋　　　1 ● 筋の構造…136
　　　　筋・骨格　1 ● 筋と骨格の機能…137

　　　問診 ··· 138
　　　　　1 ● 何を評価するために行うか…138／2 ● 問診票…138／3 ● 問診で得た情報を診査にどう結びつけるか…138

　　　身体診査 ··· 138
　　　　骨格系 関節可動域　1 ● 部位と順序…138／2 ● 診査方法…138／3 ● 留意点…140／4 ● 身体診査所見…140
　　　　筋 筋力　1 ● 部位…146／2 ● 診査方法…146／3 ● 留意点…146／4 ● 身体診査所見…146
　　　　骨格系 脊柱　1 ● 部位…146／2 ● 診査方法…146／3 ● 留意点…146／4 ● 身体診査所見…148
　　　　骨格系 下肢の形態　1 ● 部位…148／2 ● 診査方法…149／3 ● 留意点…149／4 ● 身体診査所見…149
　　　　筋・骨格系 歩行　1 ● 部位…149／2 ● 診査方法…149／3 ● 留意点…149／4 ● 身体診査所見…149

　　　アセスメントをケアに活かす ··· 150

第12章　神経系（反射・感覚）・小脳のフィジカルアセスメント　　尾沼奈緒美…151

　　　学習目標／身体診査時の注意事項／必要物品 ·· 151
　　　神経系（反射・感覚）・小脳の構造と機能 ·· 152
　　　　神経系　1 ● 神経系の構造…152／2 ● 神経系の機能…155
　　　　小脳　　1 ● 小脳の構造…158／2 ● 小脳の機能…158

　　　問診 ··· 159
　　　　　1 ● 何を評価するために行うか…159／2 ● 問診票…160／3 ● 問診で得た情報を診査にどう結びつけるか…160

身体診査 ··· 160
　　　神経系 深部腱反射 1●部位…160／2●診査方法…160／3●留意点…162／4●身体診査所見…162
　　　神経系 表在反射 1●部位…162／2●診査方法…162／3●留意点…162／4●身体診査所見…163
　　　神経系 病的反射 1●部位…163／2●診査方法…163／3●留意点…164／4●身体診査所見…164
　　　神経系 表在感覚 1●部位…164／2●診査方法…164／3●留意点…166／4●身体診査所見…166
　　　神経系 深部感覚 1●部位…166／2●診査方法…166／3●留意点…168／4●身体診査所見…168
　　　神経系 複合感覚 1●部位…168／2●診査方法…168／3●留意点…169／4●身体診査所見…169
　　　小脳 機能 1●部位…169／2●診査方法…169／3●留意点…171／4●身体診査所見…171
　　アセスメントをケアに活かす ·· 172

第13章　認知機能のアセスメント　　　　　　　　　　　　　　　　　　　　　百瀬由美子…174

　　学習目標／認知機能アセスメント時の注意事項／必要物品 ··· 174
　　認知機能アセスメントに必要な大脳の構造と機能 ·· 175
　　認知機能のアセスメント ·· 175
　　　1●知的・認知機能評価検査法（質問による評価法）…176／2●行動評価尺度（観察による評価法）…177
　　アセスメントの視点 ·· 187
　　　1●認知症とせん妄…187／2●認知症とうつ病…187

第14章　メンタルステイタスアセスメント　　　　　　　　　　　　　　　　　　岩瀬信夫…189

　　学習目標／精神症状のアセスメント時の注意事項／必要物品 ··· 189
　　精神症状のアセスメント ·· 189
　　問診の進め方 ·· 190
　　精神的病歴（精神健康評価）の取り方 ·· 191
　　　1●基本情報…191／2●主訴…191／3●現病歴…191／4●精神科的既往歴…192／5●身体的既往歴…192／6●家族歴…192／7●生育歴…193
　　精神現症検査（精神状態の査定）の取り方 ·· 194
　　　1●外観…194／2●行動…194／3●話し方…194／4●面接者への態度…195／5●気分と感情…195／6●知覚の障害…196／7●思考内容の障害…198／8●思考形式の障害…198／9●認知の障害…200／10●知能…201／11●自我機能…202／12●病識（insight）…202
　　アセスメントをケアに活かす ·· 203

引用・参考文献 ·· 204
INDEX ·· 207

実践する
ヘルスアセスメント
HEALTH ASSESSMENT

第 1 章 ● ヘルスアセスメントの基本
第 2 章 ● フィジカルアセスメント
第 3 章 ● バイタルサインのアセスメント
第 4 章 ● 眼・耳・鼻のフィジカルアセスメント
第 5 章 ● 顔・口腔・咽頭のフィジカルアセスメント
第 6 章 ● 頸部・喉頭・甲状腺・リンパ節のフィジカルアセスメント
第 7 章 ● 乳房・腋窩(腋窩リンパ節)のフィジカルアセスメント
第 8 章 ● 心臓・血管のフィジカルアセスメント
第 9 章 ● 胸部(呼吸器系)のフィジカルアセスメント
第10章 ● 腹部のフィジカルアセスメント
第11章 ● 筋・骨格系のフィジカルアセスメント
第12章 ● 神経系(反射・感覚)・小脳のフィジカルアセスメント
第13章 ● 認知機能のアセスメント
第14章 ● メンタルステイタスアセスメント

第1章 ヘルスアセスメントの基本

ヘルスアセスメントとは

- 看護師(診査者)は，医療を必要とする人々および医療を受ける人々に対し，健康の視点から専門的知識と技術を用いて患者の生活を援助する．
- その最初の段階がヘルスアセスメントであり，患者の身体機能，精神状態を評価し，社会生活を営むことへの健康状態の影響を評価する．
- さらに，臨床検査結果を加えて総合的にアセスメントする．これらの結果に基づいて，看護師は患者の健康上の問題を判断して計画を立案し，ケアを提供する．
- 言い換えれば，ヘルスアセスメントは看護過程のアセスメントの段階に位置し，看護診断を導くプロセスである(図1-1)．

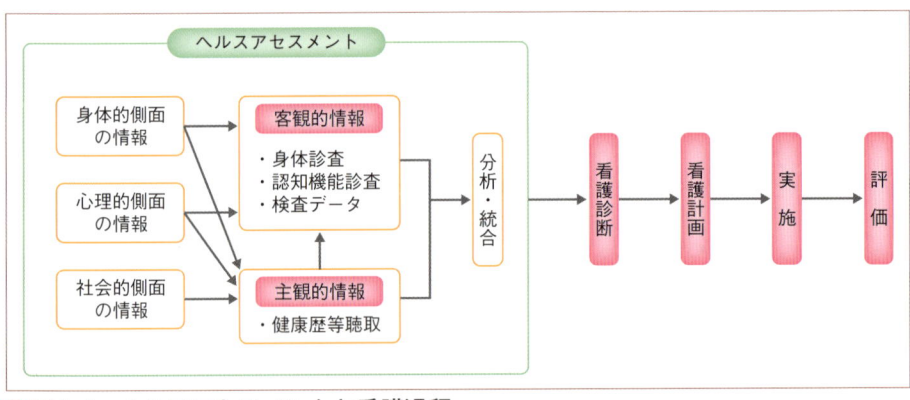

■ 図1-1 ヘルスアセスメントと看護過程

ヘルスアセスメントの構成

1 ヘルスアセスメントのプロセス

- ヘルスアセスメントの最初の段階は，健康歴(ヘルスヒストリー)について，系統的・意図的に問診によって主観的情報を聴取することである．
- 主観的情報に基づくアセスメントの結果について，身体機能を評価するために

身体診査(フィジカルイグザミネーション)を行い，その結果から総合的にアセスメント(フィジカルアセスメント)を行う．
- 続いて，精神状態を評価するために，認知機能を診査するテスト，精神症状の観察によるアセスメント(メンタルステイタスアセスメント)を行う．これらの結論が，患者の社会生活へ与える影響についてもアセスメントを行う．
- このように，健康の視点から分析した結果について，相互の関係を明らかにしながら総合的アセスメントとして，健康上の問題を明らかにする．

2 主観的情報と客観的情報

- ヘルスアセスメントによって得られる情報は，主観的情報(S：subjective data)と客観的情報(O：objective data)に大別される．
- 主観的情報は，患者が述べたことであり，患者自身の言葉をそのまま記録する．
- そのためか，主観的情報の収集に関する誤解に出合うことがある．それは，患者自身が自発的に語る内容のみが主観的情報であり，それらを受動的に収集すればよいとの考え方である．そうではなく，主観的情報の収集はもっと能動的な作業である．主訴を出発点として，系統的・意図的に関連する情報を聞き出して推論し，確認するプロセスである(図1-2)．
- 一方，客観的情報とは，観察した結果，身体診査の結果，認知機能診査の結果，臨床検査の結果が該当する．言い換えれば，第三者が観察可能な情報である．

3 医師が行うヘルスアセスメントと看護師が行うヘルスアセスメント

- 基本的技術は同じであるが，得られた情報をどのように使うのかが異なる．
- 医師は，病院や診療所などの医療機関を受診した患者を対象としてヘルスアセスメントを行い，その結果得られた情報を疾患の医学的診断を導くために使用し，疾患の治療に活用する．
- 看護師が活動する場は，病院や診療所などの医療機関が大半であるが，訪問看護ステーションなどプライマリーケアにもかかわる．そのため，入院後の患者，あるいは地域において療養する患者を対象に，ヘルスアセスメントが行われる．
- 看護師は，その結果得られた情報から看護診断を導くのであり，異常の早期発見と同時に患者の生活の援助に活用する．

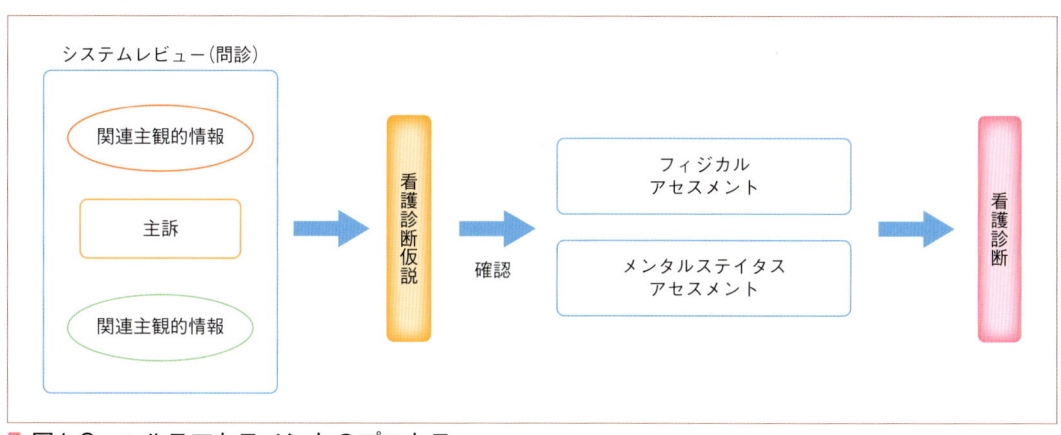

図1-2 ヘルスアセスメントのプロセス

健康歴（ヘルスヒストリー）

- 成人を対象としたとき，健康歴には患者の個人情報，現病歴，既往歴，家族歴，システムレビューが含まれる．
- 患者から問診によってこれらの情報を収集するが，その際にはいかに正確な情報を収集できるかが，アセスメントの成否に大きく影響する．
- 患者の個人情報とは，患者を識別する情報であり，氏名，年齢，性別，住所などが含まれる．
- 主訴は患者が現在問題と感じている症状であり，現病歴は主訴を中心とした経過に関する情報であり，既往歴はこれまでに罹患した疾患に関する情報である．家族歴は家族の既往歴の情報である．
- これらの問診によって得られた情報に加えて，全身を器官別などの系統的に再確認することを目的として，システムレビューが実施される．これを問診として行うことによって，情報の聞き漏らしを予防することができる．

1 問診時の環境と面接態度

- 患者から正確な情報を得るためには，看護師は短時間のうちに信頼関係を樹立することが求められる．まず，患者が安心して話すことができる問診時の環境と看護師の態度が重要である．
- 問診を行う環境は，適切な室温に調整された個室であって，プライバシーを守れることが前提条件となる．
- 椅子に腰掛けたときの看護師と患者の距離と位置も重要である．その距離が近すぎると，患者のパーソナルスペースへ侵入するために圧迫感を感じさせ，遠すぎても疎外感を感じさせることとなる．そのため，距離は70cm程度，位置は90°の角をはさんだ机の二辺に両者を置くことが話しやすいとされる（**図1-3**）．
- 次に，面接態度は第一印象として安心感を与えることが重要である．礼儀正しい態度で，相手が主訴を話しやすいように相づちを打っては十分に聞き取り，さらに，必要事項を確認する．
- 看護師が眼を合わせすぎても，患者は圧迫感を感じることがあるため，ときどきは視線をはずすことも必要である．まず，聞き上手になることが重要である．

2 面接技法

- 米国のIvey, AE博士らによって1960年代に創設されたマイクロカウンセリングでは，マイクロ技法としてコミュニケーションの技法を提示している．
- そのなかでも，最も基盤となる技法が基本的傾聴技法であり，「閉ざされた質

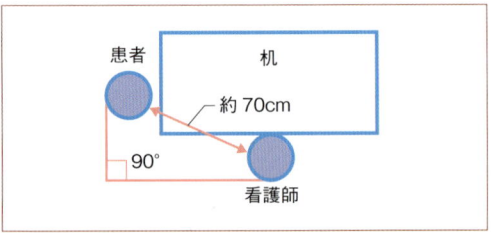

■ 図1-3　患者と看護師の望ましい位置関係

問」「開かれた質問」「はげまし」「いいかえ」「要約」「感情の反映」が意図的に用いられる．
- 看護師は，面接においてこの基本的傾聴技法を使いこなし，患者の主観的情報としての具体的な事実，患者の考えと感情を把握する．

①質問技法：「閉ざされた質問」「開かれた質問」

- 閉ざされた質問は，症状を確認する場合など，「はい」「いいえ」で答えられる質問の方法を示す．
- 開かれた質問は，「どのようなことがご心配ですか」「そのときどのように感じましたか」「もう少し詳しくお話しくださいますか」など，患者の自由な意見を引き出す質問方法である．

②「はげまし」「いいかえ」「要約」技法

- 「はげまし」「いいかえ」「要約」の技法は，看護師が患者の話を聴いて，正しく把握して理解していることを，患者に伝えることができる．つまり，これらの技法によって，患者は看護師に理解されていると感じることができる．
- はげましは，患者の話に「うん，うん」と頷くこと，「そうでしたか」などの相づちなどであり，患者の話を続けさせることができる．
- いいかえは，患者がいま話した内容について，患者が最も伝えたい言葉を看護師はくみ取り，それを看護師の言葉に転換してフィードバックすることである．
- 要約は，いいかえと似ている．面接が進むに従い，繰り返して話される内容から，患者が最も伝えたい内容を看護師は理解し，それを看護師の言葉に要約してフィードバックすることである．

③「感情の反映」技法

- 「感情の反映」には「感情のいいかえ」が含まれる．看護師は，患者が表す言動に潜む感情や情緒を感知して，適切な言葉に置き換えて患者に提示し，患者に自身の感情や情緒に気づかせる技法である．
- たとえば，「あなたは"つらい"と感じているのですね」「あなたは"怒っている"ようにみえますが」などのように，感情を感知して表現するのである．
- 患者の感情と合致していれば，患者−看護師間の信頼関係につながる．ただし，合致しなければ，「わかってもらえない」との結果になることを忘れてはならない．

3 現病歴の聴取

- 主訴は患者が感じている主となる症状であるため，その症状がある場合には，詳しく話してもらうことから現病歴の問診が始まる．
- 患者の表現を看護師が解釈して記録すると，患者の主訴と異なる表現となるリスクを避けるために，「よくむせるようになった」など，患者の表現をそのまま記録する．
- 次に，その症状の強さ，持続時間，頻度，随伴症状に関する情報を得る．
- 患者が話す言葉に対して，「苦しくなるほどなのですね」と相づちとして患者の表現を繰り返し，内容を確認する．
- 患者の発言にそれらの情報が含まれないのであれば，「むせる症状はひどいですか？」「むせているとき，ほかに気になる症状はありますか？」などと確認する．

表1-1 主訴の聴取項目

項目	具体例
症状の様相	「よくむせるようになった」
症状の強さ	息が苦しくなるほどむせる
症状の持続時間	むせ始めると5分程度続く
症状の頻度	夕食後には毎回むせる
随伴症状	ときどき呼吸がヒューヒューという
治療歴	肺炎治療を受けたことがある
先駆症状	食事中に濁声(だみごえ)になるとむせる
症状の悪化要因	朝食時はむせないが夕食時にはむせる

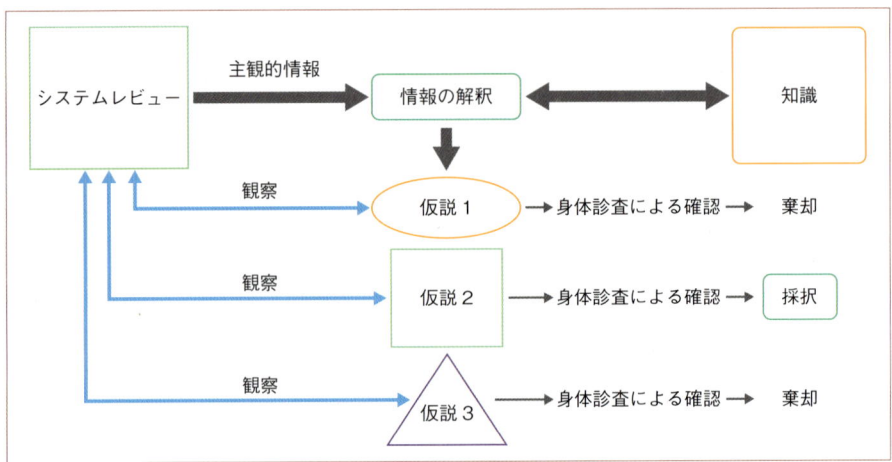

■ 図1-4　システムレビューから身体診査への流れ

同様に，治療歴，先駆症状などを聴取する．

- 「よくむせるようになった」と話したこの例では，患者は70歳の男性である(**表1-1**)．先駆症状として食事中に「濁声(だみごえ)」が出現している．これは，喉頭前庭に唾液が貯留し，それを通過して声が出るようになるため，食事を始めると湿性嗄声になっていると考えられる．
- 食後に生じていることから，咽頭に食物残渣があり，それを「誤嚥」し，「むせる」と考えられる．「ときどき呼吸がヒューヒューという」ことから，残渣の一部が気管支に入り，気道を狭くしている可能性がある．また，肺炎の治療歴は「誤嚥性肺炎」の可能性があると考えられる．
- これらの情報からの推論に関連して，脳血管障害などの既往があるのか，食習慣などのさらなる情報を確認し，脳神経系の身体診査によって確認しようとする方向性が考えられる．
- さらに，どのような生活習慣が症状を悪化させているのかが明らかになれば，生活の改善策についても検討することができるようになる．
- このように，現病歴を聴取しつつ，事実に基づいて推論を行うのである(**図1-4**)．

4 システムレビュー

- システムレビューには，システムごとに再度よくみる，再度検討する，などの意味が含まれる．具体的には，身体の器官ごとに問題となる情報について問診し，システムレビューとして現在と過去の健康状態に関する主観的情報を得る方法である．
- 現病歴を聴取後に行い，問題となる情報を明らかにしたうえで身体診査を実施する方法と，身体診査時に身体の部位ごとに問診して主観的情報を得る方法がある．このシステムレビューによって，患者が気づかない症状についても把握することが可能となる．
- 本書では，各章ごとにシステムレビューの例を示した．これは，第4章から第12章まで，身体診査する部位別にフィジカルアセスメントの実際を示し，そのための問診を示している．システムレビューの各項目は，これらの問診の内容と一致するものである．
- 全体像を把握できるように，**表1-2**にシステムレビューを一覧として示した．

表1-2 システムレビューの問診票

部位		問診内容
氏名：		生年月日：　年　月　日　歳　　男・女
一般状態（皮膚・爪を含む）		●最近の健康状態はいかがですか． ●最近，体重は変化しましたか． ●最近食欲は変化しましたか． ●何か症状はありますか． ●何か皮膚の症状はありますか． ●何か爪の症状はありますか．
眼・耳・鼻【第4章】	眼	●最近，ものが見えにくくなりましたか． ●目がかすむことがありますか． ●視界に斑点や浮遊物が見えることがありますか． ●目が乾きますか． ●メガネやコンタクトレンズを使っていますか．いつごろから使い始めましたか． ●目の手術を受けたことがありますか． ●高血圧と言われたことがありますか．治療を受けていますか． ●糖尿病と言われたことがありますか．治療を受けていますか． ●ご家族に白内障や緑内障の方はいらっしゃいますか．
	耳	●最近，聞こえにくくなりましたか． ●耳鳴りがありますか． ●耳垂れやめまいはありますか． ●耳の痛みがありますか．
	鼻	●鼻から汁が出ますか．どのような色ですか． ●鼻血が出ることがありますか．どのくらいですか． ●鼻の痛みはありますか． ●副鼻腔炎（蓄膿症）になったことはありますか．いつごろですか．
顔・口腔・咽頭【第5章】	顔面	●顔のしびれはありますか．それはどこですか． ●顔の筋肉が動かしにくいことはありますか．それはどこですか． ●食べ物を噛むことが困難ですか．どのような食べ物ですか． ●脳血管障害，脳腫瘍，頭部外傷などの治療を受けたことがありますか．
	口腔	●口の中で出血することや潰瘍がありますか． ●歯茎の痛みはありますか． ●歯の問題がありますか． ●入れ歯がありますか．それは総入れ歯ですか，部分入れ歯ですか． ●入れ歯の調子はよいですか． ●口の中にしびれる感じはありますか．それはどこですか． ●味覚がおかしいと感じたり，わからなかったりしますか． ●口の中が乾きますか． ●食べ物をのどに送り込むことが難しいですか． ●口の手術を受けたことがありますか．

顔・口腔・咽頭【第5章】	咽頭	●のどが痛みますか． ●水や食べ物が飲み込みにくいことはありますか． ●タバコを吸っていますか． ●有機溶剤など刺激性物質を吸入することはありますか． ●アレルギーはありますか． ●のどの手術など治療を受けたことがありますか．
	頸部・喉頭・甲状腺・リンパ節【第6章】	●声がかすれて，話しにくいことがありますか． ●食べ物を飲み込みにくいことがありますか． ●水を飲むときにむせることがありますか． ●息が苦しかったり，呼吸がゼーゼーと音がすることがありますか． ●頸に痛みを感じることがありますか．それは，どの部分ですか．どのような痛みですか．どのようなときに痛みますか． ●頸に腫れやしこりがありますか． ●体重が減ったり，動悸がしたり，汗が出たり，手の指が震えたり，疲れやすいなどの症状(甲状腺機能亢進症状)がありますか． ●脈拍数が少なくなったり，食欲不振，便秘，むくみ，皮膚の乾燥，月経異常などの症状(甲状腺機能低下症状)がありますか． ●頸のリンパ腺が腫れたり，痛むことがありますか． ●だるさ，咽頭の痛み，咳の症状がありますか． ●発熱，体重減少，寝汗(悪性リンパ腫の症状)がありますか． ●何か感染症にかかっていますか． ●何かペットを飼っていますか． ●頸の病気で治療を受けたことがありますか．
	乳房・腋窩(腋窩リンパ節)【第7章】	●乳房にしこりや腫れなどがありますか．いつごろからですか． ●乳頭から汁が出るなど，何か変化がありますか． ●腋の下にしこりや腫れなどがありますか．いつごろからですか． ●乳房に痛みはありますか．いつごろからですか． ●乳頭に痛みはありますか．いつごろからですか． ●腋の下に痛みはありますか．いつごろからですか． ●経口避妊薬を使用していますか． ●女性ホルモン薬を使用していますか． ●月経は何歳で始まりましたか． ●お子さんはいらっしゃいますか．何歳で出産しましたか． ●閉経は何歳のときでしたか． ●閉経後に体重が増えましたか． ●乳房の治療を受けたことがありますか． ●ご家族に乳がんの方はいらっしゃいますか． ●乳房の自己検診を行っていますか．
	心臓・血管【第8章】	●いままでに心臓の病気で治療を受けたことがありますか．それは，どのような治療でしたか．いま，何か心臓の薬を飲んでいますか． ●高血圧がありますか．あれば，何か治療を受けていますか． ●脂質代謝異常がありますか．あれば，何か治療を受けていますか． ●糖尿病がありますか．あれば，何か治療を受けていますか． ●ご家族に糖尿病の方はいらっしゃいますか． ●いままでに，胸の痛みを感じたことはありますか．それはどのような痛みでしたか．これまでに，何回くらい経験しましたか． ●いままでに，胸が苦しくなる経験がありますか．それは，どのようなときでしたか．どのくらい続きましたか． ●息切れや，息苦しさはありますか．それはいつごろからですか． ●ここ2〜3日で急に体重が増えましたか． ●足にむくみはありますか．あれば，いつごろ気づきましたか． ●尿の量が減ったと感じますか．それはいつごろからですか． ●足先の温度が左右で違っていたり，傷が治りにくかったり，しびれや痛みを感じることがありますか． ●タバコを吸いますか．お酒は飲みますか．どの程度ですか． ●定期的に運動をしていますか．どのくらいの時間，何をしていますか． ●毎日，疲れは残りませんか．休息は十分とれていますか．

部位	質問項目
胸部（呼吸器系）【第9章】	● 咳はよく出ますか．それはどんな咳ですか．どのようなときに出ますか． ● 痰はよく出ますか．それはどんな色ですか．どのようなときに出ますか． ● 呼吸が苦しくなったり，息切れはありますか．それは，どのようなときに強くなりますか． ● 運動後に呼吸の音が変わりますか． ● 肺結核，肺炎，肺がん，喘息，肺気腫などの呼吸器系の病気にかかったことがありますか． ● 胸や背中の怪我，気胸，肺がんなどで呼吸器系の手術を受けたことがありますか． ● タバコは吸いますか．何年間吸っていますか．1日に何本吸いますか． ● 薬・食べ物，花粉などのアレルギーはありますか． ● 大気汚染や粉塵が舞う環境で生活したことはありますか． ● 呼吸器に刺激となるガスや液体などを扱うことがありますか． ● ツベルクリン反応検査を受けたことがありますか．それは，どのような結果でしたか． ● BCG接種を受けたことがありますか．それは，何歳のときでしたか． ● QFT（クォンティフェロン®TB）検査を受けたことがありますか．どのような結果でしたか． ● 最後に胸のX線写真を撮ったのはいつですか．
腹部【第10章】	● 食欲はありますか． ● おなかが張った感じがありますか． ● 消化不良を感じることがありますか． ● 胸焼けを感じることがありますか． ● 吐き気を感じることがありますか． ● 吐くことがありますか．それはどのような色でしたか． ● 毎日排便がありますか． ● 排便の量・回数・性状が変化しましたか． ● 排便後にまだ便が残る感じはありますか． ● 便秘がありますか． ● 下痢がありますか． ● 腹痛がありますか． ● 胃や腸の薬を飲んでいますか． ● 胃や腸の治療を受けたことがありますか．
筋・骨格系【第11章】	● 手足や頸，腰などを動かすと痛みがありますか．それは，どの部分ですか．どのような痛みですか．それは，いつごろからですか．それは，どのようなときに強くなりますか． ● 関節に痛み以外で気になる症状はありますか． ● 関節が動かしにくいと感じることはありますか． ● 関節を動かしたとき，何か変な感じや音がありますか． ● 関節がしびれたり，熱い感じがありますか． ● 手足の筋肉が落ちたと感じることがありますか． ● 日常生活を行うなかで不自由に思う動作はありますか．立ち上がりのときはどうですか．服の着替えのときはどうですか．階段の昇り降りではどうですか．
神経系（反射・知覚・小脳）【第12章】	● 意識をなくしたことがありますか． ● よくもの忘れをしますか． ● 月日や人の名前を間違えることがありますか． ● よく転ぶようになりましたか． ● 手足が動きにくいと感じることがありますか． ● 手足のしびれを感じることがありますか． ● 手足の震えがありますか． ● 有機溶剤や鉛などを扱っていますか． ● 毎日アルコールを飲みますか．それはどの程度の量ですか． ● 睡眠薬を飲んでいますか． ● 脳卒中など脳の治療を受けたことがありますか． ● 狭心症など心臓の治療を受けたことがありますか．

第2章 フィジカルアセスメント

> **ヘルスアセスメントにおけるフィジカルアセスメント**
> - 健康歴の問診によって身体面の問題に焦点化されれば,その後に続くプロセスは,フィジカルアセスメントである.
> - フィジカルアセスメントの目的は,問診から得られた主観的情報,身体診査(フィジカルイグザミネーション)から得られた客観的情報を総合して,患者の健康上の問題を身体的側面からアセスメントすることである.
> - このアセスメントの結果から,看護ケア計画の具体策を導き,その評価を導くことができる.

フィジカルアセスメントの基礎知識

1 フィジカルアセスメントの方法
- フィジカルアセスメントにおける問診は,身体各部の主観的情報を意図的に収集するものであり,前項のシステムレビューがそれに当たる.
- 面接時に行う場合と身体診査時に併せて行う場合がある.
- 身体診査(フィジカルイグザミネーション)は,身体機能に異常がないか,視診,触診,打診,聴診によって診査し,客観的情報を収集する.
- その方法には,頭部から爪先までの全身を系統的に情報収集する方法(頭尾法,head to toe)と,問題志向的に特定のシステムに焦点化して情報収集する方法がある.

2 フィジカルアセスメントにおける推論
- 現病歴・既往歴の情報によって身体機能を予測したうえで,システムレビューに基づく問診を行う.
- 問診の結果を漫然と記録するのではなく,主観的情報を収集しながら正常からの逸脱(異常)を判断し,患者の身体機能を推論する.
- こうした推論を,身体診査(フィジカルイグザミネーション)によって得た客観的情報と重ね合わせて,身体面のアセスメントを確定するものである.

- 結果を判断するとき，「正常性」「標準性」「日常性」の視点からとらえることが重要である．
- 「正常性」とは正常値との比較による判断であり，「標準性」とは発達段階に応じた標準値との比較による判断である．「日常性」とは，患者の日常の状態と比較による判断である．

身体診査実施時の原則

1 身体診査の意義
- 人は身体が当たり前に機能してはじめて，種々の日常活動が可能となる．人間の活動の基盤は身体であるといえる．
- この身体機能に関する情報を，引き出す技術が身体診査（フィジカルイグザミネーション）である．
- 現行の保健師助産師看護師法は，看護師の判断で診療機械を用いることを禁止している．
- そのため，侵襲的な検査を行うことなく，看護師の視覚，聴覚，触覚，嗅覚を活用して判断する身体診査は，看護師にとって重要な技術である．
- 身体診査実施にあたって，診査者は方法を熟知し，診査環境を整え，患者に配慮することが，正確に情報を得るための鍵である．

2 診査環境の準備
- 患者にとって適切な室温，観察しやすい明るさ，静寂な環境を整える．
- 使用する器具は正確に測定できるかを点検して準備する．
- 患者に触れる器具は清潔と保温に努める．

3 診査者の準備
- 診査者の手は道具となるので，爪を切り，清潔と保温に努める．
- 診査者は清潔な印象を与える服装・髪型とする．
- 系統的・効率的に実施できるように診査を熟知する．

4 患者への配慮
- 患者に診査する目的と手順をわかりやすく説明して同意を得る．
- 診査に対して適切な体位をとり，不要な体位変換は避ける．
- 患者の羞恥心や保温に配慮し，身体の露出を必要最小限とする．

5 診査の実施
- 外観から観察を進め，原則として，問診・視診・触診・打診・聴診の順に行う．
- 腹部については，問診・視診・聴診・打診・触診の順とする．
- 正常で変化のない部位から開始し，続いて，症状のある部位を診査する．
- 身体全体のバランスや左右対称になっているか注意する．
- 診査者は診査の前後に手洗いを行い，感染予防に努める．
- 粘膜，血液，体液に接触する場合はディスポーザブル手袋を着用する．

身体診査に使用する器具

- 身体診査に用いる器具は，診査の安全と安楽を保証するために，使用前には故障がないことを確認する．
- 1人の患者に使用したあとには，必ず消毒する．
- 水銀式体温計，水銀式血圧計については，平成29年6月に環境省から「水銀廃棄物ガイドライン」が示さたことに伴い，今後は廃止される方向にある．

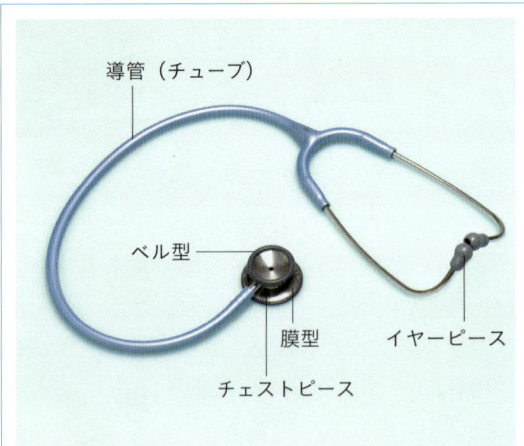

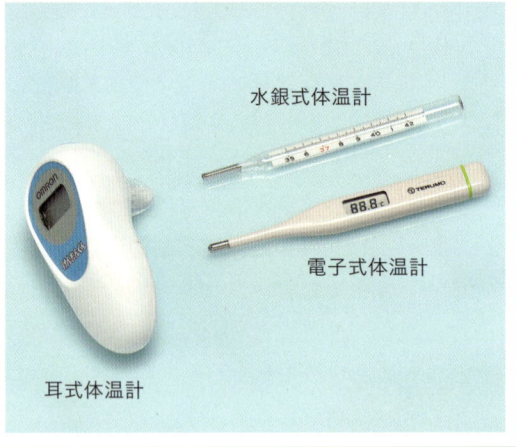

①聴診器（3, 6, 8, 9, 10章）
- 聴診器は，患者の皮膚に当てるチェストピース，診査者の耳に入れるイヤーピース，そのあいだをつなぐ導管から構成される
- 膜型とベル型の機能のある聴診器を選択する

②体温計（3章）
- 水銀式体温計は主に腋窩で測定し，水銀の熱膨張を利用するため，平衡温を得るために約10分間を要する
- 電子式体温計は，予測式と実測式がある
- 耳式体温計は，耳孔に挿入して使用し，数秒で測定する

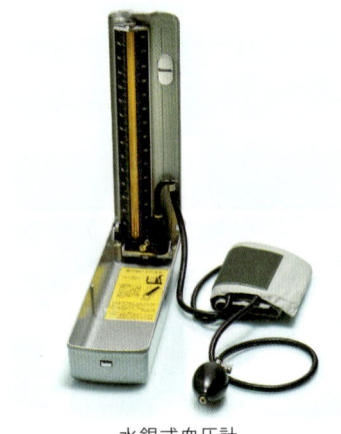

水銀式血圧計

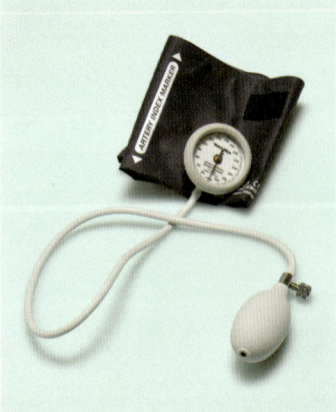

アネロイド型血圧計

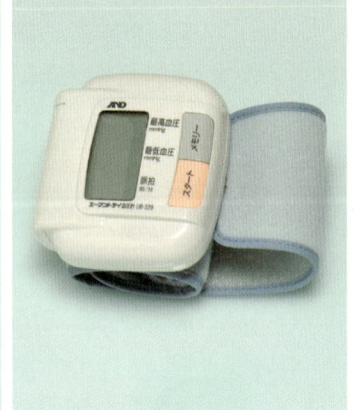

電子血圧計（手首式）

③血圧計（3章）
- 水銀式血圧計，アネロイド型血圧計，電子血圧計に大別できる．電子血圧計は測定部位によって，上腕式血圧計，手首式血圧計がある．いずれの血圧計も，マンシェット（カフ）を巻いた腕を心臓の高さに置くことが，正確に測定する条件である
- 水銀式血圧計は現在最も普及しているが，水銀を用いるため，水銀が漏れる危険性がある．有毒であるため，漏れた場合は水銀の安全な処理が重要である
- アネロイド型血圧計はマンシェット（カフ）内ゴム嚢の空気圧の変化によって値が示される
- 電子血圧計は，コロトコフ法とオシオメトリック法があり，前者はマイクロホンで感知し，後者は振動を感知することによって測定される

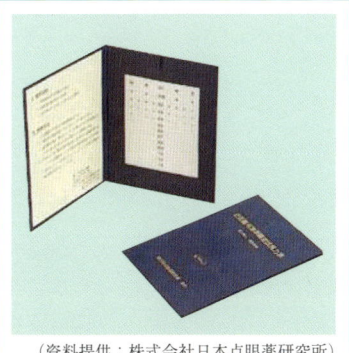

④近距離視力表(4章)
- 検査距離30cmの近距離視力の測定に用いる．ブック式のコンパクトな視力表である

（資料提供：株式会社日本点眼薬研究所）

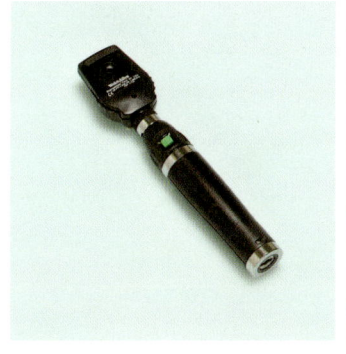

⑤検眼鏡(4章)
- 患者の瞳孔に検眼鏡の光を入れ，眼底の動脈と静脈の走行，視神経乳頭，網膜などを観察する

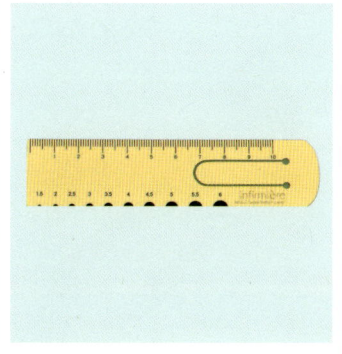

⑥瞳孔ゲージ(4章)
- 瞳孔径を測定する
- 写真は，直径1.5〜6mmまで，0.5mmごとに1列に半円を描いている

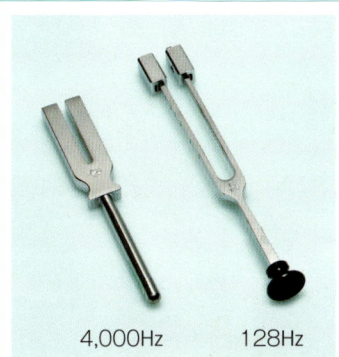

⑦音叉(4, 12章)
- 医療用音叉として，振動数(Hz)によって分類されるが，4,000Hzと128Hz（座付き・調節子付き）を示した
- 音叉を手根骨に軽く打ちつけて振動させて使用する
- 聴覚診査(4,000Hz)，ウェーバーテスト(512Hz)，リンネテスト(512Hz)，振動覚診査(128Hz)で用いる

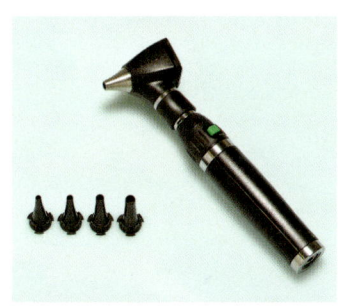

⑧耳鏡(4章)
- 外耳道と鼓膜の診査に用いる
- スペキュラ(筒状のパーツ)を取りつけて使用するが，サイズは患者の外耳道の大きさに近いものを選ぶ

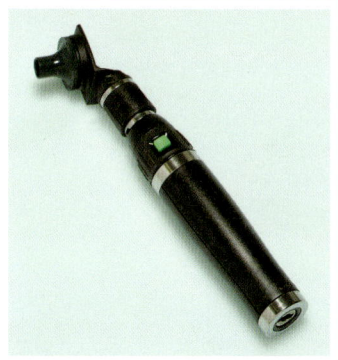

⑨鼻鏡(4章)
- 鼻腔内部の診査に用いる

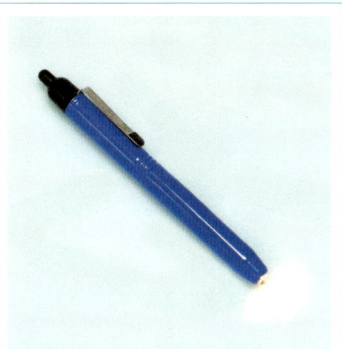

⑩ペンライト(4, 5, 8, 10章)
- 瞳孔の診査，口腔内の診査に用いる

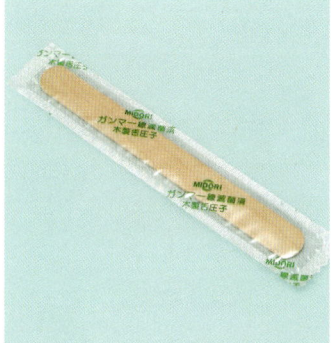

⑪舌圧子(5章)
- 口腔内の診査に用いる
- 木製舌圧子(滅菌)を示した

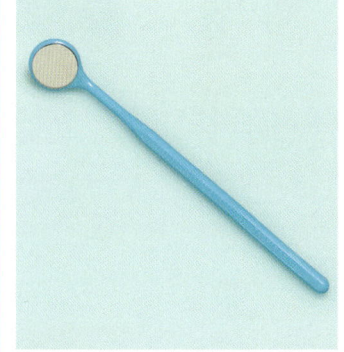

⑫デンタルミラー(5章)
- ペンライトとともに用いて，口腔内および咽頭の診査に用いる

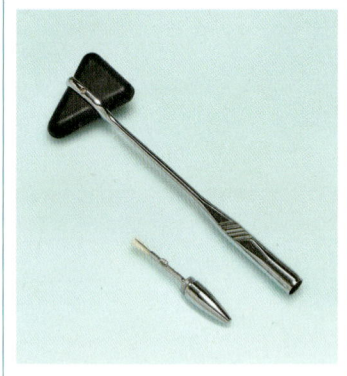 ⑬**打腱器**(12章) ●深部腱反射の診査に用いる	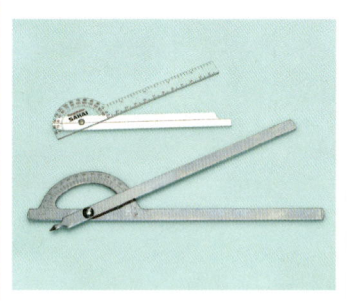 ⑭**メジャー・定規**(4, 5, 8, 9, 10章) ●メジャーは巻き型の定規である． ●定規は皮膚面からの高さの測定で用いるので，竹定規のように，先端から目盛りが始まり，皮膚に触れても刺激の少ないものが望ましい	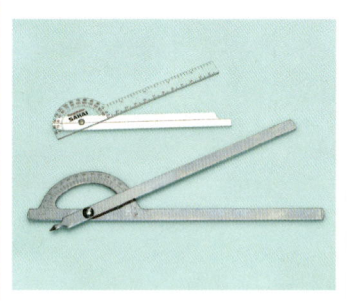 ⑮**角度計**(11章) ●関節可動域の診査に用いる
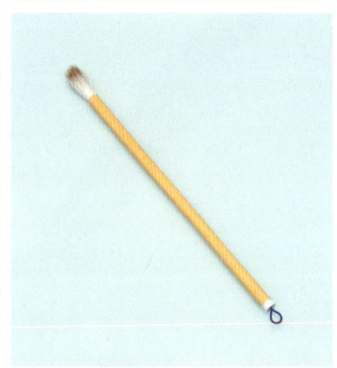 ⑯**小筆**(5, 12章) ●触覚の診査に用いる	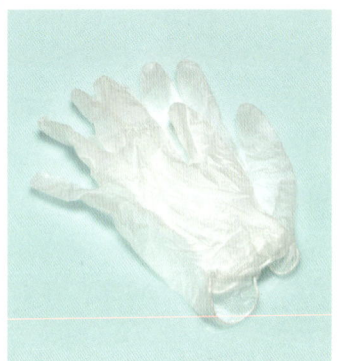 ⑰**ディスポーザブル手袋**(4, 5章) ●粘膜などに触れる診査の際には必ず着用する	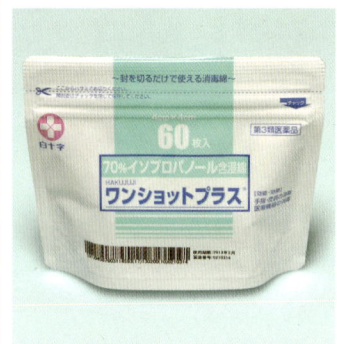 ⑱**アルコール綿**(3, 4, 6, 8, 9, 10章) ●診査で使用した器具を拭く
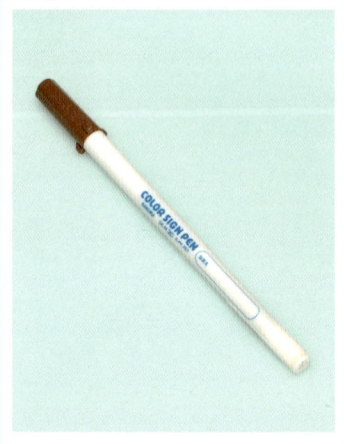 ⑲**水性ペンまたはマーカー**(3, 9, 10章) ●診査時に印をつけたりする際に使用する ●痛み刺激を与える際の道具として使用することもある	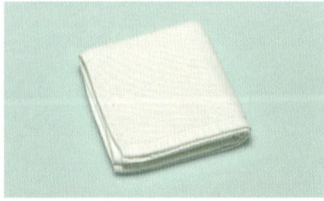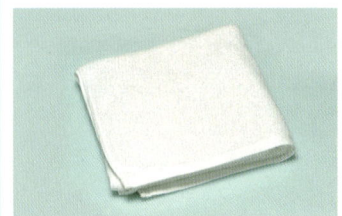 ⑳**フェイスタオル**(7章) ●胸の下に敷く ㉑**バスタオル**(7, 9, 10章) ●露出部をなるべく少なくするために用いる	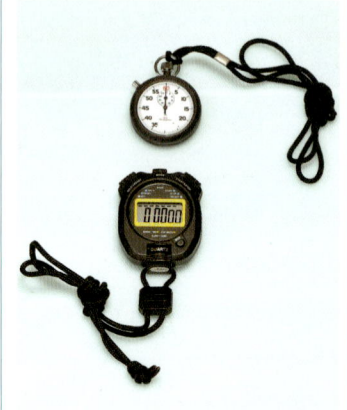 ㉒**ストップウォッチまたは秒針付き時計**(3, 4章) ●バイタルサインで呼吸数や脈拍数を測定する際に使用する

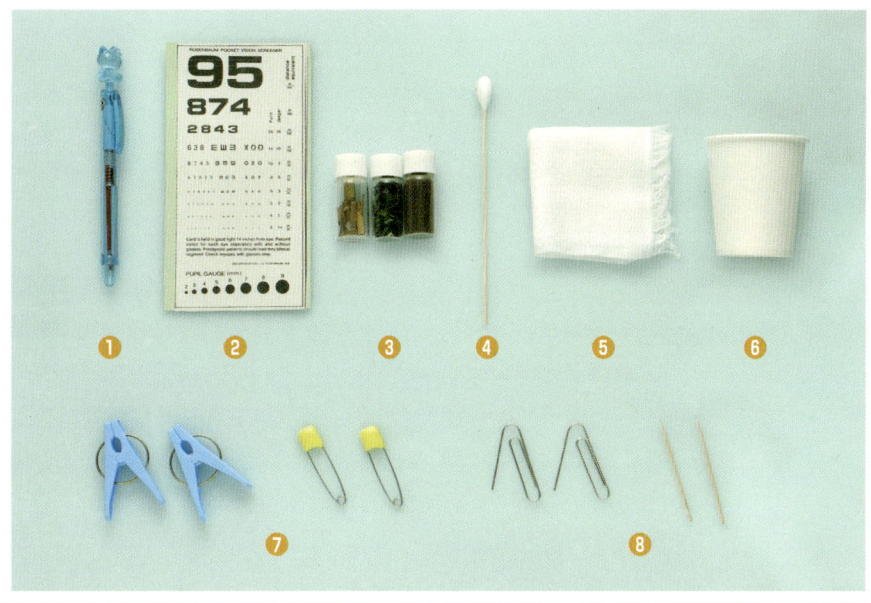

㉓**その他**
- マスコット付きペンなどの注視させる物①(4章),文字の書いてある紙②(4章),におい3種③(4章)
- 綿棒④(5章),ガーゼ⑤(5章),紙コップ⑥(食塩水[5章],砂糖水[5章],水[5, 12章],湯 [12章])
- 洗濯バサミや安全ピンなどなじみのある物⑦(12章),クリップや爪楊枝など先の尖った物⑧(12章)

身体診査の基礎技術

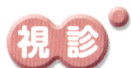 視診

1 視診とは
- 視覚,嗅覚を用いて身体を注意深く観察して診査する.
- 身体の全体と各部の形態や機能について,正常と正常からの逸脱(異常)を判別して,身体内部の状態を推論する手段である.

2 視診の目的
- 全身的な視診として,患者の体型,皮膚,爪,姿勢,歩き方,動作,表情,話し方について観察し,全身状態,栄養状態,意識状態,神経系の状態,精神状態,保清状態を把握する.
- 局所的な視診として,身体の器官系統別に,各部の形,大きさ,色,位置,分泌物,においを観察し,各部の状態を把握する.

3 視診の方法
- 診査室に患者が入室するときから視診は始まる.
- 全身的な視診と局所的な視診がある.
- 適切な照明が必要であり,自然光が望ましい.照度は1,000ルクス以上が望ましい.
- 正確な視診のためには,十分な視野を確保する.同時に,バスタオルを利用して不必要な身体の露出を避ける.

聴診

1 聴診とは
- 聴診器(p.12参照)を用いて,体内で発生するすべての音を聴き診査する.
- 正常な身体で聴かれる音と異常な音を判別して,身体内部の状態を推論する手段である.

2 聴診の目的
- 体内で発生する音の主な発生源は,気流,血流,蠕動,関節運動などである.
- 気流による音の発生は,呼吸音(気管呼吸音,気管支呼吸音,肺胞呼吸音)であり,呼吸器系の状態を把握する.
- 血流による音の発生は,心音と血管音であり,循環器系の状態を把握する.
- 蠕動による音の発生は,腸蠕動音であり,消化器系の状態を把握する.
- 関節運動の異常音から関節の状態を把握する.

3 聴診の方法
- 直接聴診法と間接聴診法がある.前者は耳で聴く方法であり,後者は聴診器を用いて聴く方法である.
- 診査者の外耳道に合致したイヤーピースを用いる.イヤーピースは外耳道に沿った角度がついているので,うしろから前方へ向かうように挿入して使用する(図2-1).
- 聴診器の膜型チェストピースは皮膚に密着させて使用し,高調音によく反応し低調音を遮断する.肺の呼吸音,正常心音,腸音を聞き分けるのに適している.
- 聴診器のベル型チェストピースは,軽く皮膚面に当てて使用し,高調音を逃がし低調音を聴取する.血管音,異常心音を聞き分けるのに適している.
- 聴診音は,周波数,強さ,持続,質の特徴があり,これらによって判別する.1秒間の周波数が多いほど高音を生じ,少ないほど低音を生じる.強さは音の大きさで,持続は音の持続時間,質は「ヒューヒュー」「ザーザー」など擬声音で表す.

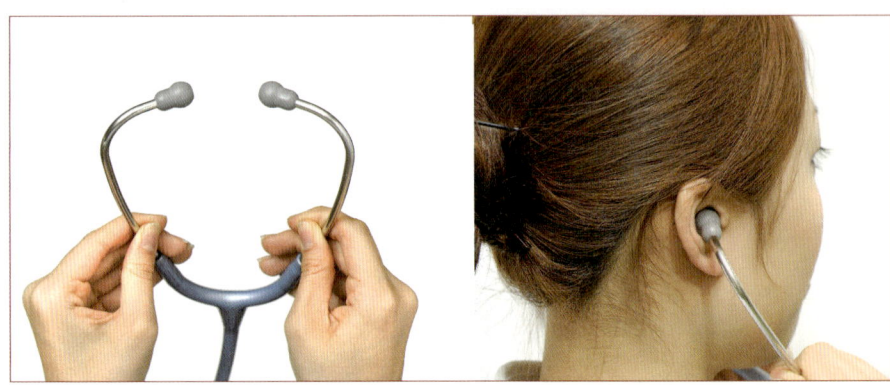

■ 図2-1　聴診器の持ち方と装着の向き

1 打診とは
- 手指や器具を用いて,身体の表面を直接的・間接的に垂直方向に軽く叩いて振動を起こし,その音の性質から直下にある臓器の状態を把握する手段である.

2 打診の目的
- 臓器の位置,大きさ,形,密度,組織内部の状態を把握し,正常と異常を判別する.
- 臓器内の空気の貯留を検出する.
- 肺と横隔膜の境界,心臓と肺の境界など,内臓と空気が接している境界を検出する.

3 打診の原理
- 打診した部位の直下の組織の密度が大きければ,振動は小さく周波数は低くなるため,残響時間は短い.
- 打診した部位の直下の組織の密度が小さければ,振動は大きく周波数は高くなるため,残響時間は長くなる.

4 打診音の評価
- 共鳴音:健常な成人の肺で聴かれる.硬い胸郭に包まれて含気量の多い肺があるため,大きく低い音が長く残響する.空洞音とも表現される.
- 過共鳴音:肺気腫のある成人の肺で聴かれる.硬い胸郭に包まれて含気量が正常量よりも多い肺があるため,共鳴音よりも大きく長く残響する.
- 鼓音:胃や腸にガスが溜まっているときに聴かれる.肺と異なり,柔らかい臓器に空気が入っている状態であるため,大きく高い音が共鳴音よりも短く,太鼓が鳴るように残響する.
- 濁音:肝臓,心臓,脾臓など臓器の実質部分で聴かれる.含気量が少なく密度が大きいため,ずしんと響くように,鈍く短く残響する.
- 平坦音:筋肉や骨を打診するときに聴かれる.密度が大きいため,鈍く響かない音となる.

5 打診の方法
- 指打診法には,直接打診法と間接打診法(図2-2)がある.
- 直接打診法は,体表を中指の指先で直接叩く方法である.

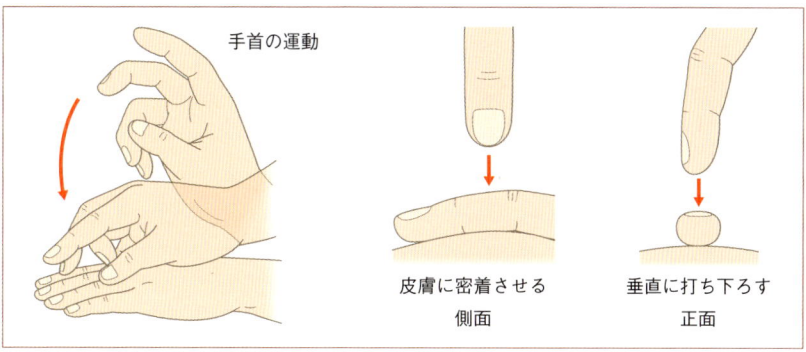

■ 図2-2 指打診法(間接打診法)

- 間接打診法は，利き手ではない手の中指（被打診指）を身体表面に密着させ，利き手の中指（打診指）で被打診指を叩く方法である．
  - 利き手のスナップをきかせ，手関節運動によって垂直に打診指を打ちおろす．
  - 打診した指はすぐに引き，与えた振動を妨げないようにする．
  - 打診によって生じる振動を，被打診指でも感受する．
  - 肺，心臓の打診は肋間に被打診指を置く．肋骨の上を叩いてはいけない．
- 叩打法は，診査する臓器の部位に利き手ではない手掌を密着し，その上から利き手を握り拳にして小指側を軽く叩いて診査する．

1 触診とは

- 指，手掌，手部全体で身体に触れ，触覚によって皮膚や臓器の形態や機能を把握する手段である．

2 触診の目的

- 大きさ，硬さ，弾性，位置，温度，運動性，圧痛の有無などを把握し，正常と異常を判別する．
- 浅い触診（表在触診，図2-3）では，表在性の腫瘤，リンパ節の腫大などを判別する．
- 深い触診（深達性触診，図2-4）では，腹部内臓の状態を判別する．

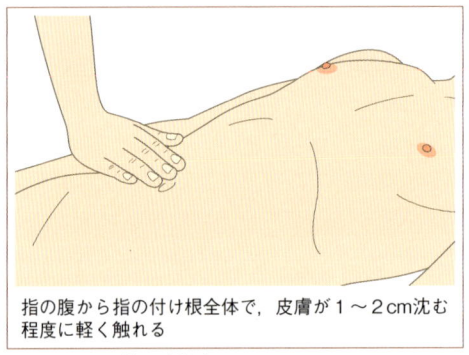

指の腹から指の付け根全体で，皮膚が1〜2cm沈む程度に軽く触れる

■ 図2-3　浅い触診

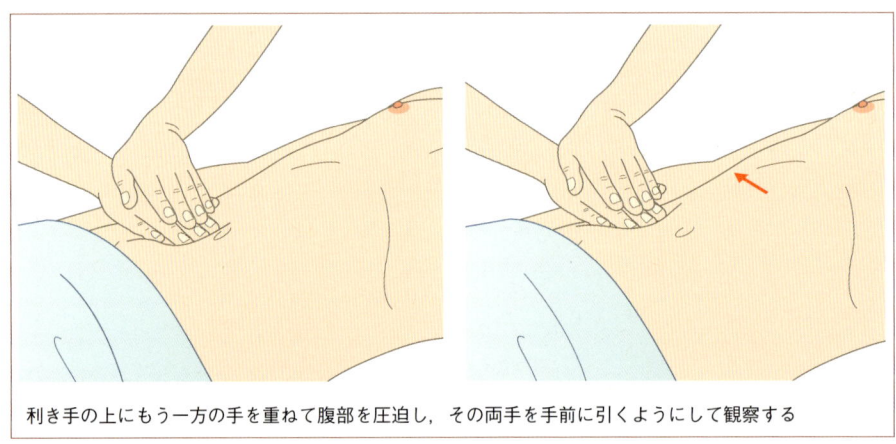

利き手の上にもう一方の手を重ねて腹部を圧迫し，その両手を手前に引くようにして観察する

■ 図2-4　深い触診

3 触診の方法

- 浅い触診を実施後に，深い触診を実施する．
- 目的に合わせて手部を使い分ける．
  - ・指頭は，組織の硬度や性質の微妙な変化の触知に適している．
  - ・手背は，温度の触知に適している．
  - ・手掌は，振動の触知に適している．
- 爪は短く切り，患者の皮膚を損傷させない．
- 腹部を伸展させない体位をとる．
- 診査する臓器を念頭におきながら行う．
- 圧痛のある部位は最後に行う．

身体診査の記録

1 記録の意義と目的

- 患者に関するデータを正確に残し，医療従事者の共通データとしてアセスメントを行い，より適切な医療を患者に提供することが目的である．
- また，記録を残すことによって，看護師が行った看護を法的に実証する証拠資料となりうる．

2 記録の注意事項

- 事実を的確に表す専門用語を用いて，正確に，簡潔に表現する．
- 系統的にわかりやすく，第三者が理解できるように表現する．
- 記録者の氏名を明記し，責任の所在を明らかにする．
- 主観的データは患者の言葉を引用して表現する．
- 用いた身体診査技術を表現する．
- 診査結果が正常の場合であっても，正常である旨を表現する．

3 記録の方法

- 頭尾法（head to toe）における記録用紙の例を**表2-1**に示す．
- 第4章から第12章まで，フィジカルアセスメントの例を示しているが，その記録用紙と同様である．

表2-1　身体診査記録用紙

患者	診査者	診査月日　　月　　日
一般状態		

体温　　　℃, 呼吸　　　回/分, 脈拍　　　回/分 [　　　]　　　血圧(上腕):仰臥位(右)　　　(左)　　　(単位:mmHg)
身長　　cm　体重　　　kg(衣服着・脱衣)　増減　　kg/　週間・か月　　　坐位(右)　　　(左)　　　起立位(右)　　　(左)

全身状態

意識：JCS 　　　GCS	高次脳機能障害 　失認(− ＋) 　失行(− ＋) 　失語(− ＋)(運動・感覚・その他)	皮膚・爪	体格

顔

顔： 顎関節：開口(　　cm) 　かみ合わせ： 　関節の動き： 咀しゃく筋：	額の触覚 [＋ －(右・左)] 頬の触覚 [＋ －(右・左)] 顎の触覚 [＋ －(右・左)] 顔面上部の麻痺(安静時) [− ＋(右・左)] 額のしわ寄せ [＋ －(右・左)] 閉眼 [＋ －(右・左)] 顔面下部の麻痺(安静時) [− ＋(右・左)] 口唇：閉鎖(＋ −) 　　　横引き(イー)[＋ －(右・左)] 　　　突出(ウー)[＋ －(右・左)]

眼

眼瞼の異常所見 [浮腫, 腫脹, 瘤　　　　　　]
眼瞼結膜 [色；　　　　　, 充血, 腫脹, 分泌物　　　]
眼球結膜 [色；　　　　　, 充血, 浮腫, 損傷　　　]
涙腺, 涙点, 鼻涙管 [− ＋；腫脹, 圧痛, 涙量増加・結膜乾燥]
赤色反射 [＋ −(右・左)]
レンズの色 [白濁 − ＋(右・左),　　　　　　]
眼位：正視・偏視 [− ＋(右・左)], 斜視 [− ＋(右・左)]
その他

眼底
　右　網膜全体 [出血(− ＋：　　) ・白斑(− ＋：　　)]
　　　視神経乳頭 [浮腫(− ＋)　・萎縮(− ＋)　　]
　　　血管 [血管の変化(− ＋：　　) ・変性(− ＋：　　)]
　左　網膜全体 [出血(− ＋：　　) ・白斑(− ＋：　　)]
　　　視神経乳頭 [浮腫(− ＋)　・萎縮(− ＋)　　]
　　　血管 [血管の変化(− ＋：　　) ・変性(− ＋：　　)]

視力(裸眼・矯正：　　　) 右：　　　　左：	視野(見えない部位を黒にする) 右　　左	眼球運動 　上方視 [＋ −(右・左)], 眼振(− ＋：　　), 複視(− ＋) 　下方視 [＋ −(右・左)], 眼振(− ＋：　　), 複視(− ＋) 　右方視 [＋ −(右・左)], 眼振(− ＋：　　), 複視(− ＋) 　左方視 [＋ −(右・左)], 眼振(− ＋：　　), 複視(− ＋)

瞳孔	右		左	
大きさ	mm		mm	
形	正円	不正	正円	不正
直接対光反射	＋	±	＋	±
間接対光反射	＋	±	＋	±

右上方視 [＋ −(右・左)]
右下方視 [＋ −(右・左)]
左上方視 [＋ −(右・左)]
左下方視 [＋ −(右・左)]

耳

外耳道 　分泌物 [− ＋(右・左)　] 　耳垢　 [− ＋(右・左)　] 　発赤　 [− ＋(右・左)　] 　腫瘤　 [− ＋(右・左)　]	鼓膜 　右 [色：　　, 光錘(＋ −), 　　　ツチ骨の視診(＋ −),　] 　左 [色：　　, 光錘(＋ −), 　　　ツチ骨の視診(＋ −),　]	耳鳴り [− ＋(右・左)] 眩暈　(− ＋) 回転性めまい (− ＋)	ささやき声 [＋ −(右・左)] 指の擦る音 [＋ −(右・左)] ウェーバーテスト 　左右差(−, ＋：　　) リンネテスト 　右(＋ −)　左(＋ −)

鼻・副鼻腔

鼻腔 　色： 　乾燥 [− ＋(右・左)] 　出血 [− ＋(右・左)] 　鼻汁の性状：	通気性 　右 　左 　鼻中隔穿孔(− ＋)	嗅覚 　右： 　　香 　左： 　　香	副鼻腔 　前頭洞：圧痛 　　[− ＋(右・左)], 　　打診による痛み 　　[− ＋(左・右)] 　　腫脹 [− ＋(右・左)] 　上顎洞：圧痛 　　[− ＋(右・左)], 　　打診による痛み 　　[− ＋(右・左)] 　　腫脹 [− ＋(右・左)]

口腔・咽頭

口腔内: 　口臭（－ ＋） 　汚染（－ ＋）[舌上:左・右 　　　　　　口腔前庭:左・右 　　　　　　口腔底:左・右] 耳下腺の分泌 　[＋ －;　　　　] 顎下腺の分泌 　[＋ －;　　　　]	歯肉　[色;　　　腫脹・潰瘍・ 　　　　　　出血・膿・退縮] 歯:　　本,色調（　　　　　） 　う歯　　[－ ＋;　　　本] 　処置歯　[－ ＋;　　　本] 　義歯　　[－ ＋;　　　　]	口唇　　　[色;　　湿潤度;　　亀裂・浮腫・潰瘍　] 口腔粘膜　[色;　　湿潤度;　　潰瘍・腫瘤　　　　] 硬口蓋　　[色;　　　　　　　発赤・腫脹　　　　] 軟口蓋　　[色;　　　　　　　発赤・腫脹　　　　] 口蓋扁桃　[色;　　　　　　　発赤・腫脹・分泌物　] 咽頭後壁　[色;　　　　　　　発赤・腫脹・分泌物　]	
舌: 凹凸　［－ ＋（右・左）］ 　舌苔　　［－ ＋（右・左）］ 　安静時の偏倚 　　　　　［－ ＋（右・左）］ 　挺出時の偏倚 　　　　　［－ ＋（右・左）］ 舌の運動: 　突出　［＋ －（右・左）］ 　左右　［＋ －（右・左）］ 　上下　［＋ －（右・左）］	口腔の触覚: 　口唇　　　［＋ －（右・左）］ 　舌前方2/3　［＋ －（右・左）］ 　頬粘膜　　［＋ －（右・左）］ 　口腔底　　［＋ －（右・左）］ 　硬口蓋　　［＋ －（右・左）］	味覚（塩味・甘味） 　［＋ －;　　　　　］	発声時の軟口蓋の動き: 　口蓋垂偏倚　［－ ＋（右・左）］ 　カーテン徴候　［－ ＋（右・左）］ 　口蓋反射:［＋ －（右・左）］ 　構音: パ行　［＋ －］ 　　　　タ行　［＋ －］ 　　　　カ行　［＋ －］

頸部・喉頭・甲状腺・リンパ節

リンパ節 　リンパ節腫脹　［－ ＋］ 　　後頭（右・左）・耳介前（右・左） 　　耳介後（右・左）・耳下腺（右・左） 　　扁桃（右・左）・顎下（右・左） 　　おとがい下（右・左）・浅頸（右・左） 　　後頸（右・左）・深頸（右・左） 　　鎖骨上（右・左） リンパ節の性状	甲状腺 　視診: 　触診: 喉頭 　視診: 　触診:	頸部 　頸部呼吸音 頸部可動域 　肩の挙上　　　［＋ －（右 ・左）］ 　頸部左右回旋　［＋ －（右 ・左）］ 　頸部前後屈曲　［＋ －（前 ・後）］ 　頸部左右側屈　［＋ －（右 ・左）］

胸部（呼吸器系）

胸郭の視診 　胸郭の左右差:［－ ＋（右・左）］ 　胸郭の変形: 　　前後径:左右径 　　肋骨の走行・角度: 　　肋骨角:	胸郭の拡張 　左右差:［－ ＋（右・左）］ 　拡張の範囲:　　　　cm	声音振盪音 　前面 　　左右差:［－ ＋（部位）］ 　背面 　　左右差:［－ ＋（部位）］	声音伝導（聴診） 　気管支声: 明瞭・不明瞭 　ヤギ声　: 明瞭・不明瞭 　囁音胸声: 明瞭・不明瞭
呼吸音聴診 　前面: 　背面:	肺の打診 　前面: 　背面:	横隔膜の可動性 　右　　　　cm 　左　　　　cm	横隔膜の位置 　呼気 　吸気

頸部

頸静脈怒張（－ ＋） 　内頸静脈の波動の高さ:	頸静脈の聴診 　雑音　［－ ＋（右・左）］

心臓・血管系

心尖拍動点 　位置: 　範囲: 　振幅:	振動 　第2肋間胸骨左縁（－ ＋） 　第2肋間胸骨右縁（－ ＋） 　第4肋間胸骨左縁（－ ＋） 　第5肋間鎖骨中線（－ ＋）	心音 　リズム: 　心尖部［Ⅰ音＞＝＜Ⅱ音］ 　心基部［Ⅰ音＞＝＜Ⅱ音］ 　分裂[－＋（Ⅰ音・Ⅱ音） 　　　（吸気・呼気）]	過剰心音 　Ⅲ音　（－ ＋:　　　　） 　Ⅳ音　（－ ＋:　　　　） 　心雑音（－ ＋:　　　　）
頸動脈:　触知［＋ －（右・左）], 左右差［－ ＋:　　　], 弾力（＋ －） 橈骨動脈: 触知［＋ －（右・左）], 左右差［－ ＋:　　　], 弾力（＋ －） 上腕動脈: 触知［＋ －（右・左）], 左右差［－ ＋:　　　], 弾力（＋ －） 大腿動脈: 触知［＋ －（右・左）], 左右差［－ ＋:　　　], 弾力（＋ －） 膝窩動脈: 触知［＋ －（右・左）], 左右差［－ ＋:　　　], 弾力（＋ －） 後脛動脈: 触知［＋ －（右・左）], 左右差［－ ＋:　　　], 弾力（＋ －） 足背動脈: 触知［＋ －（右・左）], 左右差［－ ＋:　　　], 弾力（＋ －）		皮膚温 　左右差　［－ ＋:　　　　］	浮腫　（－ ＋） 　部位: 　圧痕:　　　　　mm

第2章　フィジカルアセスメント

乳房・腋窩（腋窩リンパ節）

乳房		腋窩
左右差　［－＋(右・左)］	腫脹　［－＋(右・左)］	視診：発赤［－＋(右・左)］，腫脹［－＋(右・左)］
陥没　［－＋(右・左)］	潰瘍　［－＋(右・左)］	腋窩リンパ節腫脹　［－＋］
発疹　［－＋(右・左)］	腫瘤　［－＋(右・左)］	中心腋窩(右・左)・前腋窩(右・左)
発赤　［－＋(右・左)］	疼痛　［－＋(右・左)］	後腋窩(右・左)・外側腋窩(右・左)
乳頭・乳輪		リンパ節の性状(可動性・表面・硬さ・圧痛・大きさ・癒着)：
左右差　［－＋(右・左)］	陥没　［－＋(右・左)］	
潰瘍　［－＋(右・左)］	分泌物　［－＋(右・左)］	

腹部

腹部全体	腸音	血管雑音	腹壁反射［＋－(右・左)］
視診	聴診	腹部大動脈［－＋］	
		腎動脈　　［－＋(右・左)］	
打診	触診	総腸骨動脈［－＋(右・左)］	
		大腿動脈　［－＋(右・左)］	
	脾臓	腎臓	肝臓径
触診	叩打診	叩打診	打診：　　肝縦径　　　　cm
	疼痛［－＋(右・左)］	疼痛［－＋(右・左)］	叩打診
	触診	触診	疼痛［－＋(右・左)］
			触診

筋・骨格系

関節可動域(可動制限のある関節・運動方向・可動域)	四肢の筋力：正常・低下(麻痺部位　　　　，程度　　　　)
	MMT(左・右)：僧帽筋(　　・　　)，三角筋(　　・　　)，
	大胸筋(　　・　　)，上腕二頭筋(　　・　　)，上腕三頭筋(　　・　　)，
	中殿筋・小殿筋(　　・　　)，内転筋群(　　・　　)，
	大腿二頭筋・下腿三頭筋(　　・　　)，大腿四頭筋(　　・　　)

脊柱	下肢の形態	歩行：

神経系

バビンスキー反射　［－＋(右・左)］	ロンベルグ試験
	閉眼：　　　　　　　　　開眼：

深部腱反射　　消失：0　　低下：1＋　　正常：2＋　　亢進：3＋　　著明な亢進：4＋

表在感覚　　触覚障害(鈍麻)　　痛覚障害(鈍麻)

深部感覚	複合感覚
振動覚：部位[　　　] ［＋－(右・左)］	立体認知　［＋－(右・左)］
部位[　　　] ［＋－(右・左)］	書画感覚　［＋－(右・左)］
深部痛覚：部位[　　　] ［＋－(右・左)］	2点識別覚：部位[　　　] ［＋－(右・左)］　cm
部位[　　　] ［＋－(右・左)］	部位[　　　] ［＋－(右・左)］　cm
位置覚：部位[　　　] ［＋－(右・左)］	
部位[　　　] ［＋－(右・左)］	

小脳

上肢の運動	下肢の運動
指鼻試験　　　［＋－(右・左)］	手指足指試験［＋－(右・左)］
指鼻指試験　　［＋－(右・左)］	膝踵試験　　［＋－(右・左)］
急速変換試験　［＋－(右・左)］	

第3章 バイタルサインのアセスメント

学習目標
1. バイタルサインの測定の目的・意義が理解できる.
2. バイタルサインである意識レベル,体温,呼吸,脈拍,血圧の測定ができる.
3. 得られた所見について,正常と正常からの逸脱(異常)を区別することができる.

バイタルサイン測定時の注意事項
1. 患者に対する接し方によってバイタルサインの値が変動することを念頭におく. 精神的に緊張を与えたり,器具の使い方の不備による不快感があったり,環境や器具が冷たい場合などは,脈拍,血圧,呼吸の値を上昇させる.
2. 同一の患者でも,日内変動,環境の変化,運動,食事などによってバイタルサインが変動することを念頭におく.
3. 体温計,血圧計,聴診器は,清潔,殺菌,保温に努める. 体温計,聴診器のチェストピースなどの使用後は,アルコール綿で消毒する.
4. ストップウォッチ,体温計,血圧計は,安全かつ正確に測定できるか,あらかじめ点検する. 聴診器は膜型に調整する.
5. 体温測定時に粘膜(口腔,肛門)に接触する場合は,感染予防のためディスポーザブル手袋を着用する.
6. 測定部位は同一とし,側臥位の場合は上側,麻痺がある場合は健側で測定する.

必要物品
1. 電子体温計(または水銀体温計)
2. ストップウォッチまたは秒針付きの時計
3. 水銀血圧計
4. 聴診器
5. アルコール綿
6. 鉛筆またはペン(痛み刺激用)
7. ディスポーザブル手袋

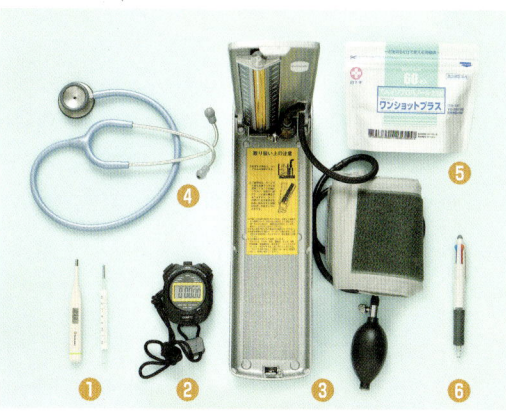

バイタルサインとは

1 何を評価するために行うか
- ヒトの身体内部では恒常性を維持するためにさまざまなメカニズムが機能し，その身体内部で起こっていることを端的に示すのがバイタルサインである．
- バイタルサインとは生命徴候のことで，意識レベル，体温，呼吸，脈拍，血圧で評価する．
- 救急場面では生命的な緊急度を判断する指標であり，それ以外の場合では，異常があればなんらかの疾患の徴候を疑う指標である．

身体診査

意識レベル

1 診査する目的
- 意識は，覚醒と意識内容に大きく分けて考えられ，意識内容とは自分自身と自分を取り巻く現在の環境（時間，人，場所）がわかることである．
- 覚醒の中枢は，下部延髄から橋，中脳，視床下部，そして視床に広がる「上行性網様体賦活系」である．
- 意識内容の中枢は，「大脳皮質」（大脳辺縁系を含む）である．上行性網様体賦活系に入力され賦活した大脳皮質は，種々の皮質間連絡によって多彩な意識内容を形成する．
- 脳幹の上行性網様体賦活系や大脳皮質が障害されることにより，意識障害が発生する．
- 意識障害があれば，緊急に救命を要することが少なくなく，その原因には脳血管障害などの頭蓋内病変，あるいは肝臓，腎臓，心臓，呼吸器系疾患や体温異常などの頭蓋外病変がある．
- 意識レベルの診査は，頭蓋内・外の病変の早期発見につながる．

2 診査方法
- 意識の量的な側面である覚醒を診査する方法として，ジャパン・コーマ・スケール（JCS：Japan Coma Scale，表3-1），グラスゴー・コーマ・スケール（GCS：Glasgow Coma Scale，表3-2）がある．
- まず，開眼していれば，見当識などを確認する．開眼していなければ聴覚刺激として呼びかけに対する反応を確認する．
- 呼びかけに反応がなければ，身体をゆさぶるなどの刺激を徐々に大きくする．
- それでも反応がなければ，痛み刺激を与え（図3-1），表情，上下肢の動き（図3-2）から反応を確認する．
- 痛み刺激は，爪床に鉛筆などを当て，強く圧迫するなどを行う（図3-1）．

3 留意点
- 高齢者の場合は，認知症などの疾患も考慮する．

■ 表3-1 ジャパン・コーマ・スケール(JCS)

項目		表現方法	
Ⅰ　刺激しないでも覚醒している			
	見当識は保たれているが意識清明とはいえない	Ⅰ-1	1
	見当識障害がある(時, 人, 場所がわからない)	Ⅰ-2	2
	自分の名前, 生年月日が言えない	Ⅰ-3	3
Ⅱ　刺激すると覚醒する			
	普通の呼びかけで容易に覚醒する	Ⅱ-1	10
	大きな声, または身体をゆさぶることにより覚醒する	Ⅱ-2	20
	痛み刺激を加えつつ, 呼びかけを繰り返すとかろうじて覚醒する	Ⅱ-3	30
Ⅲ　刺激しても覚醒しない			
	痛み刺激に対し払いのけるような動作をする	Ⅲ-1	100
	痛み刺激で手足を少し動かしたり, 顔をしかめる(除脳硬直含む)	Ⅲ-2	200
	痛み刺激に全く反応しない	Ⅲ-3	300

意識清明な場合は「0」とする. R (restlessness):不穏状態, I (incontinence):失禁, A(apallic state またはakinetic mutism):失外套状態または無動性無言を付記する
数字が大きいほど意識障害が重症である

■ 表3-2 グラスゴー・コーマ・スケール(GCS)

項目		スコア
E　開眼(eye opening)		
	自発的に開眼する	E4
	呼びかけで開眼する	E3
	痛み刺激で開眼する	E2
	痛み刺激でも全く開眼しない	E1
V　言語反応(verbal response)		
	見当識の保たれた会話をする	V5
	会話に混乱がある	V4
	不適当な言葉を発する	V3
	理解できない音声を発する	V2
	発声が全くない	V1
M　運動反応(motor response)		
	命令に従う	M6
	痛み刺激部位に手足を持ってくる, 払いのける(合目的な運動)	M5
	痛み刺激に対して逃避する	M4
	痛み刺激に対して異常に屈曲する(除皮質硬直)	M3
	痛み刺激に対して伸展する(除脳硬直)	M2
	痛み刺激に対して全く動かない	M1

E1, V2, M3と表現するとともに, E, V, Mのスコアを合計する
15点が意識清明で, 8点以下が重症例として扱い, 3点が最も重症度が高い

4 身体診査所見

正常
- 覚醒しており, 時間, 場所など自分のおかれている環境を把握できている.

異常
- JCS100(Ⅲ-1)以上が重症である.

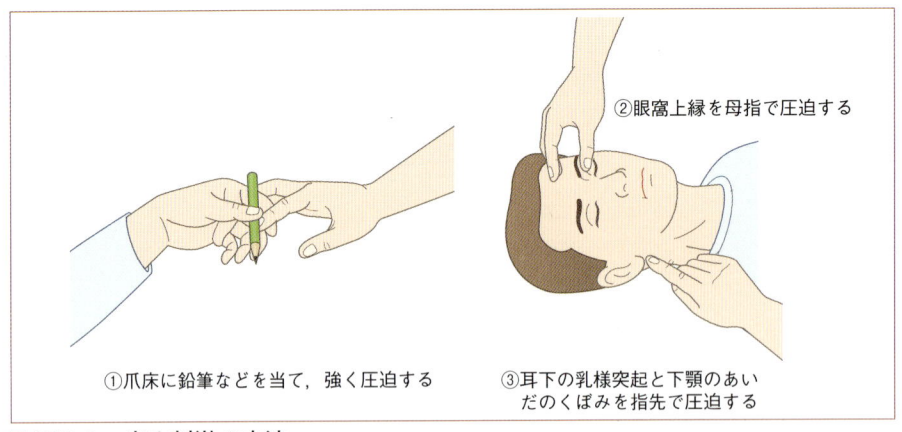

①爪床に鉛筆などを当て，強く圧迫する
②眼窩上縁を母指で圧迫する
③耳下の乳様突起と下顎のあいだのくぼみを指先で圧迫する

■ 図3-1　痛み刺激の方法

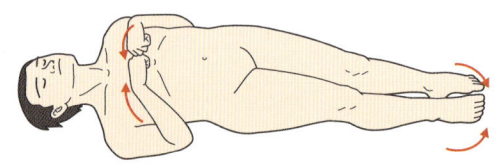

内包，大脳基底核，視床などの大脳皮質の広範な障害による．
肩関節は内転，肘関節・手関節・手指は屈曲，股関節は伸展，足関節は底屈

a. 除皮質硬直

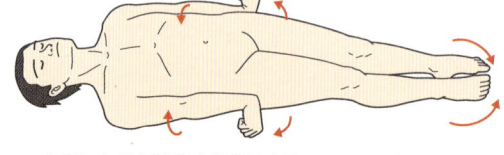

中脳から橋（脳幹）の病変による．
肩関節は内転，内旋，肘関節は伸展，前腕は回内，手関節は掌屈，手指は屈曲，股関節は伸展，足関節は底屈

b. 除脳硬直

■ 図3-2　除皮質硬直と除脳硬直

- GCSは，開眼・言語反応・運動反応の3項目のスコアの合計を求め，合計点8点以下が重症であり，最も重症は3点である．

体温

1 診査する目的

- 体温とは，環境の温度に左右されない身体内部の温度，つまり深部体温（核心温度）をいう．
- 脳の視床下部にある体温調節中枢によって，体内での熱の産生（基礎代謝・運動代謝など）と，体外への熱の放散（輻射，伝導，対流，蒸発）が調整される．
- 体温の診査は，さまざまな身体的異常の早期発見につながる．

2 診査方法

- 核心温度を推定する方法として口腔温，直腸温，鼓膜温を測定するのが望ましいが，簡便のため腋窩温を測定することが多い（図3-3）．
- 電子体温計には予測式と実測式があるため，測定にかかる時間も含めて確認して使用する．

①腋窩温の測定

- 腋窩温は，腋窩動脈に関与する血管温を反映する．
- 腋窩に発汗がないか確認する．発汗が認められればタオルなどで拭く．
- 腋窩温が最も高い腋窩中央部に向かって前下方から斜め（30～40°）に体温計の先を当て，腋をしっかり閉める．

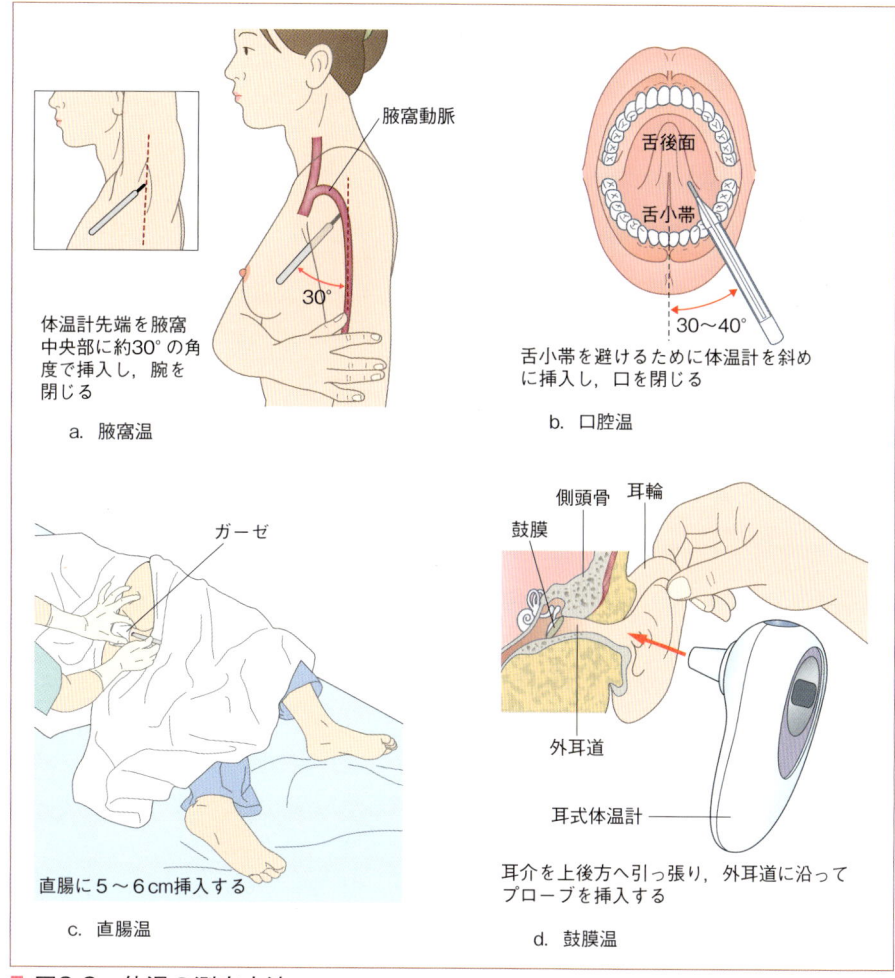

図3-3 体温の測定方法

a. 腋窩温
体温計先端を腋窩中央部に約30°の角度で挿入し,腕を閉じる

b. 口腔温
舌小帯を避けるために体温計を斜めに挿入し,口を閉じる

c. 直腸温
直腸に5〜6cm挿入する

d. 鼓膜温
耳介を上後方へ引っ張り,外耳道に沿ってプローブを挿入する

- 水銀体温計では10分間保持したのち,目盛の表示を読む.

②口腔温の測定

- 口腔温は,舌根部の外頸動脈領域に関与する血管温を反映する.
- 直前に飲食物の摂取や会話の有無を確認する.食事・会話後であれば30分ほどあとに行う.
- 舌後面の舌小帯の左右どちらかに30〜40°斜めに挿入し,噛まないで軽く口唇を閉じて体温計を保持してもらう.
- 水銀体温計では5分間保持したのち,目盛の表示を読む.

③直腸温の測定

- 直腸に便がないことを確認して,左側臥位または仰臥位で膝を曲げてもらい,潤滑油を塗った体温計を直腸に5〜6cm挿入し,手で持ったまま保持する.
- 水銀体温計では3分間保持したのち,目盛の表示を読む.

④鼓膜温の測定

- 鼓膜温は,体温中枢のある視床下部に血流する内頸動脈に関与する血管温を反映する.

- 耳垢がたまっていないことを確認する．
- 外耳道が真っすぐになるように耳介を上後方に引っ張り，外耳道に沿って耳式体温計のプローブを挿入する．外耳道の長さが2.5cm（成人）なので，それ以上は挿入しない．
- 赤外線センサーを用いて測定するため，2秒以内に電子表示される．

3 留意点
- 患者の状態，目的に応じた測定部位を選択する．たとえば，意識レベルが低下していたり，落ち着きがない状態や，口を閉じることができなければ，口腔温は正確に測定できない．
- 経時的に変化をみる際は，同じ時間に，同じ測定部位で，同じ体温計を使用する．

4 身体診査所見

正常
- 体温の正常・異常所見を**表3-3**に示す．

異常
- 高体温と低体温がある．
- 高体温は，発熱物質などによって体温調節中枢において体温が正常より高い温度にセットされる「発熱」と，熱の放散を超えて熱が産生され，体内に異常に熱がこもる「うつ熱」がある．
- 低体温は熱の産生の低下，または熱の放散が増加して35℃以下になった状態をいい，老衰，栄養失調，甲状腺機能低下などの場合にみられる．

呼 吸

1 診査する目的
- 呼吸は，呼吸運動によって生きるために必要な酸素を組織に供給し，体内で生

表3-3 体温の正常・異常所見

	所見	特徴
正常	腋窩温	36.8±0.34℃（健常日本人，午後1～4時に安静時に30分間測定した平均値）
	生理的変動	日内変動として夜中から明け方（午前2～6時）の早朝が最も低く，午後遅くから夕方（午後2～6時）が最も高い（1℃以内） 排卵から月経開始までが排卵前より約0.3～0.5℃高くなる 外的要因として運動，食事，精神的緊張などがある
	測定部位による違い	直腸温＞鼓膜温＞口腔温＞腋窩温 　直腸温－鼓膜温＝0.2～0.3℃　　直腸温－口腔温＝0.4～0.6℃　　直腸温－腋窩温＝0.8～0.9℃ 　口腔温－腋窩温＝0.2～0.3℃（臥床時），0.3～0.5℃（起坐位時）
高体温	微熱　　37～38℃ 高熱　　38～39℃ 過高熱　39℃以上	発熱の経過を示す熱型も確認する 　稽留熱：発熱が持続し，日内変動幅が1.0℃以下，かつ高熱38℃以上 　　　　　（腸チフス，発疹チフス，大葉性肺炎，感染性心膜炎などを疑う） 　弛張熱：日内変動幅が1.0℃以上，低いときでも平熱にならない 　　　　　（敗血症，ウイルス感染症，化膿性疾患などを疑う） 　間欠熱：体温の変動が1℃以上で，最低体温は平熱まで下がる 　　　　　（マラリア，粟粒結核，尿路感染症などを疑う）
低体温	軽度低体温　　35～32℃ 中等度低体温　32～28℃ 高度低体温　　28～20℃ 超低体温　　　20℃以下	35℃で健忘，構音障害，33℃で洞性徐脈，心房細動が生じる 30℃で昏睡，瞳孔散大，28℃で刺激による心室細動が生じる 25℃で心室細動，23℃で角膜反射消失が生じる 20℃で心停止が生じる

産された不要な二酸化炭素を排出することである．橋・延髄の呼吸調節中枢によって調整される．
- 呼吸の診査は，呼吸機能以外に生命維持に直結する橋・延髄の状態を含めて把握することになる．

2 診査方法
- 患者の胸郭・腹部の動きをみて，1分間の数，リズム，深さを測定する．

3 留意点
- 呼吸は意識下でコントロールできるため，患者に測定されていることを意識させないように脈拍を測定しながら行うなど工夫する．

4 身体診査所見

正常
- 呼吸数は14〜20回/分，1回換気量は500mL，分時換気量は16回/分として8,000mLである．

異常
- 呼吸数と換気量の正常・異常所見を**表3-4**に，異常呼吸の所見を**表3-5**に示す．

脈拍

1 診査する目的
- 脈拍は，心臓の収縮により血液が大動脈内に送り出される際に生じる血管の拍動であり，末梢動脈まで伝わった血管の拍動を，体表近くを走行する動脈で触れて感じられるものをいう．
- 脈拍が末梢動脈で触知できることは，身体の隅々まで生命維持に必要な酸素を含んだ血液が運搬されていることを示す．
- 心臓の活動は交感神経によって促進され，副交感神経によって抑制される．このバランスによって心拍数や血圧は至適な状態に維持される．そのため，脈拍数は，正常では心臓の収縮・心拍数と一致し，左右差はない．
- 脈拍の診査は，心臓の機能，交感神経，副交感神経による調節機能などの異常の早期発見につながる．

■ 表3-4 呼吸数と換気量の正常・異常所見

所見	呼吸数	1回換気量(深さ)	分時換気量	どんなときに起こるか
正常	14〜20回/分	500mL	16回/分として8,000mL	
頻呼吸	24回以上/分	正常	増	●恐怖，興奮時，発熱時など
徐呼吸	12回以下/分	正常or増	減	●頭蓋内圧亢進時，睡眠薬多量服用時，糖尿病性昏睡など
過呼吸	正常	増	増	●精神的な動揺，神経症など
減呼吸	正常	減	減	●呼吸筋の筋力低下，胸郭の動きの制限など
多呼吸	増	増	増	●運動後の生理的増加，インフルエンザ高熱時，過換気症候群など
少呼吸	減	減	減	●死期の近い患者など
浅促呼吸	増	減	正常or増or減	●重症肺炎，肺水腫など

表3-5 異常呼吸の所見

所見	特徴	どんなときに起こるか
チェーン-ストークス呼吸	無呼吸→徐々に速くかつ深い呼吸→再び弱まる→無呼吸の繰り返し．周期は30秒～2分，無呼吸は5～30秒	●脳卒中，脳腫瘍，尿毒症，心不全，麻薬・睡眠薬服用時など脳に酸素欠乏が起こっている場合，呼吸中枢の感受性が低下している場合など
ビオー呼吸	無呼吸から突如として多呼吸に移る，この繰り返し．間隔は不規則，無呼吸は10～30秒	●中脳・延髄下部の脳炎，髄膜炎，脳腫瘍，脳外傷などで頭蓋内圧亢進があるときなど
あえぎ呼吸	深い吸息と速い呼息が数回続いたあと無呼吸があり，次第に無呼吸の時間が延びて呼吸停止に至る	●死の間近にみられる．呼吸中枢機能の高度な衰弱など
中枢神経性過換気	規則正しい速くて深い呼吸が持続する	●中脳から橋上部の障害で起こる
クスマウル大呼吸	規則正しいゆっくりとした深い呼吸が連続する	●代謝性アシドーシスの代謝性呼吸（糖尿病性昏睡，尿毒症など）など
群発性呼吸	数回の不規則な呼吸が連続したのち，無呼吸期が続き，繰り返す	●橋下部から延髄上部の障害で起こる
失調性呼吸	呼吸数，深さとも全く不規則な呼吸	●延髄下部の障害で起こる

2 診査方法

- 診査者の両手の3指（示指，中指，薬指）の指腹で患者の両方の橈骨動脈を触れ，1分間の数，大きさ（脈圧），硬さ（緊張），リズム，左右差を測定する．
- 測定部位には，橈骨動脈以外に，総頸動脈，上腕動脈，大腿動脈，膝窩動脈，足背動脈などがある（p.97 図8-6，p.98 図8-7参照）．

3 留意点

- 触知するための圧力を強くしすぎて，拍動を止めないようにする．
- 末梢動脈で脈拍を確実に触知できれば，それよりも中枢側で脈を確認する必要はない．
- 逆に収縮期血圧80mmHg未満であれば，橈骨動脈が触知できないとされる．その場合は，上腕動脈で触知する．

4 身体診査所見

正常
- 脈拍数は60～80回/分，緊張良好，リズム整調

異常
- 脈拍の正常・異常所見を表3-6に示す．

血圧

1 診査する目的

- 血圧とは，血管壁が血流によって内側から押された力のことである．左心室の収縮によって全身に血液を送り出す際に生じる圧力が大動脈を経て全身へ伝わり，これが動脈壁に及ぼす圧力をいう．
- 収縮期血圧とは，心臓が収縮するときに一致して動脈壁にかかる最大圧力をいい，拡張期血圧とは心臓が拡張し，大動脈が閉鎖して末梢の動脈の径がもとに戻った際の最小圧力をいう．

表3-6 脈拍の正常・異常所見

所見			特徴	どんなときに起こるか
正常所見			60〜80回/分, 緊張良好, リズム整調 青年期では吸気時に速く, 呼気時に遅くなる呼吸性変動がある	
異常所見	数	頻脈	100回/分以上	● 交感神経の興奮(恐怖, 興奮, 運動など), 発熱, 貧血, 心不全, 甲状腺機能亢進症, 脱水など
		徐脈	60回/分未満	● 副交感神経優位(スポーツ選手, 睡眠時), 甲状腺機能低下症, 頭蓋内圧亢進, 房室ブロックなど
	大きさ	大脈	動脈拍動の振幅の大きな脈	● 脈圧の増加, 1回心拍出量の増加, 末梢血管抵抗の減少による ● 運動, ストレス, 発熱, 大動脈弁閉鎖不全症, 甲状腺機能亢進症など
		小脈	動脈拍動の振幅の小さな脈	● 脈圧の減少, 1回心拍出量の減少, 末梢血管抵抗の増大による ● 心不全, ショック, 大動脈弁狭窄症, 収縮性心膜炎など
		交互脈	規則正しいが, 1拍おきに振幅が小さくなる脈	● 左心不全の徴候, 心タンポナーデなど
		奇脈	吸気時に小さくなる脈 (収縮期血圧が吸気時と呼気時で15mmHg以上変化する場合に疑われる)	● 心タンポナーデ, 収縮性心膜炎の徴候など
	形の異常	速脈	脈拍の立ち上がりや消退がいずれも急で鋭い脈	● 大脈を伴う ● 大動脈弁閉鎖不全症, 高血圧, 甲状腺機能亢進症など
		遅脈	脈拍の立ち上がりがゆるやかで鈍い脈	● 小脈を伴う ● 大動脈弁狭窄症, 甲状腺機能低下症など
		二峰性脈	収縮期に2回触れる脈	● 総頸動脈で触れるが, 橈骨動脈では触れないことが多い ● 大動脈弁閉鎖不全症, 特発性肥大性大動脈弁狭窄で特異的にみられる
		二重脈	大動脈弁閉鎖圧の低下により相対的に増高した拡張期波	● 脈拍として触れるのが難しい ● 重症心不全, 心タンポナーデ, 発熱など
	不整	二段脈・三段脈	2つあるいは3つの脈拍がまとまっている脈	● 期外収縮によることが多い
		絶対性不整脈	規則性が全く認められない脈	● 心房細動
	緊張	硬脈	動脈の血流を遮断するのに強い力で圧迫が必要	● 高血圧
		軟脈	動脈の血流を遮断するのに弱い力で圧迫できる	● 低血圧

- 血圧は心拍出量(1回の拍出量×心拍数)×末梢血管抵抗で示されるため, 心拍出量, 体液量, 動脈血管抵抗, 心臓血管抵抗などの循環機能を評価できる.
- 脈圧は収縮期血圧と拡張期血圧の差で, 1回心拍出量や動脈の弾力性に影響される.

2 測定方法

- 正確さを期すために，水銀血圧計を用いる．
- 5～15分間安静にしたのち，水銀血圧計のマンシェット（カフ）内のゴム嚢の中央が上腕動脈の真上にかかるように，肘窩の2～3cm上で，指が1～2本入る程度の強さで巻く（図3-4）．
- 上腕の測定部位の高さは，心臓の高さ（第4肋間胸骨縁）にする．
- 左右の上腕で血圧を測定する．また，血圧は下肢でも測定することができる．

①触診法

- 橈骨動脈の拍動を触知しながら，拍動が触れなくなるまで加圧する．
- 拍動が触れなくなったら，さらにその点から20～30mmHg程度上がるまで加圧する．
- 次に1拍動ごとに2mmHgずつ減圧し，拍動をはじめて触知したときの目盛りを読む（収縮期血圧）．

②聴診法

- 上腕動脈の拍動を肘関節屈側中央で確認して，そこに聴診器の膜型を置く．
- 触診法の測定値より20～30mmHg程度加えた値になるように加圧する．
- 1拍動に2mmHgずつ減圧して，はじめてコロトコフ音が聴こえた目盛り（スワン第1点）を読む（収縮期血圧）．
- さらに減圧し，コロトコフ音が聴こえなくなった目盛り（スワン第5点）を読む（拡張期血圧，図3-5）．

3 留意点

- 聴診の際に聴診器をマンシェットの下にもぐりこませない．
- 誤って血圧が高くなる要因には，マンシェットの幅が狭すぎる，マンシェットがゆるすぎる，減圧がゆっくりすぎる，心臓より腕を下げている，ことなどがある．
- 経時的に変化をみる際は，同じ環境・条件下で，同じ体位・測定部位で測定する．

4 身体診査所見

正常

- 収縮期血圧130mmHg未満，拡張期血圧85mmHg未満
- 収縮期血圧の左右差は10mmHg以内
- 収縮期血圧と拡張期血圧の差を示す脈圧が40～50mmHg

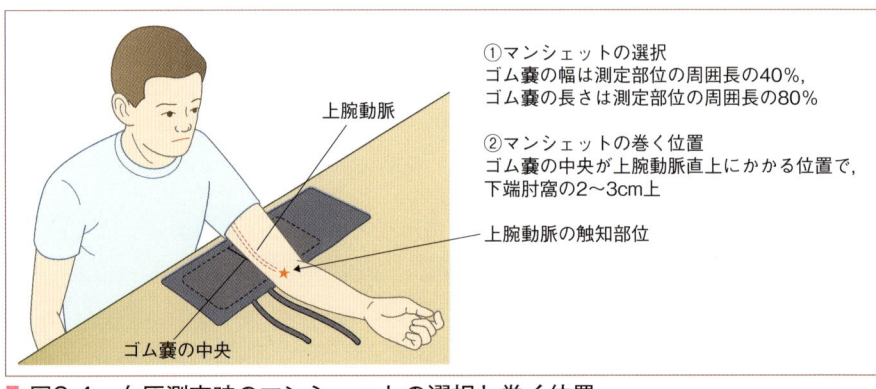

①マンシェットの選択
ゴム嚢の幅は測定部位の周囲長の40%，
ゴム嚢の長さは測定部位の周囲長の80%

②マンシェットの巻く位置
ゴム嚢の中央が上腕動脈直上にかかる位置で，
下端肘窩の2～3cm上

上腕動脈
上腕動脈の触知部位
ゴム嚢の中央

■ 図3-4　血圧測定時のマンシェットの選択と巻く位置

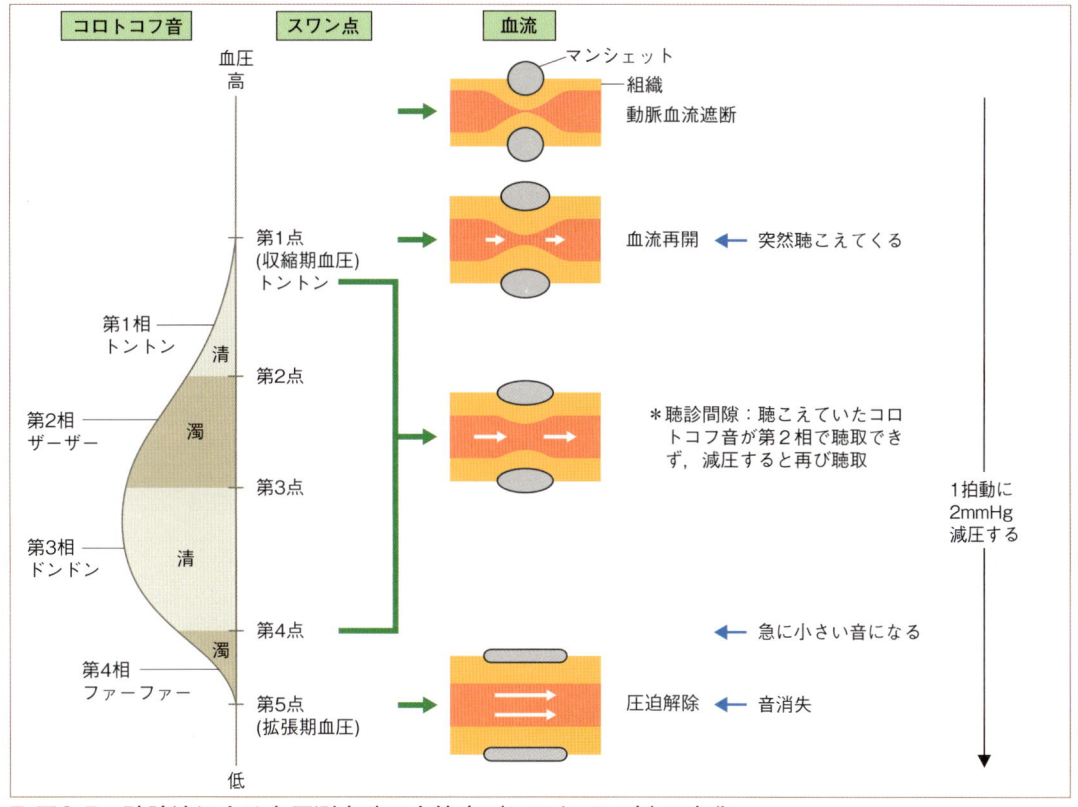

図3-5 聴診法による血圧測定時の血管音（コロトコフ音）の変化

> **異常**
> - 高血圧の診断基準は，『日本高血圧学会高血圧治療ガイドライン2014』に基づく（**表3-7**）．
> - 高血圧の原因には，本態性高血圧，心血管性病変，腎性病変，内分泌異常，頭蓋内圧亢進などがある．
> - 低血圧の診断基準は設定されておらず，一般的な基準は収縮期血圧が100mmHg未満である．
> - ショックの診断基準は収縮期血圧が90mmHg未満である．拡張期血圧値は考慮しない．
> - 低血圧の原因には，起立性低血圧，出血などによる循環血液量減少，心筋梗塞などによる心拍出量の低下，アナフィラキシーショックなどによる末梢血管抵抗の低下などがある．

■ 表3-7　血圧の正常・異常所見

分類		収縮期血圧 (mmHg)		拡張期血圧 (mmHg)	影響要因
正常域血圧	至適血圧	<120	かつ	<80	日内変動として早朝が最も低く，午後遅くから夕方にかけて最も高くなる 運動，排便時の怒責，精神的緊張，ストレス，寒冷などによって血圧は上昇する
	正常血圧	120〜129	かつ／または	80〜84	
	正常高値血圧	130〜139	かつ／または	85〜89	
高血圧	Ⅰ度高血圧	140〜159	かつ／または	90〜99	
	Ⅱ度高血圧	160〜179	かつ／または	100〜109	
	Ⅲ度高血圧	≧180	かつ／または	≧110	
	(孤立性) 収縮期高血圧	≧140	かつ	<90	

(高血圧治療ガイドライン2014より作成)

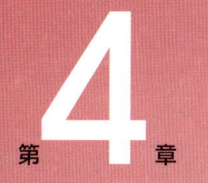

第4章 眼・耳・鼻のフィジカルアセスメント

学習目標
1. 脳神経系（とくに眼・耳・鼻に関与する第Ⅰ，第Ⅱ，第Ⅲ，第Ⅳ，第Ⅵ，第Ⅷ神経）の機能について説明できる．
2. 眼・耳・鼻について身体診査を実施できる．
3. 得られた所見について，正常と正常からの逸脱（異常）を区別することができる．

身体診査時の注意事項

共通
1. 分泌物や滲出液に触れる可能性があるため，ディスポーザブル手袋を着用する．
2. 耳鏡，鼻鏡は，スペキュラ（筒状の器具）を内部に挿入するため，患者が動いたりすると損傷する危険が伴う．患者への十分な説明を行い，患者の協力が得られにくい場合は，診査の介助者をおくなど配慮する．
3. 耳鏡，鼻鏡のスペキュラは使い回しせず，消毒した清潔な物を使用する．

眼
1. 手指の清潔を保つ．
2. デリケートな部位であるため，触れるときはどこを触れるのか明確に伝える．
3. 検眼鏡の光は熱をもち，長時間の診査は眼に負担をかけるため，できるかぎり短時間で行う．手技が不確かなときは，モデル人形などで練習してから患者に実施する．

耳
1. 聴力診査時は，静かな環境で行う．大勢で練習する場合はお互い話さない時間を設けるなどして静かな環境をつくる．
2. 正常と正常からの逸脱（異常）を区別することが目的であるため，すでに外耳や中耳に炎症などが疑われる場合は，患者への負荷がかかるだけなので，耳鏡による診査は行わない．

鼻
1. 嗅覚の診査では，においの内容を事前に伝えてしまうと，においが何かわからなくても，あてずっぽうに答えてしまうこともあり，診査にならない．においの内容は伝えずに実施する．

必要物品

眼
1. ペンライト

❷近距離視力表
❸検眼鏡
❹瞳孔ゲージ
❺綿球
❻マスコット付きペン
❼メジャー(初学者の場合)
❽ディスポーザブル手袋
❾本や資料などの印刷物
❿アルコール綿

耳
❶音叉：座付き・調節子付き音叉，4,000Hz音叉
❷秒針付き時計またはストップウォッチ
❸耳鏡
❹アルコール綿
❺ディスポーザブル手袋
❻綿棒

鼻
❶鼻鏡
❷におい2種(例：コーヒー，緑茶，レモンなど)
❸アルコール綿
❹ディスポーザブル手袋

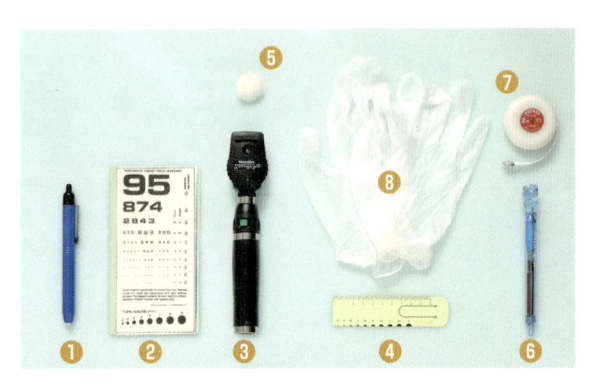

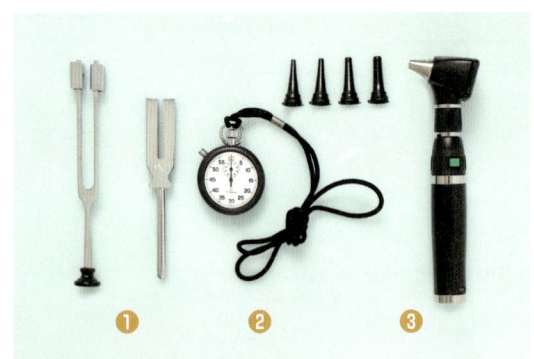

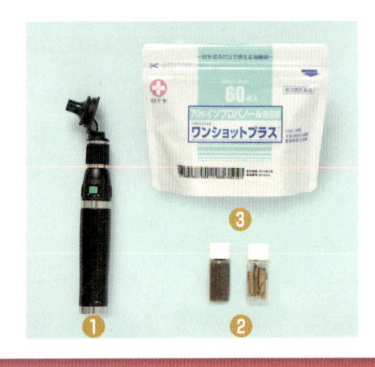

眼・耳・鼻の構造と機能

眼

- 眼の診査から，局所および全身の健康状態や病的な状態についての多彩な情報が得られる．
- 12対の脳神経のうち6種類が眼に関係している．
- 眼底は全身で唯一，血管の診査を直接行える(視診できる)．

1 眼の構造

①**外眼部(図4-1-a)**

- 眼瞼は異物や光から眼球を保護する．
- 上眼筋の挙上には眼瞼挙筋(動眼神経支配)，閉瞼には眼輪筋(顔面神経支配)が

a. 外眼部の構造（右眼）

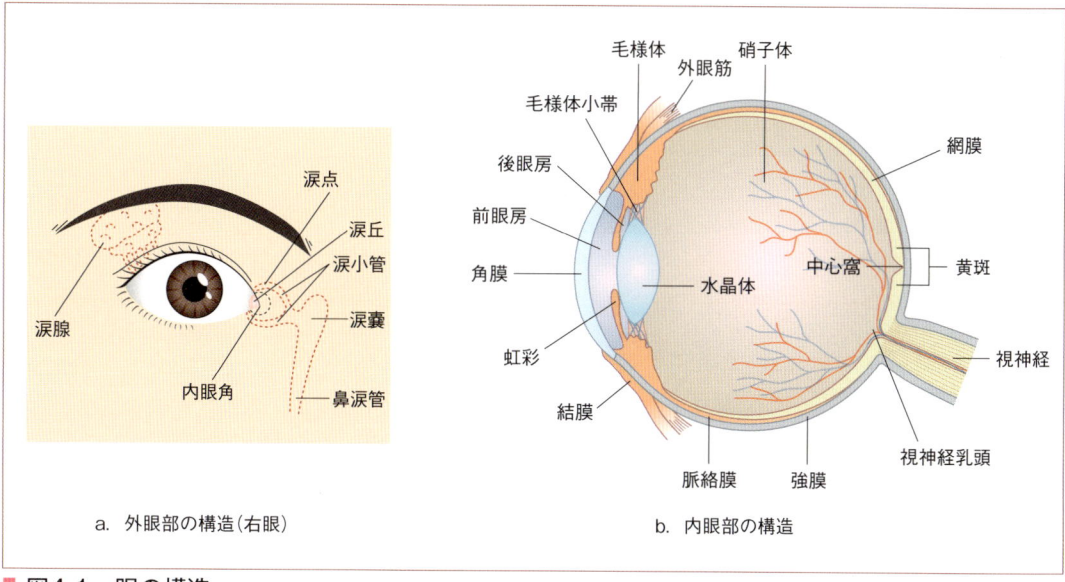

b. 内眼部の構造

図4-1　眼の構造

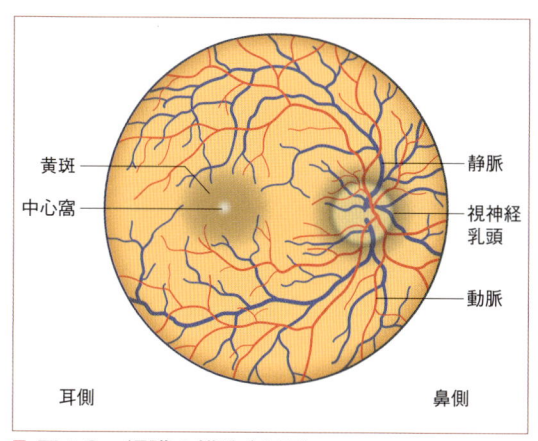

図4-2　網膜の構造（右眼）

はたらく．
- 涙器は涙液を分泌する涙腺と，涙液を鼻腔に流す涙道（涙点，涙小管，涙囊，鼻涙管）からなる．

②内眼部（図4-1-b）
- 眼球は直径約24mm（成人）の大きさである．
- 結膜は，眼瞼後面を被う眼瞼結膜と，角膜以外の眼表面を被う眼球結膜がある．
- 角膜に血管はなく透明で，表層には三叉神経第1枝（眼神経）が分布している．角膜刺激は三叉神経の眼神経，三叉神経核，顔面神経核（両側），顔面神経，眼輪筋に伝達され，瞬目が生じる．
- 虹彩は遮光膜で，瞳孔括約筋（動眼神経枝の副交感神経支配）と瞳孔散大筋（交感神経支配）により瞳孔サイズを変化させる．
- 水晶体は透明な凸レンズで，毛様体筋の作用で屈折率を調節する．
- 網膜（**図4-2**）は視覚刺激を受けて脳に伝えている．
- 視神経乳頭は視神経が連なり，形は円形（やや縦長），境界は鮮明である．視神

経乳頭から上下に2本ずつ動脈と静脈が分かれている．動脈と静脈の径の比率は約2：3である．
- 黄斑は視神経乳頭の外側にあり，視細胞が多い．

2 眼の機能

①視力

- 視力とは，離れた2点を見分ける力である．
- 網膜中の視細胞でとらえた光の刺激は，視神経乳頭，視神経，視神経交叉，視索，外側膝状体，視放線を通り後頭葉の大脳皮質一次視覚野（ブロードマン17野）へと送られる（**図4-3**）．

②視野

- 視野とは，眼を動かさないで見える範囲である．正常視野は上側60°，鼻側60°，下側70°，耳側100°である[1]．
- 眼の前に示された像は，網膜上では左右，上下が反転するため，右半分からの光刺激は右眼では鼻側に，左眼では耳側の網膜に伝わる．また，視交叉では左右の視神経からの線維は一緒になり，網膜の鼻側からの線維が交叉する（部分交叉）．よって視野狭窄の欠損部位から病変部位を推定できる（**図4-4**）．

③眼球運動

- 眼球運動は3つの脳神経と6つの外眼筋（第Ⅲ：下斜筋/上直筋/下直筋/内直筋，第Ⅳ：上斜筋，第Ⅵ：外直筋）による神経支配を受けている．
- 眼球は常に両眼同時に動き，物をみつめるときは両側の外眼筋の共同運動が行われている．

④近見・輻輳反射

- 両眼が反対方向に動く非共同性眼球運動のうち，両眼が内側方向に動くのが輻輳反射であり，近くの物を見るときに毛様体による調節とともに起こる縮瞳を近見反射という．
- 輻輳，遠近調節，縮瞳は核上性の支配を受け，意識的に分離できない連合運動である．

⑤対光反射（**図4-5**）

- 光刺激は求心路である視神経，視神経交叉，視索という視路から途中離れて視

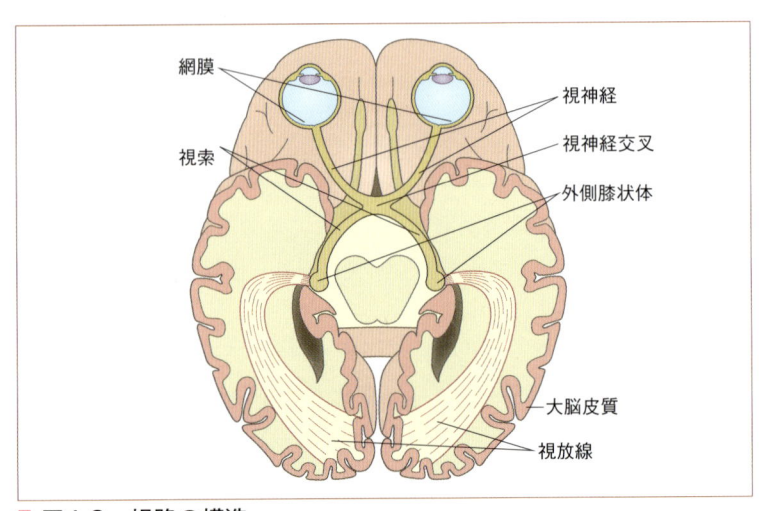

図4-3　視路の構造

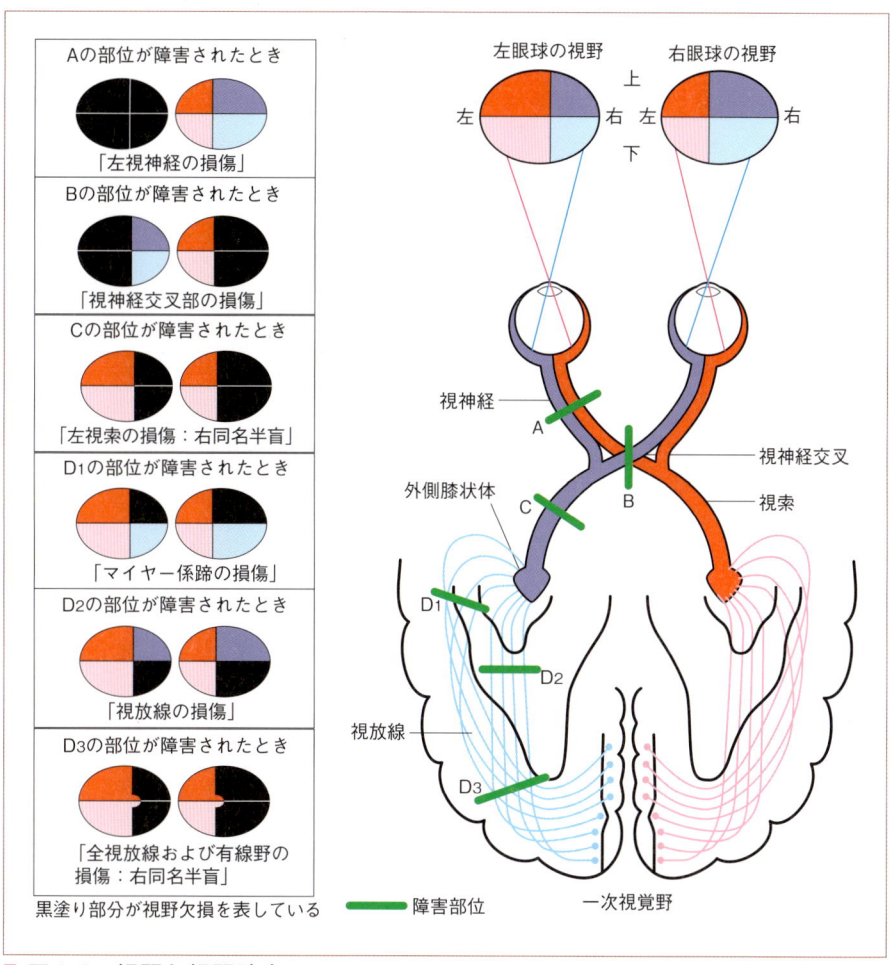

■ 図4-4 視野と視野障害

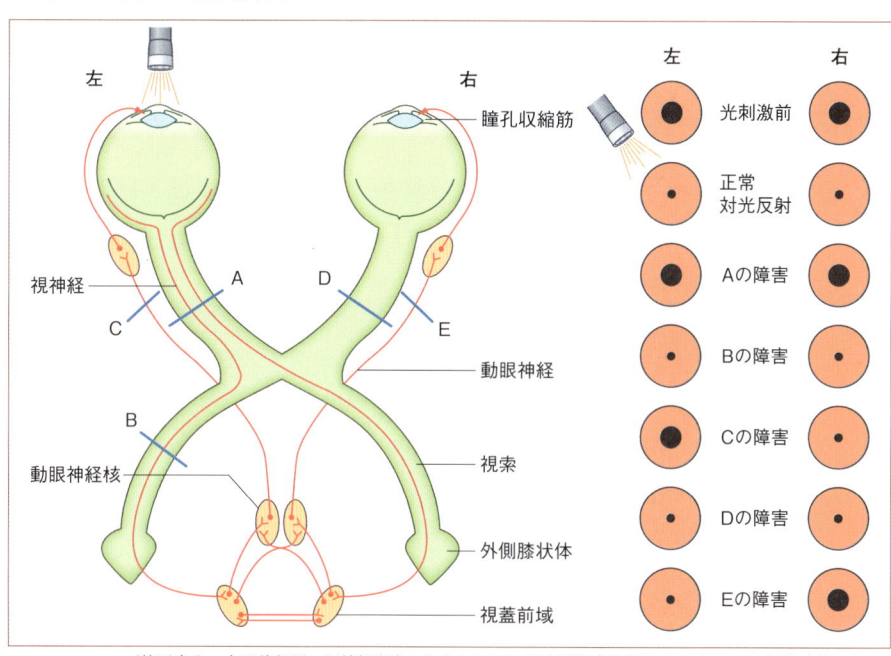

■ 図4-5 対光反射と障害部位の関係

(篠原幸人，水野美邦編：脳神経疾患のみかたABC．日本医師会生涯シリーズ，p.42，医学書院，2000)

蓋前域に伝わり，動眼神経核，動眼神経，毛様体神経節を経て，虹彩にある瞳孔括約筋に至り，縮瞳が起こる．
- 視蓋前域から動眼神経核に至る中で交叉するため，片眼への光刺激は同側の縮瞳（直接対光反射）のみではなく，反対側の眼にも伝えられ同時に縮瞳が起こる（間接対光反射または共感性対光反射）．

耳

1 耳の構造（図4-6）

- 聴覚と平衡感覚をつかさどる一対の感覚器である．

①外耳道
- 外側1/3は軟骨部，内側2/3は骨部外耳道からなる．耳毛，皮脂腺，耳道腺がある．

②鼓膜
- 中央がへこんだ楕円形の半透明膜でツチ骨柄が透けて見え，中央から前下方に光の反射である光錘（こうすい）が見える．

③中耳
- 鼓室，耳管からなる．鼓室には鼓膜に付着しているツチ骨，キヌタ骨，アブミ骨からなる耳小骨があり，これらは鼓膜に伝わった音の振動を内耳に伝えている．

2 耳の機能

①聴力
- 音は外耳道の共鳴で増強されて鼓膜に達し，鼓膜の振動は耳小骨（ツチ骨，キヌタ骨，アブミ骨）により内耳に伝わる．
- 内耳では蝸牛の有毛細胞が音刺激を電気刺激に変換し，同側の蝸牛神経核へと伝わる．
- 蝸牛神経核から同側と対側の上オリーブ核，外側毛帯，下丘，内側膝状体を通り，側頭葉の大脳聴覚野（ブロードマン第41野）で音の周波数分析や音声認識が行われる（図4-6-c）．
- 聴覚は両側支配なので，一側の聴覚路が損傷されても聴力低下が起こるのみである．
- 気伝導とは，外耳から鼓膜を介して聴こえる気導聴力で，外耳から聴覚中枢に至る聴覚伝導路全体を，骨伝導は骨を振動させて直接内耳に聴かせる骨導聴力で，内耳から聴覚中枢に至る伝導路の聴覚を反映している．

②聴力の低下（難聴）
- 伝音性難聴は音を振動として伝える部位である外耳・中耳の障害で伝導効率が悪化することにより生じるが，治療によって聴力改善が期待できる．
- 感音性難聴は音を電気信号として伝える内耳・蝸牛神経から聴覚野の障害で，突発性難聴以外は治療による聴力改善が困難である．

③平衡感覚
- 内耳にある前庭器官は，平衡感覚の受容器であり，半規管，球形嚢，卵形嚢よりなる．この受容器には，前庭神経が分布している．前庭神経は蝸牛神経と合流して内耳神経（第Ⅷ神経）となり，中枢へ向かう．3つの半規管はそれぞれ互いに直交する平面上にあるため，頭部の動きを三次元でとらえることができる．

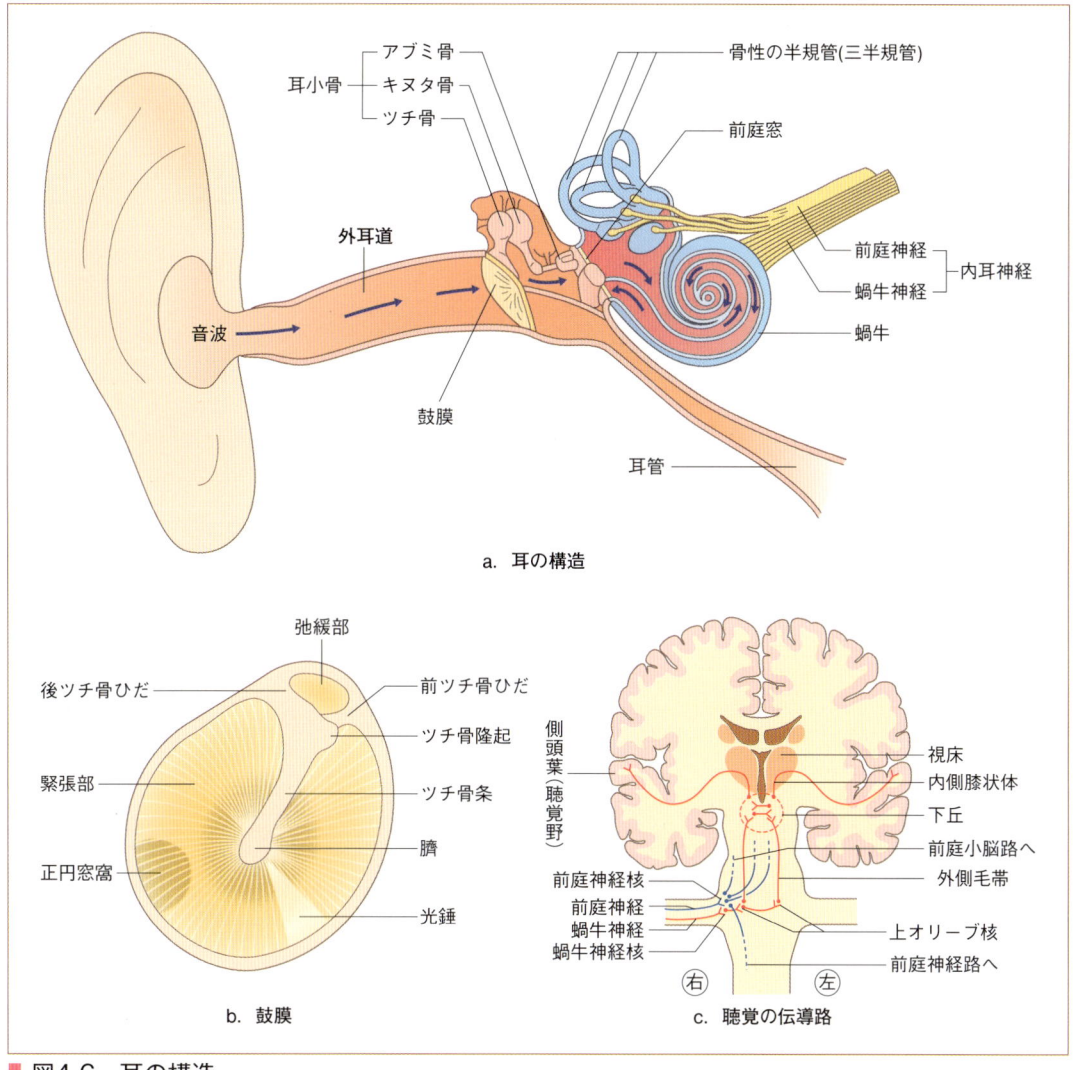

図のa. 耳の構造には次のラベルがある：アブミ骨、キヌタ骨、ツチ骨（耳小骨）、骨性の半規管（三半規管）、前庭窓、前庭神経、蝸牛神経（内耳神経）、蝸牛、外耳道、音波、鼓膜、耳管。

図のb. 鼓膜には次のラベルがある：弛緩部、後ツチ骨ひだ、前ツチ骨ひだ、ツチ骨隆起、ツチ骨条、緊張部、臍、正円窓窩、光錘。

図のc. 聴覚の伝導路には次のラベルがある：側頭葉（聴覚野）、視床、内側膝状体、下丘、前庭小脳路へ、外側毛帯、前庭神経核、前庭神経、蝸牛神経、蝸牛神経核、上オリーブ核、前庭神経路へ、右、左。

図4-6　耳の構造

鼻

1 鼻・副鼻腔の構造

①鼻腔（図4-7）

- 鼻腔は鼻中隔で左右に分けられ，左右とも3つの鼻甲介で上鼻道，中鼻道，下鼻道とよばれる狭い間隙を形成し，副鼻腔や鼻涙管が開口している．
- 鼻中隔後上方から上鼻甲介内側面に嗅線毛で覆われた粘膜があり，においを受容している．

②副鼻腔（図4-8）

- 副鼻腔は鼻腔を取り囲むように前頭洞，上顎洞，篩骨洞（蜂巣），蝶形骨洞がある．
- 副鼻腔粘膜には分泌腺があり，鼻汁を分泌し，線毛運動により鼻腔へと排出している．

2 鼻・副鼻腔の機能

①嗅覚
- 第Ⅰ脳神経支配である．においの物質が粘液に溶け，嗅覚受容器から嗅糸（左右20本の束），篩骨の篩板を貫通して頭蓋内に入り，嗅球，嗅索，嗅三角，嗅脳に到達する．

②鼻腔
- 鼻腔は血管に富んだ鼻粘膜に覆われている．鼻粘膜3つの鼻甲介により大きな面積をもち，鼻腔を通る吸気を加湿・加温する．吸気中のほこりは大きいものは鼻毛で濾過され，小さいものは鼻粘膜に付着することで取り除かれる．

③副鼻腔
- 鼻腔を取り囲む骨にある空洞であり，頭蓋骨の重さを軽減し，声の共鳴腔となっている．内面は鼻粘膜と同様に粘膜で覆われている．

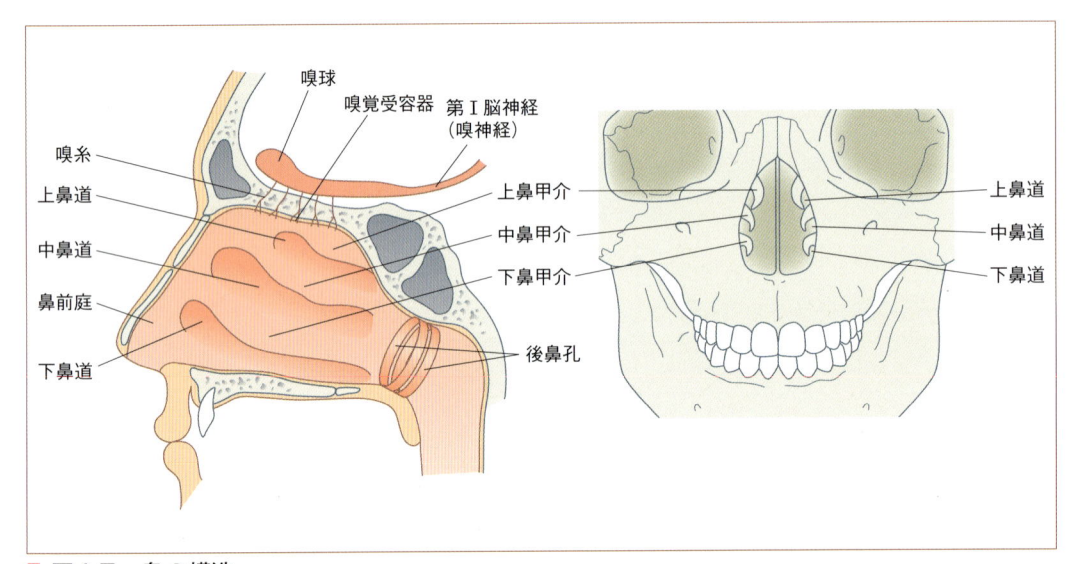

図4-7 鼻の構造

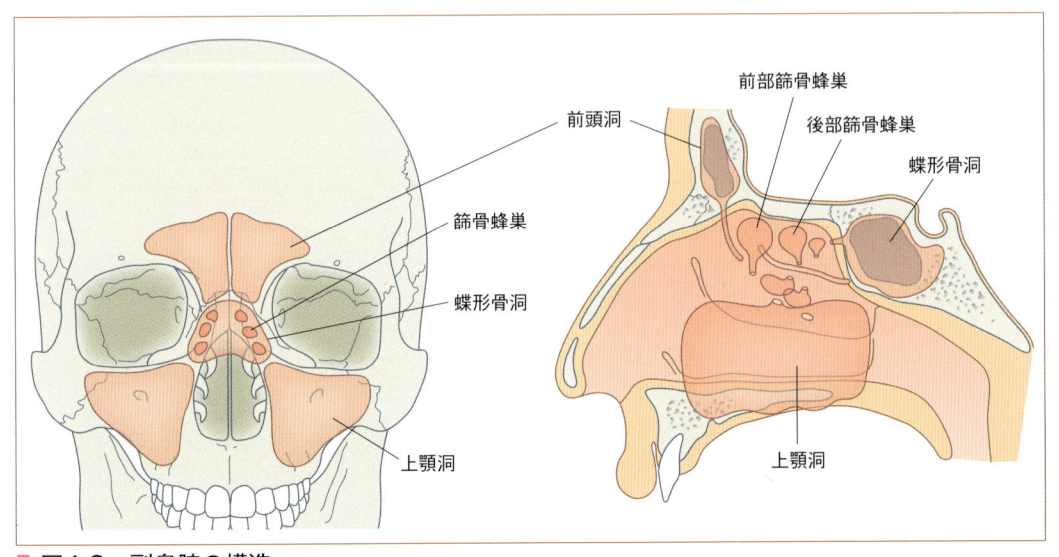

図4-8 副鼻腔の構造

問診

1 何を評価するために行うか

- 現在の健康状態：症状の有無と変化
    - 眼：見え方，充血，痛み，かゆみなど
    - 耳：聞こえにくさ，耳鳴り，耳漏，痛みなど
    - 鼻：鼻の分泌物，後鼻漏，鼻出血
- 現症に関連した諸事項
    - 眼：眼および全身性の疾患（高血圧，糖尿病など）の既往，メガネ・コンタクトレンズの使用の有無や使用期間，仕事内容，年齢，遺伝性要因をもった疾患の有無
    - 耳・鼻：発症日時（突然か徐々にか），期間，頻度，誘発因子の有無，これまで受けた治療，その結果

2 問診票

眼
- 最近，ものが見えにくくなりましたか．
- 目がかすむことがありますか．
- 視界に斑点や浮遊物が見えることがありますか．
- 目が乾きますか．
- メガネやコンタクトレンズは使っていますか．いつごろから使い始めましたか．
- 目の手術を受けたことがありますか．
- 高血圧と言われたことがありますか．治療を受けていますか．
- 糖尿病と言われたことがありますか．治療を受けていますか．
- ご家族に白内障や緑内障の方はいらっしゃいますか．

耳
- 最近，聞こえにくくなりましたか
- 耳鳴りがありますか．
- 耳垂れやめまいはありますか．
- 耳の痛みがありますか．

鼻・副鼻腔
- 鼻から汁が出ますか．どのような色ですか．
- 鼻血が出ることがありますか．どのくらいですか．
- 鼻の痛みはありますか．
- 副鼻腔炎（蓄膿症）になったことがありますか．いつごろですか．

3 問診で得た情報を診査にどう結びつけるか

- 症状の訴えがあるときは，自覚症状を確認しながら関連項目をていねいに診査する．耳に痛みを訴えるなど炎症が疑われる場合は，侵襲的な耳鏡による診査は行わず受診を勧める．
- 既往歴に高血圧や糖尿病がある場合，網膜の視診をていねいに行う．糖尿病がある場合は，とくに反射の診査を注意深く行う．
- 鼻出血がある場合は，高血圧や造血器疾患が関連していることも念頭に，出血部位を確認する．

身体診査

眼 視力

1 部位と順序
- 左右の眼を片方ずつ，ついで両眼で患者の視機能である視力を診査する．

2 診査方法
- 近くにある本や資料の文字を読んでもらう，離れた壁のポスターなどの文字を読んでもらう．
- 近位視力（矯正視力）を近距離視力表で計測する．

3 留意点
- 矯正しているときは矯正視力を測定する．
- 眼を細めたり，頭を傾けないようにして測定する．

4 身体診査所見

正常
- 新聞や雑誌の文字が読める．矯正レンズなどを使用し両眼で1.0〜0.7の視力がある．

異常
- 文字が読めない．
- 視力低下の原因：水晶体の屈折力異常，角膜疾患，緑内障，水晶体・硝子体疾患（白内障など），網膜脈絡膜疾患，視神経疾患など

眼 視野

1 部位
- 診査者の見える範囲での視野を患者が見えるかで，患者の視機能を診査する．

2 診査方法
- 対座法で行う（**図4-9**）．診査者と患者の眼の高さをそろえ，向き合って座る．

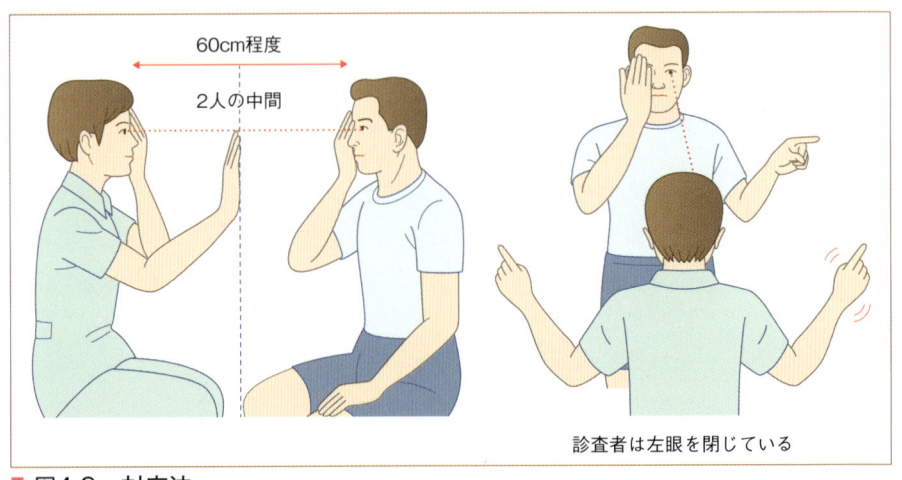

図4-9 対座法
（60cm程度／2人の中間／診査者は左眼を閉じている）

- 片方の眼を閉じるよう指示し，診査者は反対側の眼（患者が閉じている眼と同じ側）を閉じる．診査者の眼を見ているよう指示し，自分の見える範囲で手を鼻側，耳側，右上方，右下方，左上方，左下方に動かし，患者に見えるか問う．また，ときどき指先を動かすなどして指先の動きの有無を問う．

3 留意点
- 診査者の視野が正常であることが前提条件である．
- 診査者と患者の中間地点で手を動かせるよう，両者の距離を調整する（60cm程度が適当）．
- 患者が眼を動かしていないか，確認しながら実施する．

4 身体診査所見
正常
- 患者は診査者と同じ範囲まで見える．

異常
- 見えないか所がある（視野が狭い）．
- 求心性視野狭窄（視野が求心的に狭くなる）の場合は網膜色素変性症末期，緑内障末期，ヒステリーなどが考えられる．
- 半盲などの狭窄は前述の「眼の機能（視野）」を参照

眼 — 外眼筋運動

1 部位
- 左右の眼球の動きをみて，眼球運動を支配する神経と筋肉を診査する．

2 診査方法
- 正面視，右・左方視，上・下方視，右上・右下方視，左上・左下方視の9方向への眼球の動きおよび眼位をみる．
- 視標となる物（マスコット付きペンなど）を顔を動かさず，眼だけで追視するように指示し，左右に動かして眼球の動きをみる（図4-10）．
- 9方向それぞれで眼振の有無をみて，複視の有無を確認する．

3 留意点
- 視標を左右にすばやく繰り返し動かして追視させると，眼振を誘発することがあるので注意する．

4 身体診査所見
正常
- 視標を追視できる．
- 左右の眼球とも同様の動き方，眼振なし，複視なし．よって3つの脳神経と6つの外眼筋の協調性機能がはたらいている．

異常
- 注視時の眼振，左右の眼球の非共同性運動，特定の方向視の制限あり．斜視や眼球運動障害をきたす疾患が考えられる．

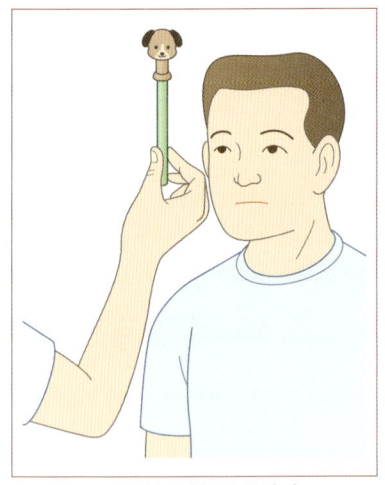

■図4-10　外眼筋運動診査　　■図4-11　遮蔽テスト

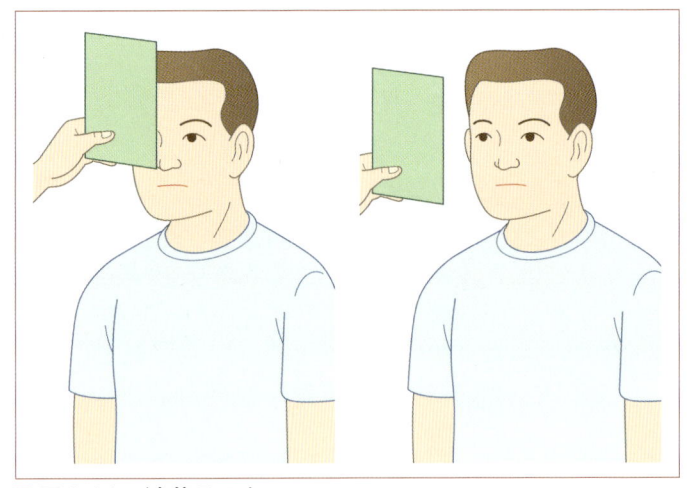

眼　外眼筋の安定性

1 部位
- 左右の眼球の位置を見て，眼球運動を支配する神経と筋肉を診査する．
- 遮蔽テストと角膜反射法がある．

2 診査方法
- 遮蔽テスト：片眼を遮蔽板（あるいは診査者の手）で覆い，遮蔽していない眼球の動きと，遮蔽を急に解除したきの眼球の動きを見る（**図4-11**）．
- 角膜反射法：両眼の角膜にペンライトを当て，角膜に写る電光（あるいは自然光）が左右対称で同じ位置にあり，同じ形であるかをみる．

3 留意点
- 遮蔽テストでは，遮蔽していない眼の瞳孔が広がるのを確認してから観察する．

4 身体診査所見

正常
- 遮蔽テストで眼位は不変（正位である）．
- 角膜反射法で光反射の位置が左右対称

異常
- 遮蔽テストで遮蔽時に非遮蔽眼の眼球が動く，遮蔽眼が偏倚（斜位）．遮蔽解除後に眼球が動く．
- 角膜反射法で角膜光反射が左右非対称である．

眼　対光反射

1 部位
- 左右の瞳孔の縮瞳の有無をみる．

2 診査方法
- 瞳孔にペンライトで光を当て，直接対光反射と間接（共感性）対光反射（光を当て

た瞳孔の反対側の瞳孔)をみる．左右とも実施する．

3 留意点
- 網膜に光が届くように瞳孔に，まっすぐペンライトの光を当てる．

4 身体診査所見
正常
- 左右とも直接対光反射，間接対光反射で縮瞳する．

異常
- 直接対光反射/間接対光反射で瞳孔が縮瞳しない(**図4-5**参照)．

眼　近見・輻輳反射

1 部位
- 両眼の動きと瞳孔の大きさの変化をみる．

2 診査方法
- 遠くを見てもらい，瞳孔が拡大したら鼻先にペンなどを出し，みつめてもらう．
- その際の眼球の動き，瞳孔の大きさの変化をみる．

3 留意点
- 眼の前でみつめてもらいやすいよう，マスコット付きペンなどを用意し，何をみつめてもらうのか説明してから行う．

4 身体診査所見
正常
- 眼球が内側に寄り(輻輳反射)，縮瞳(近見反射)する．

異常
- 瞳孔の一点集中の欠如，不同の輻輳や縮瞳
- 甲状腺機能亢進症の場合，輻輳の異常や減弱

眼　外観視診

1 部位
- ①眼瞼，②涙腺，涙点，鼻涙管，③結膜・強膜，④角膜，⑤前眼房・虹彩，⑥水晶体，⑦瞳孔

2 診査方法
- 外観診査の方法を**表4-1**に示す．

3 留意点
- 瞳孔の大きさと形を診査する際には，室内の明るさによって大きさが変わるので注意する．
- ディスポーザブル手袋を着用する．

4 身体診査所見
- 眼の外観診査所見を**表4-1**に示す．

眼　角膜反射

1 部位
- 角膜反射とは，角膜への刺激が三叉神経第1枝(眼神経)，三叉神経核，顔面神経

表4-1 外観診査の方法と所見

部位	診査方法	正常・逸脱した所見(異常)
眼瞼	閉眼してもらう 眼瞼の腫脹・浮腫・瘤・下垂の有無 まつ毛の方向	正常：浮腫・発赤・腫脹・痛みなし 異常：浮腫(腎臓，心臓，甲状腺機能障害の可能性)，発赤，腫脹，痛み(眼瞼炎，麦粒腫，霰粒腫などの感染の可能性)
	眼の閉じ具合	正常：閉じる 異常：閉じない(眼球突出，顔面麻痺)，眼瞼下垂(第Ⅲ脳神経異常の可能性)
涙腺，涙点，鼻涙管	涙腺，涙点，鼻涙管の腫脹・圧痛の有無，涙液量	正常：腫脹・圧痛なし，涙点は白色 異常：腫脹・圧痛(感染の可能性)，腫脹・発赤・涙液過量(涙点の閉塞の可能性)
結膜・強膜	眼瞼結膜：色，腫脹，分泌物 上眼瞼は母指と示指で手前につまみ下からのぞきこむ(図4-12)，下眼瞼は母指で押し下げ，上方を見るよう指示する(図4-13)	異常：蒼白または白色(貧血の可能性)，充血，濾胞，結石，異物
	眼球結膜・強膜；色，血管の走行，損傷，浮腫 眼瞼結膜と同時に視診する	異常：過度の黄色(黄疸の疑い)，充血・眼脂・濾胞など(炎症所見)
角膜	透明度	正常：透明 異常：不透明，色素沈着，角膜辺縁が白色(環状白色輪老人眼，脂質代謝異常)
	表面(斜めから光を当てる)	正常：なめらか 異常：角膜剥離，表面の潰瘍形成
前眼房・虹彩	正面より照射し陰影を視診	正常：全体にライトが当たり陰影なし，平らである 異常：陰影あり，虹彩の前方突出が疑われる
水晶体	透過性	正常：透明のため日本人では黒く見える 異常：白色混濁がみえる(白内障の疑い)
瞳孔	大きさと形 (瞳孔ゲージを使用)	正常：2.5〜4mm，縮瞳2mm以下，散瞳5mm以上 異常：瞳孔不同，0.5mm以上の左右差

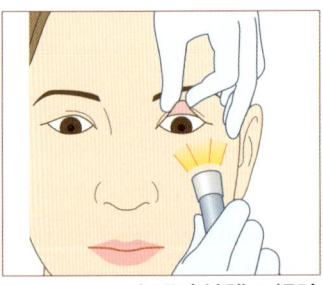

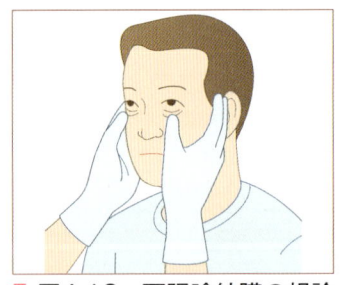

図4-12 上眼瞼結膜の視診

図4-13 下眼瞼結膜の視診

核(両側)，顔面神経，眼輪筋に伝わり瞬目になることをいう．角膜の視診時に行う．

2 診査方法
- 綿球の先端で角膜虹彩を触れる．

3 留意点
- 強く触れて角膜を傷つけないように注意する．

4 身体診査所見

正常
- 角膜反射(瞬目)がある．

異常
- 角膜反射がない(第Ⅴ・Ⅶ脳神経の障害の可能性)．

眼　網膜（眼底検査）

1 部位
- 検眼鏡を用いて眼底を診査する．

2 診査方法（図4-14）

①検眼鏡の使い方（手順）

①診査者は自分の手のひらから5cm程度の距離でピントが合うように検眼鏡のレンズを選ぶ（近視は赤，遠視は緑の数字）．

②検眼鏡の光ではなく診査者の肩越しに後方の1点をみつめるように指示する（眼球の安定，縮瞳の予防）．

③示指をレンズの選択ダイアルにおき，反対側の手の母指を患者の眉の上に当てる．

④検眼鏡を持った手を自分の顔面と接触させて固定し，ぶれないようにする．

⑤光源を点けた検眼鏡を通して患者の瞳孔を見て，赤色反射を確認したら，そのまま瞳孔に近づく（患者の眉の上の自分の指に検眼鏡が触れるか触れないかの距離）．

⑥レンズ選択ダイアルを調整しながら焦点を合わせる：診査者と患者のあいだの近視や遠視を補正する．

⑦血管をみつけたら，太いほうへとたどると，血管が放射状に集まっているところに，円形か楕円形の視神経乳頭がある（やや鼻側にあり周囲の網膜より少し明るい）．

- 視神経乳頭の境界，色，充血・腫脹・浮腫・陥没の有無をみる．

⑧視神経乳頭から放射線状に4方向に平行に伸びている動脈と静脈の走行を見る．

- 血管は周囲に広がるほど細くなっていく．途中に不自然な拡張があるのは異常である．
- 動脈と静脈の太さを見る（動脈：静脈＝2：3）．動脈硬化や高血圧で動脈が細く硬くなると，差が開く．
- 血管の中央に白い線の反射を認める（血柱反射）．幅は血管の太さの1/3が正常

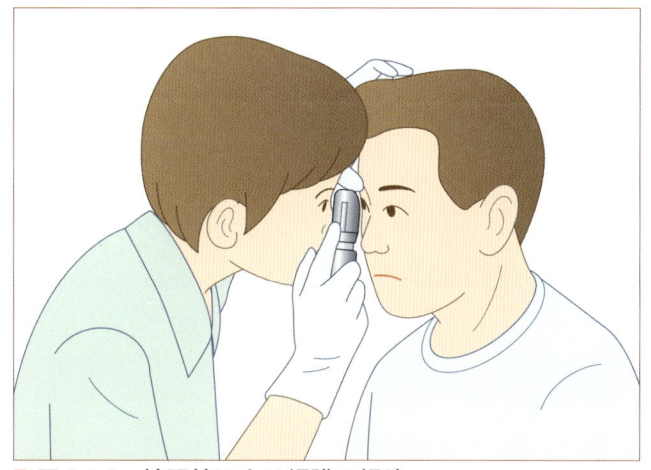

図4-14　検眼鏡による網膜の視診

⑨網膜全体を見る．色，出血，滲出斑や白斑の有無をみる．
⑩最後に検眼鏡の光を見るよう指示し，視神経乳頭の側頭側にある黄斑をみて終了する．

3 留意点

- できるだけ部屋を暗くする．
- 患者の瞳孔，検眼鏡のレンズ，診査者の瞳孔が一直線になるように検眼鏡を持つ角度を調節し，姿勢を保持する．
- 診査する瞳孔の外側15°から網膜を視診すると視神経乳頭が見えやすい．
- 右眼を診察するときは診査者の右眼で，左眼を診察するときは左眼で行う．

4 身体診査所見

正常
- 視神経乳頭：黄色〜白色，円形(やや縦長)，辺縁は鮮明
- 網膜血管系：動脈と静脈の径の比率は約2：3，血管の中央に白い線の反射(血柱反射)を認める(1/3の太さが正常)．

異常
- 視神経乳頭：辺縁が不明瞭，陥凹拡大(乳頭縁で血管が消えて見える)．蒼白は視神経萎縮，眼圧上昇で陥凹拡大，頭蓋内圧亢進で視神経乳頭浮腫
- 網膜血管系：動脈が細い，または一部狭窄，血柱反射亢進，交叉部の静脈の歪曲，先細り，途切れて見える．出血(点状・線状・斑状・硝子体下出血)，白斑，色素変性(黒色)，滲出斑

耳

聴力

1 部位
- 左右の耳で診査する．

2 診査方法
- 片側ずつの耳後方30cmよりささやき，同じ言葉を反復させる．
- 耳の側方50cmで指を擦り合わせ，止めたときに合図してもらう．
- 片側ずつの耳のそばで4,000Hzの音叉を振動させ，聴こえるか確認したあと，振動を止め，止めたときに合図してもらう．

3 留意点
- ささやく言葉は氏名や挨拶言葉だと，聴こえにくくても推測で回答できてしまうので避ける．

4 身体診査所見

正常
- 聴こえる，左右差なし

異常
- 聴こえない，左右差あり
- 異常があった場合は，音叉を用いた診査(ウェーバーテストとリンネテスト)で伝音性難聴か感音性難聴かを鑑別する．

音叉の使い方
- 音叉を手根骨に軽く打ちつけて振動させ，柄の部分を持つ．

耳　ウェーバーテスト

1 部位
- 頭頂部で診査する．

2 診査方法
- 音叉(512Hz)を振動させ，頭(頭蓋骨)の上に置き，聴こえ具合を確認する(図4-15)．

3 留意点
- 聴力に左右差があるとき，患側の難聴の鑑別に有用である．

4 身体診査所見

正常
- 左右同じに聴こえる，または頭全体で聴こえる，偏倚なし

異常
- 偏倚あり，聴こえない．
- 患側でよく聴こえる場合は伝音性難聴，健側でよく聴こえる(患側のほうが音が小さい)，または患側で聴こえない場合は感音性難聴

耳　リンネテスト

1 部位
- 片方ずつ両耳で診査する．

2 診査方法
- 振動させた音叉(512Hz)を一方の耳の後方の乳様突起に当て，骨伝導での音が聴こえなくなるまでの時間をストップウォッチなどで測定する．
- 聴こえなくなったら，そのまま音叉を耳もとに持っていき，気伝導での音が聴こえなくなるまでの時間を測定する(図4-16)．
- 反対側も同様に実施する．

3 留意点
- 骨伝導から気伝導に切り替えるとき，音叉を打ちなおさない．

4 身体診査所見

正常
- 骨伝導時間：気伝導時間＝1：2以上(リンネ陽性)

手根骨に軽く打ちつけて振動させる

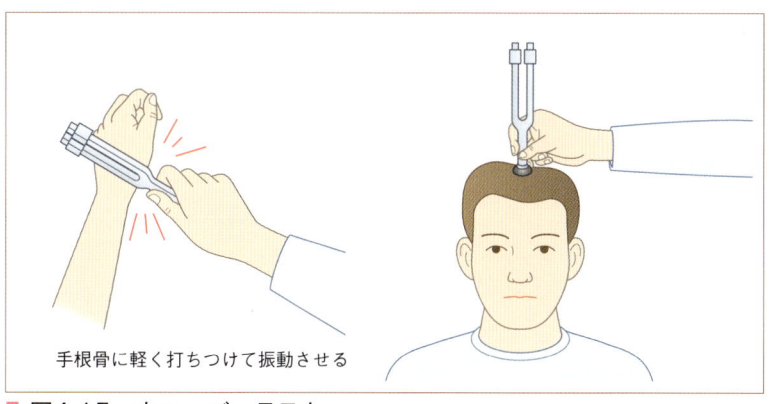

■ 図4-15　ウェーバーテスト

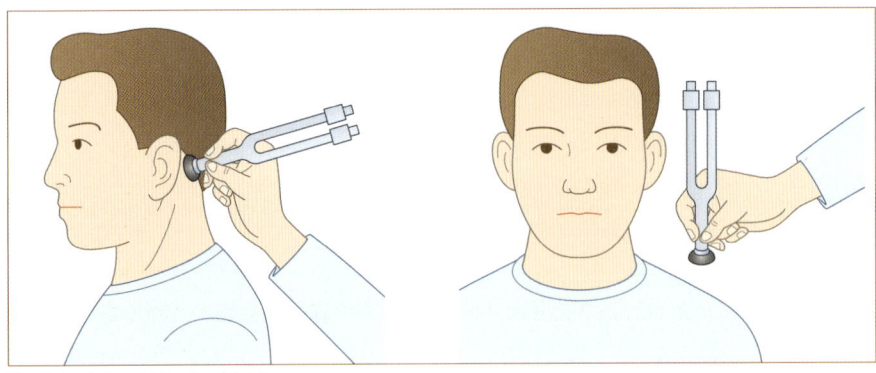

■図4-16　リンネテスト

異常
- 骨伝導のほうが長く聴こえる＝伝音性難聴（リンネ陰性）
- 音を感じている時間が短く，かつ気伝導のほうが長く聴こえる＝感音性難聴（リンネ陽性）

耳　外観

1 部位
- 耳介を診査する．

2 診査方法
- 左右の耳介の対称性，位置，形，大きさ，腫瘤，痛みの有無，耳輪部の突起の有無を坐位で正面から視診する．
- 片側ずつ耳介を軽く引き，上下に動かし痛みを問う．
- 耳珠(じじゅ)・耳垂(じすい)の前後の視診と打診（軽く打診し，痛みの有無を確認）をする．

3 留意点
- ディスポーザブル手袋を着用する．

4 身体診査所見
正常
- 左右同じ高さ・大きさ，健常な皮膚色

異常
- 耳介，耳珠の痛み（外耳炎，外耳道炎）
- 耳垂前後の痛み（中耳炎）
- 耳介周囲の帯状疱疹（脳神経に浸潤する危険性があるので受診を勧める）

耳　外耳道・鼓膜

1 部位
- 左右の外耳道と鼓膜を診査する．

2 診査方法
①耳鏡の使い方（手順）
　①耳鏡を準備する．光源と拡大レンズ，スペキュラのサイズは患者の外耳道の大きさにいちばん近いものを選択する．
　②患者の耳の前部を軽く打診し，痛みがないことを確認する．痛みがあるときは

外耳道の炎症の可能性があり，耳鏡を挿入すると苦痛を伴うため挿入しない．
③分泌物は綿棒などで取り除く．
④外耳道がまっすぐになるように耳介の上部を軽く後方に引っ張り上げる．
⑤耳鏡は鉛筆持ちにして，耳鏡を持っている小指で患者に触れ，外耳道に沿って挿入する（患者に触れるのは，顔を動かしたとき耳鏡の先で外耳道，鼓膜に傷をつけないため）．
⑥外耳道の皮膚を見る（分泌物，耳垢の有無，発赤・腫瘤の有無）．
⑦外耳道をたどり，奥までいくと内耳側にへこんだ円錐形の薄い膜（鼓膜）が見える．
⑧鼓膜の色調，穿孔の有無，光錐（光の反射），臍部，ツチ骨柄，緊張部・弛緩部を見る．

3 留意点
- 耳垂前の打診で痛みがある場合は実施しない．
- ディスポーザブル手袋を着用する．

4 身体診査所見

正常
- 外耳道：分泌物なし，耳垢は少し，発赤・腫瘤なし
- 鼓膜：光錐あり，鼓膜を通してツチ骨・キヌタ骨・アブミ骨が見える（見えないこともある）．鼓膜の弛緩部と緊張部が見える．

異常
- 外耳道：発赤や皮下出血は外耳炎，皮膚の肥厚や湿疹は外耳道湿疹，分泌物は外耳炎と外耳道湿疹疑い
- 鼓膜：発赤，腫脹，光錐減弱・混濁，穿孔，耳漏．急性中耳炎では発赤，腫脹，穿孔，耳漏，痛み，発熱がある．

鼻

副鼻腔

1 部位と順序
- 前頭洞と上顎洞の視診・打診・触診（圧痛）

2 診査方法
- 左右の頬骨（上顎洞）に発赤・腫脹がないか視診する．
- 前頭洞・上顎洞を示指・中指・薬指で軽く打診する．
- 痛みがなければ，眉毛の下に両母指を当てて上方に押し上げ，前頭洞の圧痛を確認する（図4-17）．
- 次に頬骨の下縁の圧痛を同様に確認する（図4-18）．

3 留意点
- 前頭洞の圧痛診査では，眼球を圧迫しない．
- ディスポーザブル手袋を着用する．

4 身体診査所見

正常
- 腫脹なし，圧痛なし

異常
- 腫脹あり，圧痛あり

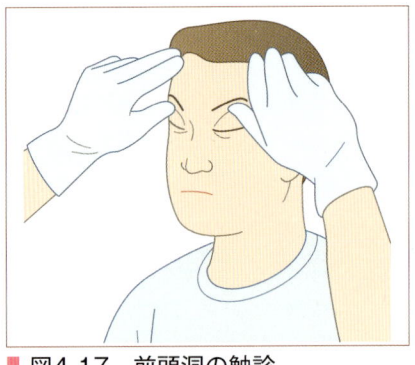

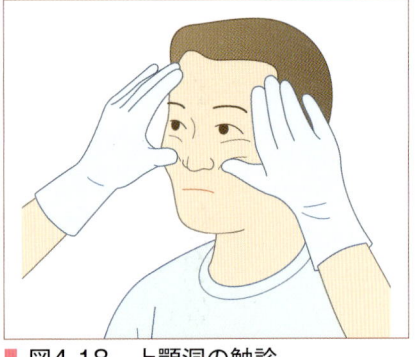

■ 図4-17　前頭洞の触診　　　　　■ 図4-18　上顎洞の触診

- 急性副鼻腔炎：鼻閉感，鼻汁，頭痛，嗅覚障害，上顎洞では頬部発赤・腫脹（小児の場合）

鼻　内部構造

1 部位
- 左右の鼻腔を視診

2 診査方法
- 患者にやや上方を向いてもらい，鼻鏡を用いて鼻粘膜・鼻甲介の色や腫脹，鼻中隔の穿孔，鼻汁の性状，出血の有無を観察する．
- 鼻鏡の扱いは「耳鏡の使い方」に準じる．

3 留意点
- ディスポーザブル手袋を着用する．
- 鼻にスペキュラを挿入すること，動くと危険なことを説明し，必要時には頭部を固定するための介助者をおく．

4 身体診査所見

正常
- 腫脹なし．腫瘤なし．鼻汁は無色透明．出血なし．鼻中隔の穿孔なし

異常
- 鼻中隔：鼻中隔偏倚，穿孔
- 鼻腔内：粘膜は顕著な赤色，部分的な変色，乾燥，傷，腫瘤，浮腫，白・黄・緑色で粘性のある鼻汁

鼻　嗅覚

1 部位
- 左右の鼻腔

2 診査方法
- 日常生活になじみのあるにおい（例：コーヒー，緑茶，レモンなど）を2種用いて，閉眼で片方ずつの鼻腔に異なるにおいを1種近づけて嗅がせ，何のにおいか答えてもらう．
- 反対側の鼻腔は患者にふさいでもらう．

3 留意点
- 診査の前に何のにおいであるか説明しない．
- 刺激性の強いものは避ける（アンモニア，アルコールなど）．

4 身体診査所見
正常
- においの判別ができる．

異常
- 片側あるいは両側で，においの判別ができない．

アセスメントをケアに活かす

眼

身体診査の結果

A氏，55歳，男性．脳梗塞で訪問看護を受けることになった．

眼

眼瞼の異常所見［浮腫⊖，腫脹⊖，瘤⊖　］
眼瞼結膜［色：<u>ピンク色</u>，充血⊖，腫脹⊖，分泌物⊖　］
眼球結膜［色：<u>白色</u>，充血⊖，腫脹⊖，損傷⊖　］
涙腺，涙点，鼻涙管［⊖＋：腫脹，圧痛，涙量増加・結膜乾燥］
赤色反射［⊕　－（右・左）］
レンズの色［白濁⊖＋（右・左）　］
眼位：<u>正視</u>・偏視［⊖　＋（右・左）］，斜視［⊖　＋（右・左）］
その他

眼底
　右　網膜全体［出血（－⊕：一部に点状出血あり）・白斑（－⊕：硬性白斑1か所）］
　　　視神経乳頭［浮腫（⊖＋）・萎縮（⊖）＋］
　　　血管［血管の変化（－⊕）：動脈：静脈＝2：3以上に開いている）・変性（⊖＋）］
　左　網膜全体［出血（－⊕：一部に点状出血あり）・白斑（－⊕：硬性白斑1か所）］
　　　視神経乳頭［浮腫（⊖＋）・萎縮（⊖＋）］
　　　血管［血管の変化（－⊕）：動脈：静脈＝2：3以上に開いている）・変性（⊖＋）］

視力（裸眼・<u>矯正</u>：メガネ）
右：1.0　左：0.8

視野
（見えない部位を黒にする）
右　左

眼球運動
上方視［⊕－（右・左）］，眼振（⊖＋：　），複視（⊖＋）
下方視［⊕－（右・左）］，眼振（⊖＋：　），複視（⊖＋）
右方視［⊕－（右・左）］，眼振（⊖＋：　），複視（⊖＋）
左方視［⊕－（右・左）］，眼振（⊖＋：　），複視（⊖＋）

右上方視［⊕－（右・左）］
右下方視［⊕－（右・左）］
左上方視［⊕－（右・左）］
左下方視［⊕－（右・左）］

瞳孔	右	左
大きさ	3.5mm	3.5mm
形	<u>正円</u>　不正	正円　<u>不正</u>
直接対光反射	⊕　±　－	⊕　±　－
間接対光反射	⊕　±　－	⊕　±　－

結果に基づくアセスメント

　視力，視野，外眼筋運動，外眼構造は正常であるが，左右の網膜に点状出血，硬性白斑，動脈の狭細があり，網膜症の可能性がある．問診で動脈硬化や高血圧，糖尿病の既往を確認する．また，日常生活において生活習慣病を悪化させる要因はないか把握していく．

ケアへの示唆

- 血糖，血圧のコントロール状態，定期的な受診ができているか確認する．
- 動脈硬化，高血圧，糖尿病などの生活習慣病を悪化させるリスクファクター是正のため，日常生活の見直しと改善への支援を行う．
- 進行すると視力に障害を及ぼす危険性があるため，定期的に眼科を受診しているか確認し，必要時受診を勧める．

関連するアセスメント

- 動脈の触診，頸動脈の聴診をていねいに行い，動脈硬化についてアセスメントする．
- 末梢の触覚・痛覚，深部知覚（振動覚），深部腱反射により，糖尿病による合併症の1つである神経障害の程度をアセスメントする．

耳・鼻

身体診査の結果

K氏，52歳，女性．外来通院でがん化学療法を受けている．

耳

外耳道	鼓膜	耳鳴り [−⊕(⑤・㊧)]	ささやき声 [＋⊖(⑤・㊧)]
分泌物 [⊖ ＋(右・左)]	右 [色：パールグレー，光錘（⊕−），ツチ骨の視診（⊕−）]	眩暈 [−⊕]	指を擦る音 [＋⊖(⑤・㊧)]
耳垢 [⊖ ＋(右・左)]		回転性のめまい [⊖＋]	ウェーバーテスト
発赤 [⊖ ＋(右・左)]	左 [色：パールグレー，光錘（⊕−），ツチ骨の視診（⊕−）]		左右差(⊖ ＋：聴こえない)
腫瘤 [⊖ ＋(右・左)]			リンネテスト
			右((⊕)−)左(⊕−)

鼻・副鼻腔

鼻腔	通気性	嗅覚	副鼻腔
色：ピンク色	右　通気性あり	右：「お茶」と言う	前頭洞：圧痛 [⊖＋(右・左)]，打診による痛み [⊖＋(右・左)]，腫脹 [⊖＋(右・左)]
乾燥 [⊖＋(右・左)]	左　通気性あり	香　緑茶	
出血 [⊖＋(右・左)]	鼻中腔穿孔(⊖＋)	左：「コーヒー」と言う	上顎洞 [圧痛 [⊖＋(右・左)]，打診による痛み [⊖＋(右・左)]，腫脹 [⊖＋(右・左)]
鼻汁の性状：透明で潤っている		香　コーヒー	

結果に基づくアセスメント

　がん化学療法中の患者である．耳鳴りの訴えがある．聴こえにくさの訴えはなく，会話に支障もない．診査したところ，ささやき声・指を擦る音は聴こえにくい．ウェーバーテストは聴こえず，リンネテストは陽性であることから，感音性難聴である．
　以上から，日常会話は聴こえており理解もできていることより，蝸牛神経より中枢側の障害ではなく，がん化学療法薬による内耳の蝸牛障害が疑われる．

ケアへの示唆

- 難聴になってしまうと回復が難しいため，耳鳴りの時点で発見できてよかったことを伝える．
- 医師に症状を伝え，がん化学療法による治療について相談するように患者に伝える．

関連するアセスメント

- 使用薬物の聴力以外の有害反応に関する診査を行う．

第5章 顔・口腔・咽頭のフィジカルアセスメント

学習目標
1. 顔の構造，感覚機能および運動機能について理解し，身体診査を実施できる．
2. 口腔の構造，感覚機能，運動機能および副交感神経機能について理解し，身体診査を実施できる．
3. 咽頭の構造，感覚機能および運動機能について理解し，身体診査を実施できる．
4. 得られた所見について，正常と正常からの逸脱（異常）を区別することができる．

身体診査時の注意事項
1. 診査する環境は，視診ができる十分な明るさを確保する．
2. 使用する道具（綿棒，小筆，舌圧子，ペンライト，ガーゼなど）は，患者に触れるため清潔，殺菌などに努め，安全に，正確に測定できるか点検したのちに使用する．
3. 口腔・咽頭を観察するときは，感染予防のためディスポーザブル手袋を着用する．

必要物品
1. ディスポーザブル手袋
2. 綿棒
3. 小筆
4. 舌圧子
5. ペンライト
6. デンタルミラー
7. 定規
8. ガーゼ
9. 水，紙コップ
10. 食塩水や砂糖水などの味覚診査用の味の違う液体2種

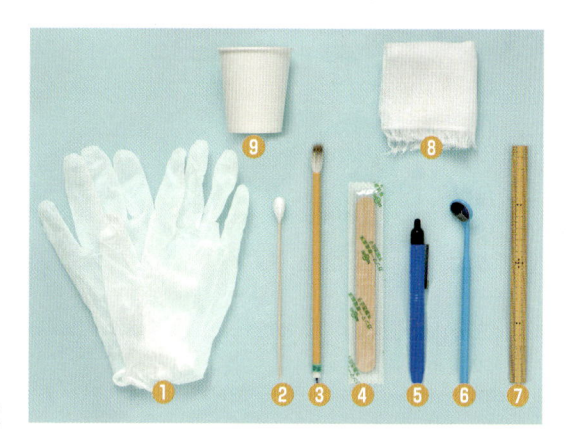

顔の構造と機能

顔

1 顔の構造

- 顔は，頭部の前面で，前頭骨と顔面頭蓋で形づくられる（図5-1）．顔面頭蓋は上顎骨，頬骨，口蓋骨，鼻骨，涙骨，鋤骨，下鼻甲介，下顎骨，舌骨の9種15個の顔面骨で構成され，眼，鼻，口，耳の開口部がある．
- 上顎骨と下顎骨は歯を支えている．顔を覆う筋肉には，顔面の浅いところにある顔面筋（図5-2）と，深いところにある咀しゃく筋（図5-3）に大きく分けられる．
- 顔面筋のうち前頭部を上方に向かって走るのが前頭筋である．上下眼瞼のあいだにある眼裂を輪状に取り囲むように走るのが眼輪筋である．上唇と下唇のあいだの裂け目である口裂の周囲を輪状に取り囲むように走るのが口輪筋である．
- 咀しゃく筋は，顎関節で下顎骨を引き上げる側頭筋，咬筋，内側翼突筋と，下顎骨を引き下げる外側翼突筋からなる．

2 顔の機能

- 顔は，眼（視覚）・耳（聴覚）・鼻（嗅覚）・舌（味覚）の感覚器や，消化器と呼吸器が外界に通じる部位であり，表情によってコミュニケーションを営む部位でもある．

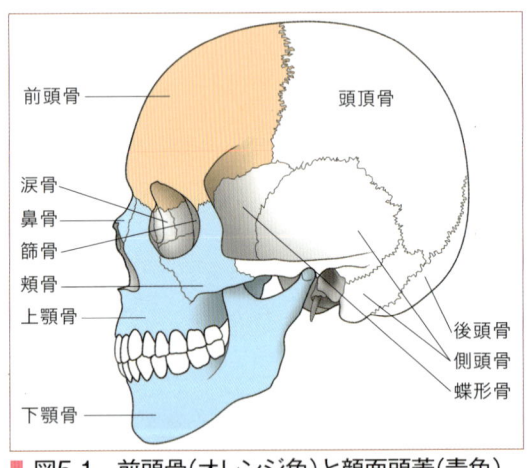

図5-1　前頭骨（オレンジ色）と顔面頭蓋（青色）

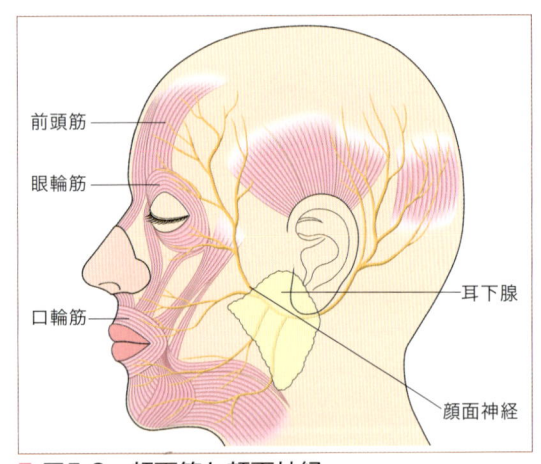

図5-2　顔面筋と顔面神経

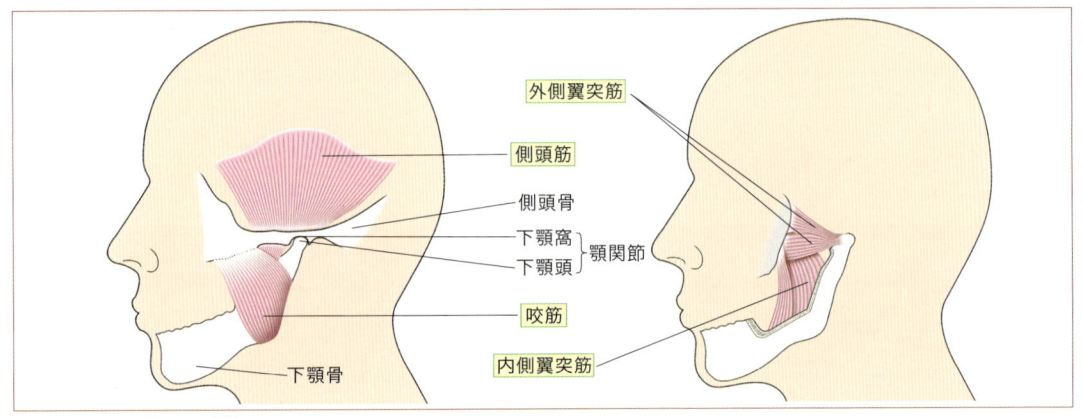

図5-3　咀しゃく筋

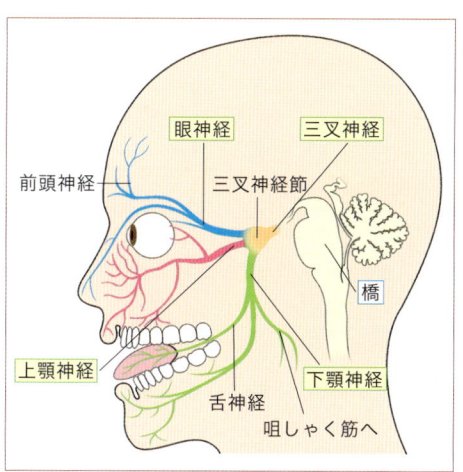

■ 図5-4 顔面における三叉神経の分布 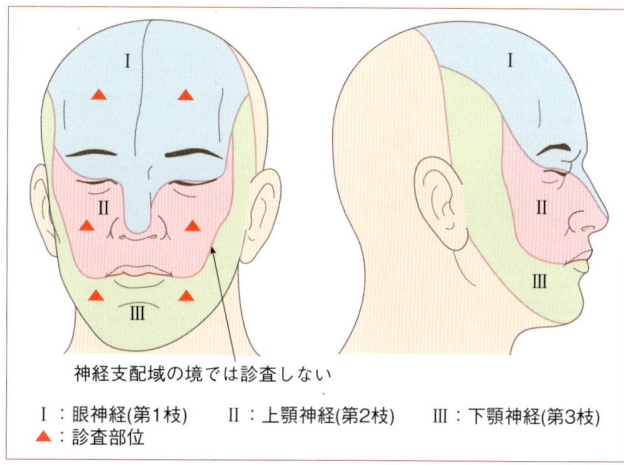　　■ 図5-5 顔面の感覚機能と三叉神経の支配領域

- 表情は，さまざまな顔面筋によって顔面の皮膚を動かして表現される．顔面筋の運動をつかさどる神経は，顔面神経(第Ⅶ脳神経)である(**図5-2**参照)．
- 顔面に存在する咀しゃく筋は，食物をかむときにはたらき，その運動をつかさどる神経は三叉神経(第Ⅴ脳神経)である(**図5-4**)．
- 咀しゃくの際には，下顎骨の下顎頭と側頭骨の下顎窩で形成される顎関節が咀しゃく筋とともにはたらく．
- 顔面の皮膚の感覚機能をつかさどる神経は，三叉神経(第Ⅴ脳神経)であり，第1枝の眼神経，第2枝の上顎神経，第3枝の下顎神経に分かれ，分布している(**図5-5**)．
- 眼神経は，眼球(角膜，結膜など)や顔面上部(額，上眼瞼など)の皮膚の感覚機能をつかさどる．
- 上顎神経は，顔面中部に分布し，頬から上唇にわたる皮膚・粘膜，すなわち下眼瞼，鼻の側面，上唇，口蓋，上顎，歯，頬の皮膚や頬粘膜の一部の感覚機能をつかさどる．
- 下顎神経は，顔面下部に分布し，下顎部から側頭部にわたる皮膚・粘膜，すなわち下唇，下顎，歯，頬の皮膚や口腔粘膜の一部，舌の前方2/3などの感覚機能をつかさどる．

問診

1 何を評価するために行うか

- 顔の構造，感覚機能および運動機能に異常がないか，顔の機能をつかさどる三叉神経，顔面神経に異常がないかを問診する．

2 顔の問診票

- 顔のしびれはありますか．それはどこですか．
- 顔の筋肉が動かしにくいことはありますか．それはどこですか．
- 食べ物を噛むことが困難ですか．どのような食べ物ですか．
- 脳血管障害，脳腫瘍，頭部外傷などの治療を受けたことがありますか．

3 問診で得た情報を診査にどう結びつけるか
- 問診で顔の構造，感覚機能および運動機能の異常が疑われた場合，視診・触診によってその程度を詳細に診査する．

身体診査

顔　構造

1 部位と順序
- ①顔面，②顎関節

2 診査方法
- 顔面の視診：腫瘤，浮腫，輪郭，皮膚の色調や状態などを観察する．
- 顎関節の触診：顎関節突起の上に手指を置いて触診しながら口を開閉させる（図5-6）．その際の下顎の動き，下顎の偏倚（片寄ること），かみ合わせを触診する．また，できるだけ大きく開口し，上顎切歯と下顎切歯の間の開口距離を垂直に測定する．

3 留意点
- 顎関節を動かした際に疼痛がある場合，無理に動かしたり，開口させない．

4 身体診査所見

正常
- 顔面の視診：腫瘤，浮腫，色素沈着，発赤，発疹がない．
- 顎関節の触診：顎関節の動きがスムーズ，偏倚がない，かみ合わせがよい，疼痛がない，開口距離が3cm以上である．

異常
- 顔面の視診：腫瘤，眼瞼浮腫，皮膚の黄疸，蒼白，紅潮，色素沈着，発赤，発疹などがある．
- 黄疸は肝機能低下や胆道閉塞によるビリルビンの皮膚沈着の増加を示し，蒼白は皮膚血管内のヘモグロビン量の減少を示し，紅潮はヘモグロビン量の増加を示す．色素沈着には肝斑などがある．
- 顎関節の触診：顎関節の動きが悪い，開口時に摩擦音がある，かみ合わせが悪い，疼痛がある，開口が十分でない，顎のずれなどがある場合，顎関節症を疑う．

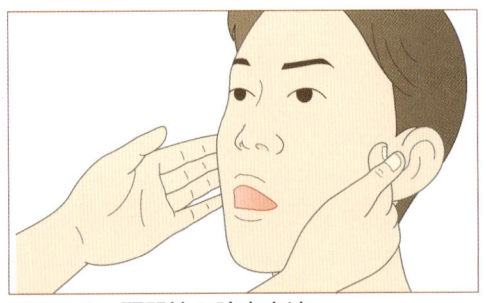

■ 図5-6　顎関節の診査方法

顔 感覚機能(三叉神経)

1 部位と順序
- 顔面の全3枝区域(額,頬,下顎)のうち,どの区域から診査してもよい.

2 診査方法
- 触覚(機械的刺激によって触られた感じ):閉眼してもらい,顔面の全3枝区域(額,頬,下顎)の皮膚について,左右同じ部位を小筆または綿棒で触れて,どこを触っているか質問する.
- また,左右差がないかどうか確認する.

3 留意点
- 眼神経の診査であれば額を,上顎神経の診査であれば頬を,下顎神経の診査であれば下顎に触れる.各神経支配域の境となる領域では行わない(図5-5参照).

4 身体診査所見
正常
- 顔面の全3枝区域各々で触っている部位がわかり,触られている感覚が左右同じである.

異常
- 触っている部位がわからない.感覚がない.左右差がある.

顔 運動機能(顔面神経・三叉神経)

1 部位と順序
- ①顔面の安静時,②顔面の運動時,③咀しゃく筋の運動

2 診査方法
- 顔面の安静時の視診:不随意運動,額のしわ,眼瞼裂の大きさ,鼻唇溝,口角の左右差を観察する.
- 顔面の運動時の視診:顔面神経は,顔面上部では両側支配,顔面下部では一側(対側)支配である.中枢性障害では一側顔面の下半分が麻痺し(図5-7),末梢性障害では一側顔面の上下全体が麻痺(図5-8)する.顔の上半分と下半分に分けて,次の動作について診査者がモデルを示しながら指示し,筋肉の動きを観察する.
  - 顔の上半分に位置する前頭筋については,額にしわをよせる,または眉毛を挙上する.眼輪筋については目を閉じる.
  - 顔の下半分に位置する口輪筋については,「イー」と言う,または口角を引く.「ウー」と言う,または口唇を突出する.パ行(口唇音)を発音する.
- 咀しゃく筋の運動の触診:咀しゃく筋の運動は三叉神経がつかさどる.下顎頭の上部に位置する側頭筋の両側に両手指を置いて,患者に奥歯をかみしめるように指示し,筋が収縮するかどうか体表面から確認する.
- 同様に,下顎頭の下部に位置する咬筋についても行う.

3 留意点
- 咀しゃく筋の運動の診査時において,患者にかみしめるための奥歯が喪失している場合は診査できない.

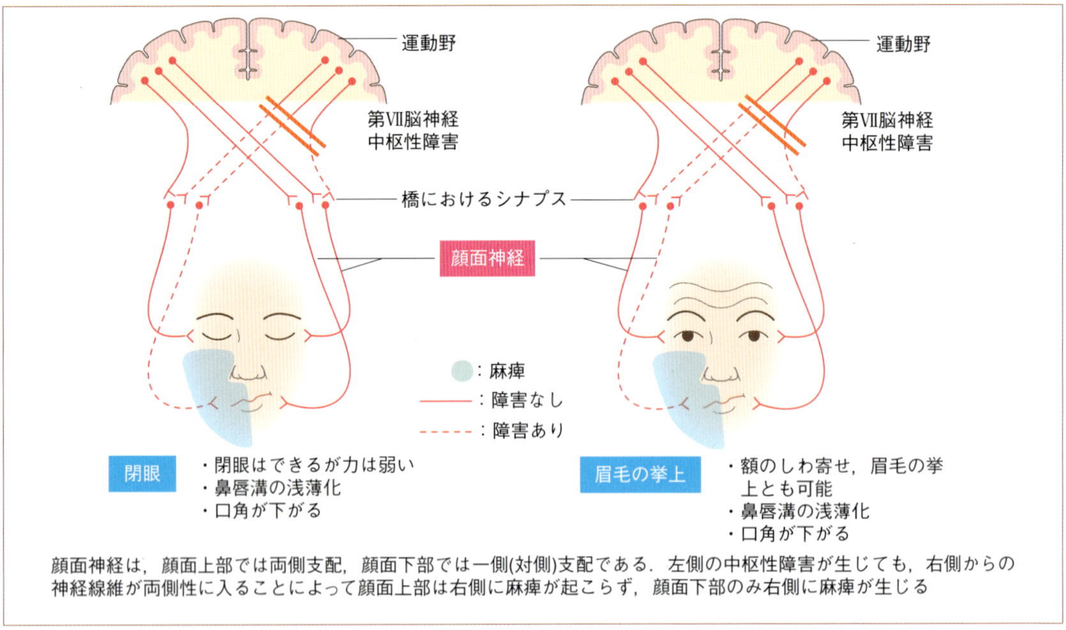
運動野
第Ⅶ脳神経
中枢性障害
橋におけるシナプス
顔面神経
：麻痺
：障害なし
：障害あり
閉眼
・閉眼はできるが力は弱い
・鼻唇溝の浅薄化
・口角が下がる
眉毛の挙上
・額のしわ寄せ，眉毛の挙上とも可能
・鼻唇溝の浅薄化
・口角が下がる
顔面神経は，顔面上部では両側支配，顔面下部では一側(対側)支配である．左側の中枢性障害が生じても，右側からの神経線維が両側性に入ることによって顔面上部は右側に麻痺が起こらず，顔面下部のみ右側に麻痺が生じる

図5-7　顔面神経の中枢性障害

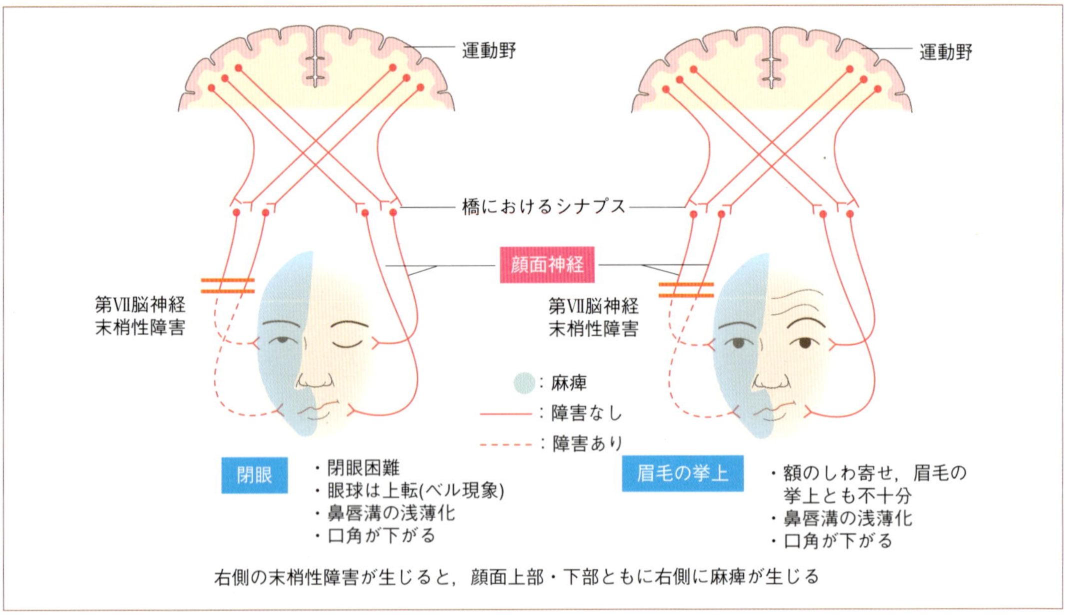
運動野
橋におけるシナプス
顔面神経
第Ⅶ脳神経
末梢性障害
：麻痺
：障害なし
：障害あり
閉眼
・閉眼困難
・眼球は上転(ベル現象)
・鼻唇溝の浅薄化
・口角が下がる
眉毛の挙上
・額のしわ寄せ，眉毛の挙上とも不十分
・鼻唇溝の浅薄化
・口角が下がる
右側の末梢性障害が生じると，顔面上部・下部ともに右側に麻痺が生じる

図5-8　顔面神経の末梢性障害

4 身体診査所見

正常

- 顔面の安静時の視診：不随意運動がない．額のしわ，眼瞼裂の大きさ，鼻唇溝や口角が左右対称である(軽度の非対称性は正常でも認められる)．
- 顔面の運動時の視診：顔の上半分では左右対称に額にしわをよせる．眉毛を挙上できる．閉眼できる．顔の下半分では指示された運動(口角を上げるなど)を左右対称に実施できる．パ行が明瞭に発音できる．
- 咀しゃく筋の運動の触診：咬筋，側頭筋が左右対称に収縮するのを触れる．

> **異常**
> - 顔面の安静時の視診：不随意運動がある．麻痺側で額のしわの間隔が伸び，眼瞼の閉鎖が困難である．麻痺側で鼻唇溝は浅く，口角が下がる．
> - 顔面の運動時の視診：顔の上半分では麻痺側で額のしわをよせることや眉毛の挙上が不十分である．麻痺側の眼瞼の閉鎖が困難である．顔の下半分では指示された運動の実施が左右対称には不十分で，パ行が明瞭に発音できない．
> - 咀しゃく筋の運動の触診：咬筋，側頭筋の収縮に左右差があり，均等に収縮しない．

口腔の構造と機能

口腔

1 口腔の構造

- 口腔前庭と口腔に大きく区分される．口腔前庭は，口唇と歯列との狭いすき間をいう．
- 口腔は，上方は硬口蓋，下方は口腔底，前・側方は上顎・下顎の歯列弓で囲まれた空間（図5-9）で，後方は口峡を介して咽頭に続く．
- 口腔底（図5-9右）の大半を占めるのは舌で，有郭乳頭を境に前方の2/3の舌体と後方の1/3の舌根に区分される（舌根は中咽頭にあたる）．
- 舌の表面は多数の舌乳頭で覆われ，舌小帯によって口腔底に固定される．
- 舌小帯の左右にある舌下小丘に唾液腺である顎下腺が左右一対開口し，舌下腺が舌下小丘と舌下ひだに沿って開口する．
- 耳下腺は，上顎第二大臼歯頸部の高さで，その対側の頬粘膜に開口する．

2 口腔の機能

- 口腔は，消化器系の始まりの器官であり，咀しゃく，嚥下に関与する．また，呼吸器系の気道につながる部分でもあり，発声に関与する．

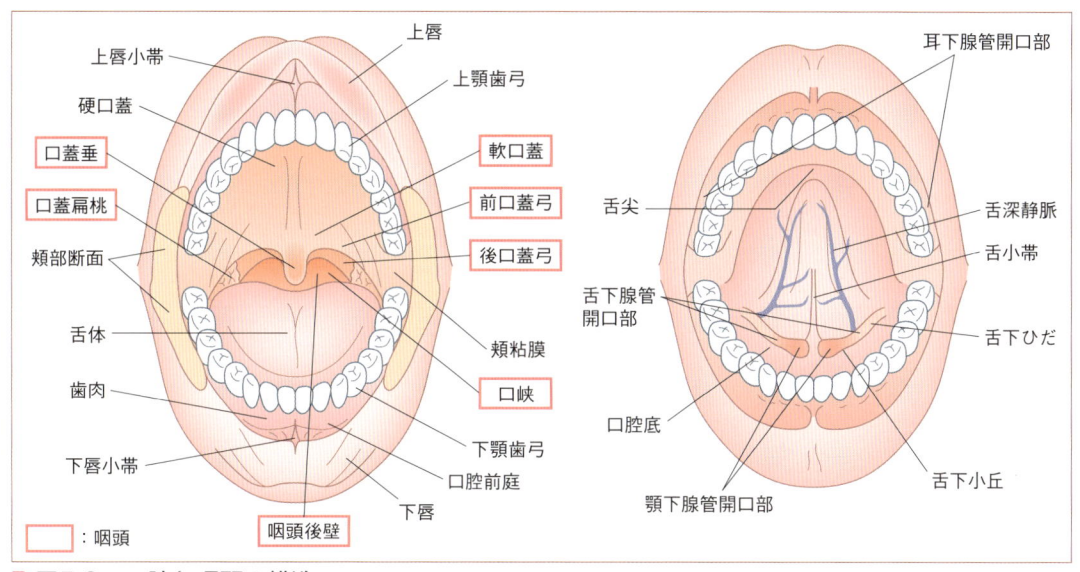

図5-9 口腔と咽頭の構造

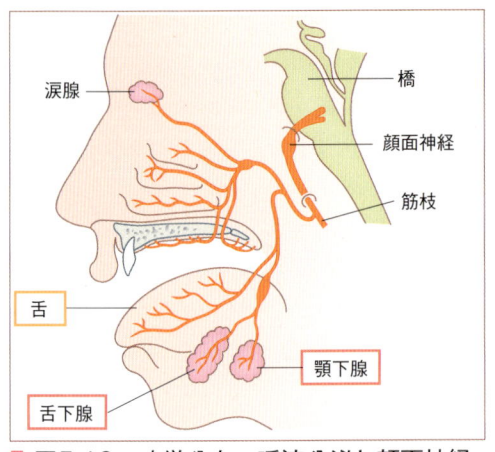

■ 図5-10　味覚分布，唾液分泌と顔面神経 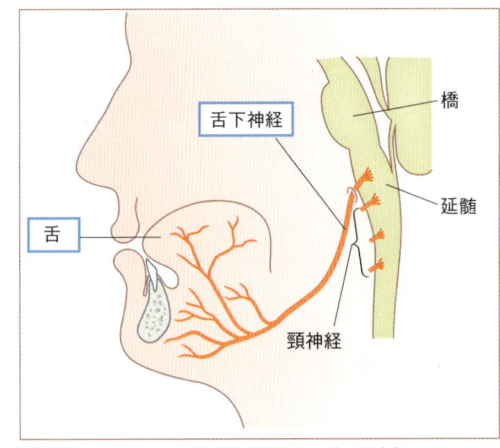　　　　■ 図5-11　舌の運動機能と舌下神経

- 口腔の感覚機能は主に三叉神経がつかさどる．舌の前方の2/3の触覚は三叉神経で，味覚（甘味，塩味）は顔面神経がつかさどる．
- 副交感神経機能である唾液分泌は，顎下腺，舌下腺からの分泌を顔面神経（**図5-10**），耳下腺からの分泌を舌咽神経（第Ⅸ脳神経，**図5-17**参照）がつかさどる．
- 咀しゃく，嚥下に関与する舌の運動機能は舌下神経（第Ⅻ脳神経，**図5-11**）がつかさどる．
- 舌はタ行，ナ行，ラ行（舌尖音），カ行（奥舌音）の発音もつかさどる．

問診

1 何を評価するために行うか

- 口腔の構造，感覚機能，運動機能および副交感神経機能に異常がないか，口腔の機能をつかさどる三叉神経，顔面神経，舌咽神経，舌下神経に異常がないかを問診する．

2 口腔の問診票

- 口の中で出血することや潰瘍がありますか．
- 歯茎の痛みはありますか．
- 歯の問題がありますか．
- 入れ歯がありますか．それは総入れ歯ですか，部分入れ歯ですか．
- 入れ歯の調子はよいですか．
- 口の中にしびれる感じはありますか．それはどこですか．
- 味覚がおかしいと感じたり，わからなかったりしますか．
- 口の中が乾きますか．
- 食べ物をのどに送り込むことが難しいですか．
- 口の手術を受けたことがありますか．

3 問診で得た情報を診査にどう結びつけるか

- 問診で口腔の構造，感覚機能，運動機能および副交感神経機能の異常が疑われた場合，視診，触診によってその程度を詳細に診査する．

身体診査

口腔　構造

1 部位と順序
- 口唇，歯肉，歯，頬粘膜，硬口蓋，舌，口腔底
- 口腔は，すべてを系統的に観察するために順序を決めて行う（例：口唇→歯肉→歯→頬粘膜→硬口蓋→舌→口腔底）

2 診査方法（表5-1）
- 口腔を観察する際には，感染予防のためにディスポーザブル手袋を着用する．
- ペンライトを口腔内に当て，舌圧子で舌の前方2/3を押し下げ，十分に視界をと

■ 表5-1　口腔の構造の診査方法と正常・異常所見

	診査方法	視診内容	正常所見	異常所見
口唇	軽く口を開けてもらい診査する．上唇の裏は唇を持って上げ，下唇の裏は唇を持って下げ，診査する	色 湿潤度 亀裂 口角の亀裂 浮腫・腫脹・潰瘍，硬結などの有無	● ピンク色 ● 湿潤 ● 亀裂なし ● 口角の亀裂なし ● 浮腫・腫脹・潰瘍，硬結なし	● 蒼白：貧血，循環不全を疑う ● 強い赤：一酸化中毒を疑う ● 紫青：チアノーゼを疑う ● 乾燥，亀裂あり：脱水を疑う ● 口角亀裂あり：ビタミン摂取不足を疑う ● 浮腫あり：アレルギーを疑う ● 腫脹・潰瘍，硬結あり
歯肉	軽く口を開けてもらい，口唇を持ち，上げ下げしながら診査する	色 腫脹・潰瘍・出血・膿・退縮などの有無	● ピンク色 ● 腫脹・潰瘍・出血・膿・退縮なし	● 極端に赤い，色素沈着 ● 腫脹・潰瘍・出血・膿・退縮：歯周病を疑う
歯	配列，かみ合わせは，歯を食いしばってもらう歯の裏はデンタルミラーを用いると診査しやすい（図5-13）	数，う歯の数 色 配列 かみ合わせなど	● 32本 ● 明るい白から象牙色 ● 配列は規則的 ● 奥では上の歯が下の歯につく ● 上の切歯が下の切歯をわずかに乗り越える	● 欠損歯が多い ● 暗い茶色：喫煙，コーヒーなどによる色素沈着を疑う ● 前歯の異常な突出，前下歯や臼歯とのかみ合わせが悪い
頬粘膜	口を開けてもらい，舌圧子を用いて口唇を側方へ押し開いて診査する	色 湿潤度 潰瘍・腫瘤・咬傷などの有無	● ピンク色 ● 湿潤，平滑 ● 潰瘍・腫瘤・咬傷なし	● 極端に赤い ● 乾燥：脱水を疑う ● 潰瘍・腫瘤・咬傷あり
硬口蓋	口を開けて，頭を後屈してもらい診査する	色 発赤・腫脹などの有無	● 薄いピンク色 ● 発赤・腫脹なし	● 黄色：黄疸の疑い ● 発赤・腫脹あり
舌（上・側面）	口を開け，舌を突出してもらい診査する　側面は舌尖をガーゼで把持して診査する（図5-14）	色・形 湿潤度 表面の形状 舌苔の有無 潰瘍・腫瘤などの有無	● やや鈍い紅色，V字状 ● 湿潤，艶がある ● 前方表面は少し粗く舌乳頭がある，側面は平滑で凹凸なし ● 舌苔なし ● 潰瘍・腫瘤なし	● 極端な赤，蒼白 ● 乾燥 ● 凹凸あり：舌下神経障害による萎縮を疑う ● 舌苔あり ● 潰瘍・腫瘤あり
舌（腹側面）	前上歯後面の口蓋に舌尖をつける	色 腫脹・結節・静脈瘤の有無	● ピンク色 ● 平滑，舌小帯の両側に深静脈がある	● 白斑，赤色斑：前がん（がん化するおそれがある）病変を疑う ● 腫脹・結節・静脈瘤あり
口腔底	前上歯後面の口蓋に舌尖をつける	色 腫瘤・結節の有無	● ピンク色 ● 腫瘤・結節なし	● 白斑，赤色斑：前がん（がん化するおそれがある）病変を疑う ● 腫瘤・結節あり

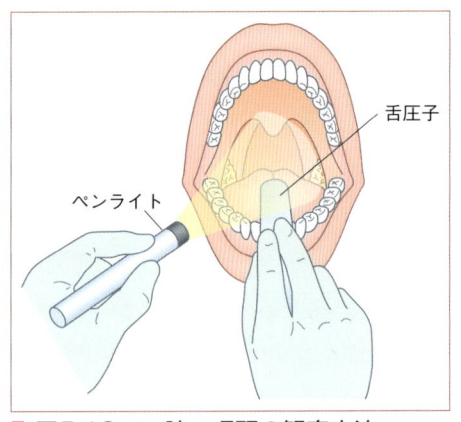

▎図5-12 口腔・咽頭の観察方法　　▎図5-13 歯の裏の観察方法

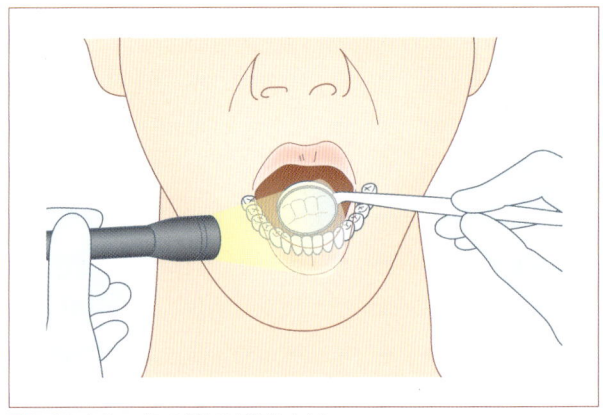

って観察する(**図5-12**).
- 口唇,歯肉,歯,頬粘膜,硬口蓋,舌,および口腔底の診査方法を**表5-1**に示す.

3 留意点

- 義歯をつけている場合は,口腔粘膜を見るために取りはずしてもらう.
- 口を開けた状態が長くならないように,表情なども観察しながら行う.
- 舌圧子を深く入れ過ぎると嘔吐反射が起こるため,留意する.

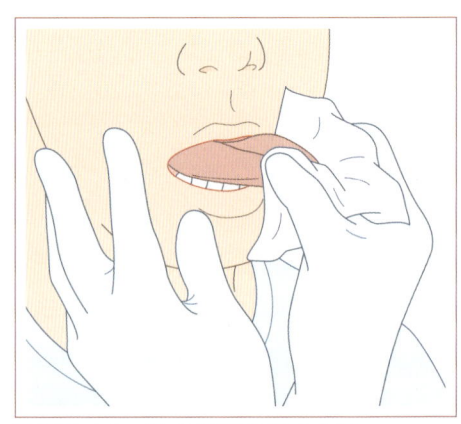

▎図5-14 舌の側面の視診方法

4 身体診査所見

- 口腔の構造の正常・異常所見を**表5-1**に示す.

口腔　感覚機能（三叉神経・顔面神経・舌咽神経）

1 部位と順序

- ①触覚,②味覚

2 診査方法

①触覚

- 閉眼してもらい,上唇,下唇,硬口蓋,舌の前方2/3,口腔底および頬粘膜について,左右同じ部位を綿棒で触れて,触っている部位がわかるか観察する.
- 左右差がないか確認する.

②味覚

- 舌を突出してもらい,舌の前方2/3の一側に綿棒につけた少量の塩辛い溶液または甘い溶液をつけ,どんな味がするか,紙に書いた「塩辛い」「甘い」などを指さしてもらう.
- 1回ごとに水で口をゆすがせ,左右別々に行う.
- 舌の後方1/3は舌咽神経が支配するため,「酸味」「苦み」を診査する際は,舌の後方1/3に溶液をつける.

3 留意点
- 触覚の診査時に左右差を確認するには，左右同じ強さで診査部位に触れる．
- 味覚の診査時には，味が混合することを避けるために，各溶液ごとに新しい綿棒を使用する．
- 味覚の診査時に1度で味がわからなければ，再度溶液をつけて確認する．

4 身体診査所見
正常
- 触覚：触られている部位がわかり，触られている感覚が左右同じである．
- 味覚：舌の前方2/3では，左右ともに正確な味(塩辛い，甘い)を特定できる．

異常
- 触覚：触られている部位がわからない．感覚がない．左右差がある．
- 味覚：正確な味(塩辛い，甘い)を特定できない．左右差がある．

口腔　運動機能（舌下神経）

1 部位と順序
- ①舌の安静時，②舌の運動時

2 診査方法
- 舌の安静時の視診：舌の正中位からの偏倚，萎縮を観察する．
- 舌の運動時の視診：以下の動作について診査者がモデルを示しながら指示し，動きを観察する．
- ①舌を突出する，②舌で左右の口角をなめる，③舌尖で硬口蓋と下顎切歯の裏側を交互に触れる，④タ行を発音する(舌尖音)，⑤カ行，ガ行を発音する(奥舌音)

3 留意点
- 舌の運動機能の診査の際に，下顎が同時に動く場合(たとえば舌を突出する際に下顎が前方に突出するなど)があれば，その下顎の合同運動を手指で抑制する．

4 身体診査所見
正常
- 舌の安静時の視診：舌が正中位にあり，舌筋の萎縮はない．
- 舌の運動時の視診：指示された運動ができる．タ行，カ行が明瞭に発音できる．

異常
- 舌の安静時の視診：安静時には健側へ偏倚，挺出時には麻痺側へ偏倚があると一側性舌下神経の障害を疑う(**図5-15**)．
- 舌の運動時の視診：門歯から突出できない，左右対称に口角をなめることができない，舌尖で硬口蓋と下顎切歯の裏側を交互に触れることができない場合は，舌下神経の障害を疑う．
- 舌尖音(タ行)が発音できない場合，舌尖が上顎門歯の裏に付着しないことを疑う．
- 奥舌音(カ・ガ行)が発音できない場合，奥舌が硬口蓋に密着しないことを疑う．

口腔　副交感神経機能（顔面神経・舌咽神経）

1 部位と順序
- ①顎下腺，②耳下腺

麻痺側

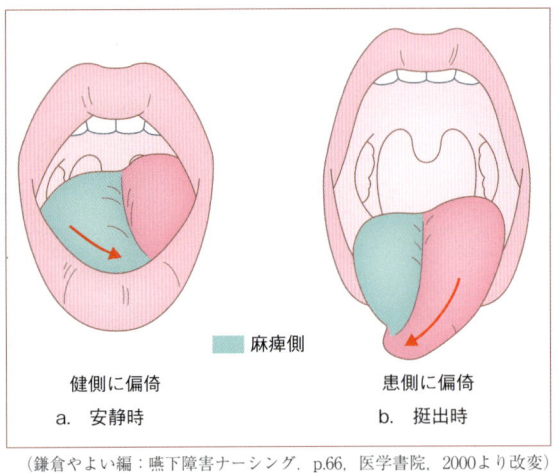

健側に偏倚　　　　　　　　患側に偏倚
a. 安静時　　　　　　　　b. 挺出時

(鎌倉やよい編：嚥下障害ナーシング. p.66, 医学書院, 2000より改変)

図5-15　舌の運動機能の異常所見

表5-2　口腔の副交感神経機能の診査方法と正常・異常所見

	診査方法	視診内容	正常所見	異常所見
顎下腺	前上歯後面の口蓋に舌尖をつけてもらい，顎下腺開口部を観察する	開口部の存在と唾液分泌の程度など	開口部から唾液の分泌あり，湿潤している，石灰塊(唾石)なし	●顎下腺からの唾液の分泌が少ない，または多い ●乾燥している ●石灰塊あり
耳下腺	上顎第二大臼歯の反対側の頬粘膜面にあるため，舌圧子を使って口唇を側方へ押し開き，耳下腺開口部を観察する	開口部の存在と色，唾液分泌の程度など	開口部があり，白色左右対称に耳下腺から唾液の分泌がある	●極端に赤い：炎症を疑う ●耳下腺からの唾液の分泌が少ない，または多い

2 診査方法
- 顎下腺，耳下腺からの唾液分泌の診査方法を**表5-2**に示す．

3 留意点
- 耳下腺開口部と臼歯咬合面に相対する頬粘膜の肥厚からなる咬合線と見間違えないようにする．

4 身体診査所見
- 口腔の副交感神経機能診査の正常・異常所見を**表5-2**に示す．

咽頭の構造と機能

咽頭

1 咽頭の構造
- 咽頭は，鼻腔，口腔，喉頭の後方に位置し，上端は，蝶形骨体の後部と後頭骨の底部に接し，下端は第6頸椎体の上縁で食道に移行する．
- 咽頭は上咽頭，中咽頭，下咽頭に分類される(**図5-16**)．上咽頭は頭蓋底から硬口蓋，軟口蓋の接合部の高さ，中咽頭は硬口蓋，軟口蓋の移行部から舌骨上縁(または喉頭蓋谷底部)の高さ，下咽頭は舌骨上縁から輪状軟骨下縁の高さに位置する．
- 口腔から器具を用いずに視診できる範囲は中咽頭のみであり，口蓋垂から後方

▎図5-16　咽頭の構造と機能

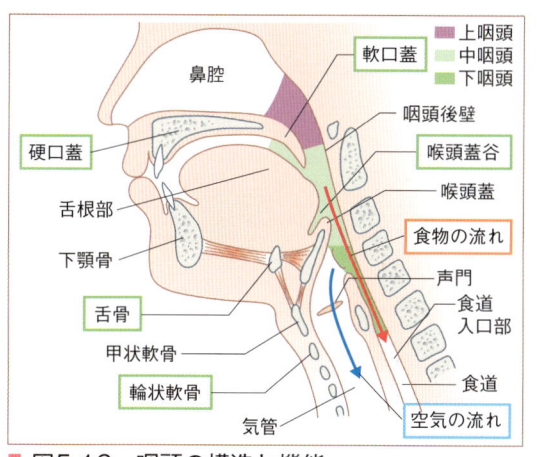

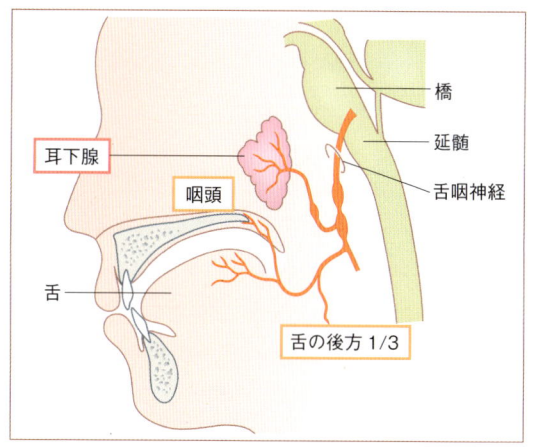

▎図5-17　咽頭の機能と舌咽神経

にある舌の後方1/3も含まれる(**図5-9**参照).

2 咽頭の機能

- 咽頭は,食物および空気の通路である.
- 水や食塊が咽頭粘膜などに触れると,嚥下反射が起こり,喉頭蓋が閉鎖して水や食塊が咽頭から食道へ送り込まれる(**図5-16**).
- 空気は喉頭を経て気管へ送り込まれる.
- 口峡,軟口蓋,口蓋扁桃,舌の後方1/3などの感覚機能をつかさどる神経は舌咽神経(**図5-17**)であり,口蓋反射,軟口蓋などの動きをつかさどる神経は舌咽神経と迷走神経(第Ⅹ脳神経)である.

問診

1 何を評価するために行うか

- 咽頭の構造,感覚機能および運動機能に異常がないか,咽頭の機能をつかさどる舌咽神経,迷走神経に異常がないかを問診する.

2 咽頭の問診票

- のどが痛みますか.
- 水や食べ物が飲み込みにくいことはありますか.
- タバコを吸っていますか.
- 有機溶剤など刺激性物質を吸入することはありますか.
- アレルギーはありますか.
- のどの手術など治療を受けたことがありますか.

3 問診で得た情報を診査にどう結びつけるか

- 問診で咽頭の構造,感覚機能および運動機能の異常が疑われた場合,視診によってその程度を詳細に診査する.

身体診査

咽頭　構造

1 部位と順序
- ①軟口蓋，②口蓋扁桃，③咽頭後壁
- 咽頭は，すべてを系統的に観察するために口腔の診査後に順序を決めて行う（例：口唇→歯肉→歯→頬粘膜→硬口蓋→舌→口腔底→軟口蓋→口蓋扁桃→咽頭後壁）．

2 診査方法
- 咽頭を観察する際には，感染予防のためにディスポーザブル手袋を着用する．
- ペンライトを口腔内に当て，舌圧子で舌の前方2/3を押し下げ，十分に視界をとって観察する（**図5-12**参照）．
- 咽頭の構造の診査方法を**表5-3**に示す．

3 留意点
- 舌圧子の位置を舌の先端に当てると，舌が隆起して咽頭がさらに見えにくくなる．
- 舌圧子を深く入れすぎると嘔吐反射が起こるため留意する．

4 身体診査所見
- 咽頭の構造の正常・異常所見を**表5-3**に示す．

咽頭　運動機能（舌咽神経・迷走神経）

1 部位と順序
- ①軟口蓋・咽頭後壁，②口蓋反射

2 診査方法
- 軟口蓋・咽頭後壁の視診：「アー」と発声してもらい，軟口蓋の挙上や口蓋垂の偏倚，同時に咽頭後壁を観察する．
- 口蓋反射（**図5-18**）：一方の前口蓋弓を刺激して，軟口蓋の挙上を観察する．次にもう一方の前口蓋弓を刺激し，軟口蓋の挙上を観察する．また，左右差がない

■ 表5-3　咽頭の構造の診査方法と正常・異常所見

	診査方法	視診内容	正常	異常
軟口蓋	口を開けてもらい診査する	色 発赤・腫脹などの有無	●ピンク色 ●発赤・腫脹なし	●発赤・腫脹あり
口蓋扁桃	「アー」と言ってもらうか，舌圧子で舌を押し下げて，前口蓋弓と後口蓋弓のあいだを診査する	大きさ 色 発赤・腫脹・分泌物などの有無	●前口蓋弓と後口蓋弓のあいだに少し見える ●ピンク色 ●発赤・腫脹なし	●左右の扁桃が相接する程度に肥大 ●発赤・腫脹・滲出液があれば感染を疑う
咽頭後壁	「アー」と言ってもらうか，舌圧子で舌を押し下げる	色 発赤・腫脹・分泌物などの有無	●ピンク色 ●発赤・腫脹なし	●発赤・腫脹・滲出液があれば感染を疑う

かも観察する．

3 留意点
- 口蓋反射：前口蓋弓に刺激を加える前に，軟口蓋が収縮して挙上していない状況かを確かめる．軟口蓋が収縮している状態で刺激を加えても反射は起こらない．左右同じ強さで刺激を加える．

4 身体診査所見

正常
- 軟口蓋・咽頭後壁の視診（図5-19）：「アー」と発声した際に左右対称に軟口蓋が挙上し，口蓋垂は正中線上にある．
- 口蓋反射（図5-18）：左右対称に軟口蓋が瞬時に挙上する．

異常
- 軟口蓋・咽頭後壁の視診：一側性麻痺があると発声時に口蓋垂は健側に偏倚する．両側性麻痺では軟口蓋は挙上しない．一側性麻痺があると発声時に咽頭後壁が健側に引かれる（カーテン徴候，図5-19）．
- 口蓋反射：刺激を繰り返しても軟口蓋が挙上しない．あるいは刺激を繰り返すと健側のみ軟口蓋が挙上する．

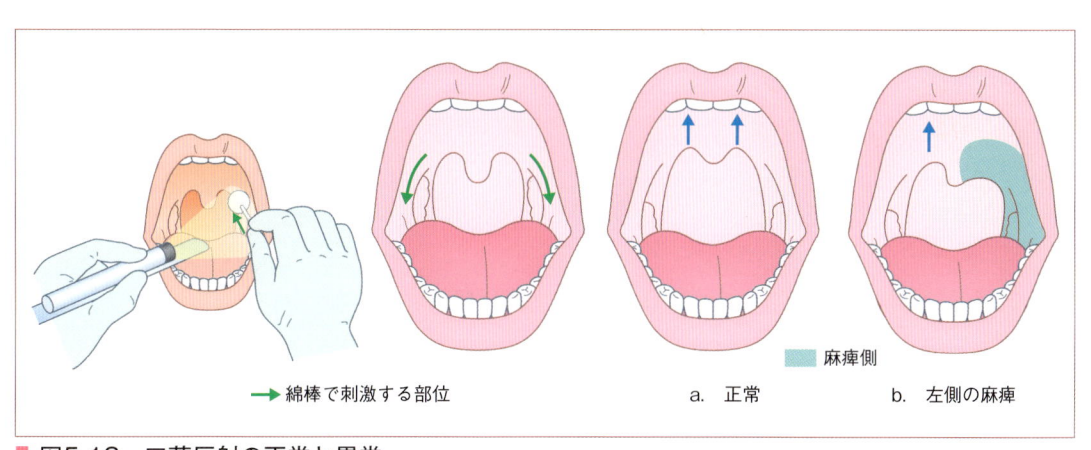

■ 図5-18 口蓋反射の正常と異常

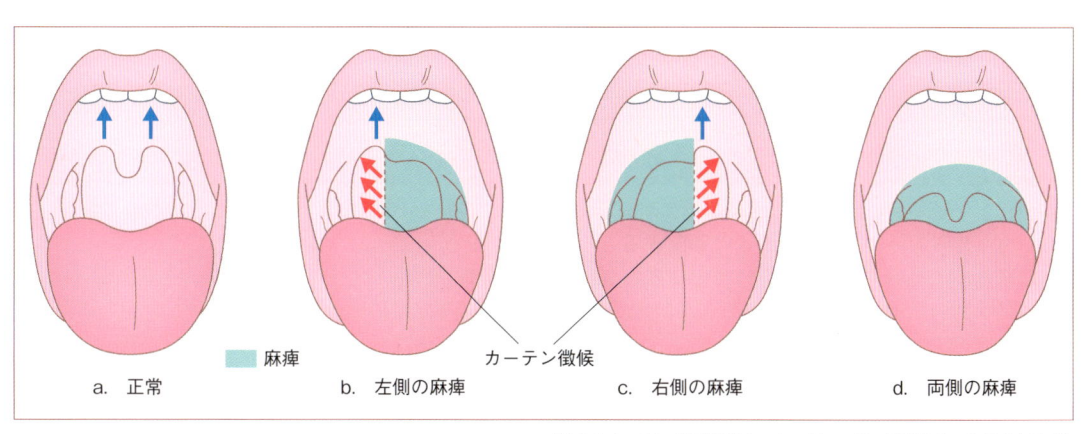

■ 図5-19 軟口蓋の運動機能の正常と異常

（鎌倉やよい編：嚥下障害ナーシング．p.67, 医学書院，2000より改変）

アセスメントをケアに活かす

身体診査の結果

B氏, 75歳, 男性. 70歳のとき肺炎に罹患する. 喫煙を20歳から1日20本. アレルギーなし. 咀しゃくが困難な食べ物がある. 味噌汁など水分を飲み込むときにむせることがある.

顔

顔：腫瘤, 浮腫, 黄疸なし
　　左頬部に2cm大の老人斑がある
顎関節：開口(3cm)
　　かみ合わせ：義歯が合わないとの訴えあり
　　関節の動き：良好, 開口時の摩擦音なし, 痛みなし
咀しゃく筋：側頭筋, 咬筋の収縮あり, 左右差なし

額の触覚 [⊕ －（右・左）] 頬の触覚 [⊕ －（右・左）]
顎の触覚 [⊕ －（右・左）]
顔面上部の麻痺(安静時) [⊖ ＋（右・左）]
額のしわ寄せ [⊕ －（右・左）] 閉眼 [⊕ －（右・左）]
顔面下部の麻痺(安静時) [⊖ ＋（右・左）]
口唇の運動：閉鎖(⊕ －), 横引き(イー) [⊕ －（右・左）]
　　　　　　突出(ウー) [⊕ －（右・左）]

口腔・咽頭

口腔内：
　口臭(⊖ ＋)
　汚染(－ ⊕) [舌上：左・右,
　　口腔前庭：左・右,
　　口腔底：左・右]
耳下腺の分泌
　[⊕ －；やや少ない]
顎下腺の分泌
　[⊕ －；やや少ない]

歯肉 [色；ピンク 腫脹・
　　　潰瘍・出血・膿・退縮]
歯：0本, 色調（　　　）
う歯 [⊖ ＋；　　　本]
処置歯 [⊖ ＋；　　　本]
義歯 [－ ⊕；上下総義歯]

口唇　　[色；ピンク 湿潤度；やや乾燥 亀裂・浮腫・潰瘍]
口腔粘膜 [色；ピンク 湿潤度；やや乾燥 潰瘍・腫瘤]
硬口蓋　[色；薄いピンク 発赤・腫脹]
軟口蓋　[色；ピンク 発赤・腫脹]
口蓋扁桃 [色；ピンク 発赤・腫脹・分泌物]
咽頭後壁 [色；ピンク 発赤・腫脹・分泌物]

舌：凹凸 [⊖ ＋（右・左）]
　舌苔 [⊖ ＋（右・左）]
　安静時の偏倚
　　[⊖ ＋（右・左）]
　挺出時の偏倚
　　[⊖ ＋（右・左）]
舌の運動：
　突出 [⊕ －（右・左）]
　左右 [⊕ －（右・左）]
　上下 [⊕ －（右・左）]

口腔の触覚：
　口唇　　[⊕ －（右・左）]
　舌前方2/3 [⊕ －（右・左）]
　頬粘膜　[⊕ －（右・左）]
　口腔底　[⊕ －（右・左）]
　硬口蓋　[⊕ －（右・左）]

味覚（塩味・甘味）
　[⊕ －；　　　　　]

発声時の軟口蓋の動き：
　口蓋垂偏倚 [⊖ ＋（右・左）]
　カーテン徴候 [⊖ ＋（右・左）]
口蓋反射：[⊕ －（右・左）]
構音：パ行 [⊕ －]
　　　タ行 [⊕ －]
　　　カ行 [⊕ －] 発音しにくい
　　　　　　　　 という訴えあり

結果に基づくアセスメント

　顎関節の動きは正常であり, 顔面筋, 咀しゃく筋の麻痺はない. 義歯が合わないことによるかみ合わせが悪いためか, 口腔前庭に食物残渣がある. 口腔・咽頭の構造や感覚機能に問題はない. 軟口蓋の運動機能に問題はない. 舌の運動はできるが, 奥舌音であるカ行が発音しにくい訴えがある. 水分を飲み込むときにむせることもあり, 水分を口腔から咽頭へ送り込むことに問題がある可能性がある. また, 耳下腺, 顎下腺からの唾液の分泌が少ないためか, 口腔内が乾燥傾向にある. 水分を飲む際にむせることから水分摂取の不足によることも考えられる.

ケアへの示唆

- 奥舌音であるカ行を発音しにくい訴えがあるため, 舌の運動を食前に行うとともに, 水分を咽頭へ送り込んだらすぐに, 頸部前屈位で嚥下することを説明する.
- むせる回数が減少しない場合は水分にとろみ調整剤（増粘剤）を用いてとろみをつけることを検討する.
- 義歯が合わないことにより, 咀しゃくが困難な食べ物があるため, 義歯の調整を促すともに, 義歯の手入れ方法を確認する.

関連するアセスメント

- 高齢で, 口腔内が乾燥傾向にあることから, 必要な水分摂取量を摂取できているか確認する.
- 肺炎の既往もあり, 水分による誤嚥をしていることから, 呼吸器系への影響を診査する.

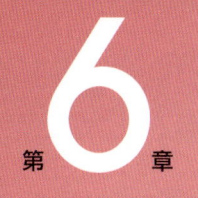

第6章 頸部・喉頭・甲状腺・リンパ節のフィジカルアセスメント

学習目標
1. 頸部・喉頭・甲状腺・リンパ節の構造と機能について説明ができる.
2. 頸部・喉頭・甲状腺・リンパ節の身体診査が実施できる.
3. 得られた所見について,正常と正常からの逸脱(異常)を区別することができる.

身体診査時の注意事項
1. 頸部・喉頭・甲状腺・リンパ節は,近接しているため,診査時には同時に行う.
2. 鎖骨上リンパ節は,腋窩の診査時にも触診する.

必要物品
1. 聴診器
2. アルコール綿

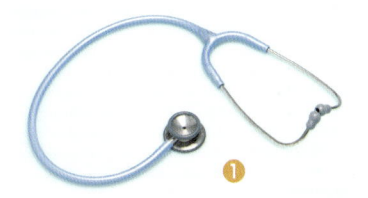

頸部・喉頭・甲状腺・リンパ節の構造と機能

頸部

1 頸部の構造と機能
- 頸部は,頸椎および胸鎖乳突筋・僧帽筋などの筋肉に支えられ,喉頭,気管,食道,頸動脈・頸静脈・椎骨動脈などの血管系,各種の神経(迷走神経,反回神経,横隔神経,舌下神経,副神経など),甲状腺・副甲状腺,リンパ系からなる.
- 頸部の正中に喉頭があり,喉頭の下部に気管が続く.気管は甲状軟骨の下方にある管腔で,呼吸の通り道となる気道の一部である.
- 頸部を体表から触れてわかる主な組織は,甲状軟骨,輪状軟骨,気管である.
- 甲状軟骨のすぐ上には舌骨があり,U字形をしている.舌骨に付着する上下筋群は嚥下運動にかかわり,舌骨は嚥下時に甲状軟骨と連動して前上方に挙上する.

- 甲状軟骨は，喉頭を形成する軟骨の中で最も大きく，翼状の左右両板が接合する喉頭隆起はいわゆるのどぼとけであり，視診で確認される．
- 輪状軟骨はリング状の構造をした軟骨で，甲状軟骨の下角とつながっている（図6-1）．

喉頭

1 喉頭の構造と機能

- 喉頭の機能は，呼吸，発声であり，嚥下時の閉鎖である．
- 喉頭は咽頭と気管のあいだにあり，喉頭軟骨，喉頭筋で形成される．
- 喉頭を形成する主要な軟骨は，甲状軟骨，輪状軟骨，喉頭蓋軟骨，披裂軟骨である（図6-2）．
- 甲状軟骨と輪状軟骨を基盤として，上方に喉頭蓋軟骨，内腔に披裂軟骨が存在し，それぞれを靱帯，筋肉が結合する構造をしている[1]．
- 喉頭筋には外喉頭筋と内喉頭筋がある．内喉頭筋は一部（輪状甲状筋）を除いて左右の反回神経の支配を受ける[1]．
- 内喉頭筋は喉頭内で喉頭の軟骨と付着し，声門の開閉に関与する．声門は左右の声帯と声門裂からなる．
- 声帯[3]は甲状軟骨後面から左右の披裂軟骨に向かってV字形に張ったひだ状の組織である．呼吸時に声門は外転して開き，発声時には声門は閉鎖し，気流が通過する際に声帯の粘膜が振動して音声のもと（喉頭原音）がつくられる．
- 嚥下時には，食塊の移動に伴う喉頭挙上に連動して，喉頭蓋が喉頭入口部に倒れ込み，喉頭前庭を閉鎖する．食塊は喉頭蓋によって左右に分けられ，梨状陥凹を経由して食道に運ばれる．

甲状腺

1 甲状腺の構造と機能

- 甲状腺は，左右の葉とその境にある峡部からなり，蝶が羽を広げた形をしていて，右葉は左葉よりも少し大きい．
- 頸部の輪状軟骨から約1cm下に峡部の上縁があり，気道前面を取り巻くように位置する（図6-3）．

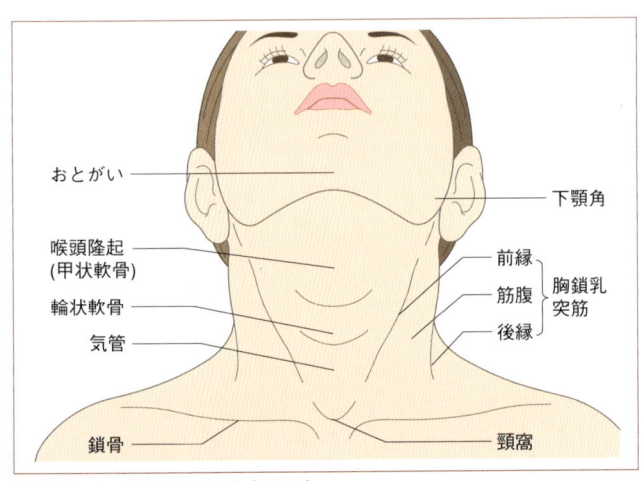

■ 図6-1　頸部の構造（正面）

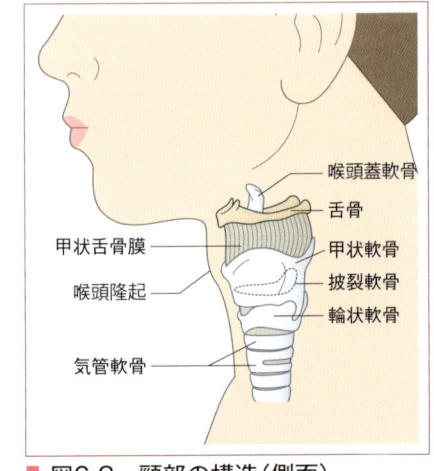

■ 図6-2　頸部の構造（側面）

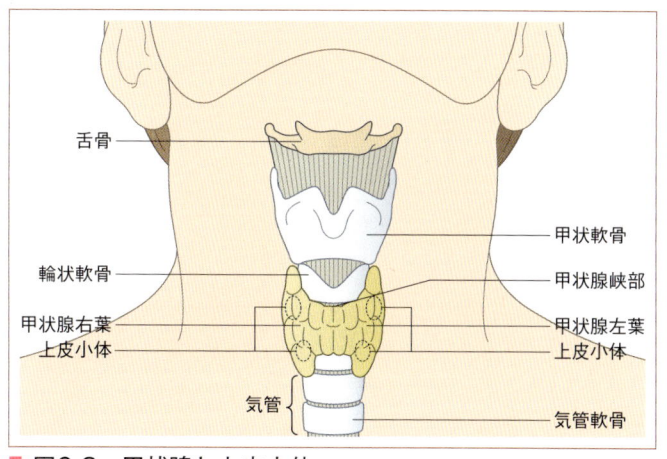

図6-3 甲状腺と上皮小体

- 男性は輪状軟骨の位置が低いため,甲状腺が女性に比べて低いところにある.
- 甲状腺背側の上下左右に4つの上皮小体(副甲状腺)がある.
- 甲状腺が分泌する甲状腺ホルモンには,トリヨードサイロニン(T_3)とサイロキシン(T_4)がある.
- 甲状腺ホルモン[2]のはたらきとして,成長促進,熱産生,代謝亢進,心機能亢進作用がある.また,副甲状腺ホルモンのパラソルモン(PTH)は血中カルシウム濃度の調節に関与する.

リンパ節

1 リンパ節の構造と機能

- リンパ系とは,リンパ球を生成する骨髄・胸腺などの一次リンパ器官,脾臓・リンパ節などの二次リンパ器官,リンパ液の循環をつかさどるリンパ管の総称である.
- リンパ液は毛細血管から漏れ出た血漿成分であり,リンパ管を流れ,胸管および右リンパ本幹から左右の鎖骨下にある静脈角を経て,最終的に静脈に合流する.
- リンパ節は,囊状のリンパ組織であり,頭部,頸部,腋窩,縦隔,鼠径などに多くみられる.
- 頭部と頸部のリンパ節は比較的体表に近い部位に存在し,後頭リンパ節,耳介後リンパ節,耳介前リンパ節,耳下腺リンパ節,扁桃リンパ節,おとがい下リンパ節,顎下リンパ節,浅頸リンパ節,後頸リンパ節,深頸リンパ節,鎖骨上リンパ節からなる(図6-4).
- リンパ系のはたらきは大きく3つあり,小腸から吸収された脂質の運搬,免疫細胞の産生,リンパ液の灌流である.

問診

1 何を評価するために行うか

- 喉頭の主たる機能は,呼吸,発声であり,嚥下時には前上方へ移動して気道を閉鎖する.喉頭に異常がありこれらの機能が障害されると日常生活に大きな影響を

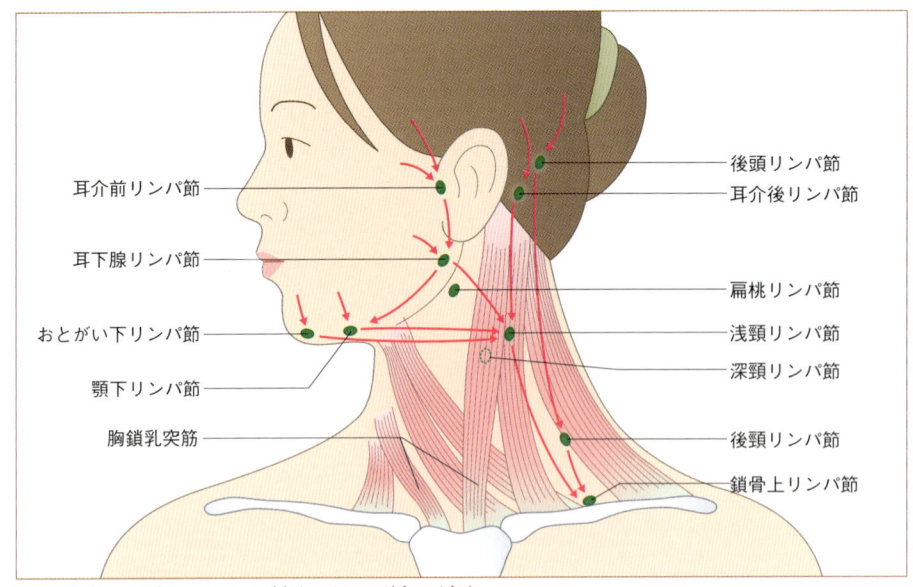

■ 図6-4 頸部のリンパ節とリンパ液の流れ

与える．また，甲状腺機能障害に伴う症状の有無やリンパ節腫脹の有無は，疾患の存在を判断するのに重要な情報である．
- 問診では，症状の有無，症状の出現時期，持続時間，部位，程度，増悪や緩和させる要因についてアセスメントを行う．
- 得られた情報から症状の程度を把握し，症状の原因の推測，日常生活への影響について検討を行う．

2 問診票

- 声がかすれて，話しにくいことがありますか．
- 食べ物を飲み込みにくいことがありますか．
- 水を飲むときにむせることがありますか．
- 息が苦しかったり，呼吸がゼーゼーと音がすることがありますか．
- 頸に痛みを感じることがありますか．それは，どの部分ですか．どのような痛みですか．どのようなときに痛みますか．
- 頸に腫れやしこりがありますか．
- 体重が減ったり，動悸がしたり，汗が出たり，手の指が震えたり，疲れやすいなどの症状（甲状腺機能亢進症状）がありますか．
- 脈拍数が少なくなったり，食欲不振，便秘，むくみ，皮膚の乾燥，月経異常などの症状（甲状腺機能低下症状）がありますか．
- 頸のリンパ腺が腫れたり，痛むことがありますか．
- だるさ，咽頭の痛み，咳の症状がありますか．
- 発熱，体重減少，寝汗（悪性リンパ腫の症状）がありますか．
- 何か感染症にかかっていますか．
- 何かペットを飼っていますか．
- 頸の病気で治療を受けたことがありますか．

3 問診で得た情報を診査にどう結びつけるか

- 声のかすれは声帯の異常（腫瘍，炎症）ならびに反回神経麻痺の可能性がある．

- 飲み込みにくさや，むせがある場合は，嚥下障害の有無をアセスメントする．
- 呼吸困難，喘鳴：腫瘍や異物による気道狭窄，感染やアレルギーによる喉頭浮腫のため呼吸困難や喘鳴が生じることがある．
- 頸部の痛み，腫脹，腫瘤：頸部における異常(甲状腺の腫脹，関節痛など)の自覚があれば，甲状腺の触診で確認する．
- 全身症状：甲状腺機能亢進症状(体重減少，心悸亢進，発汗，手指振戦，疲労感，不安など)や，甲状腺機能低下症状(徐脈，食欲不振，便秘，浮腫，皮膚乾燥，月経異常など)に注意する．
- 頸部リンパ節の腫脹，痛み：感染の可能性がある．
- 発熱，倦怠感，咽頭痛，咳嗽，体重減少，盗汗，感染症罹患，ペットの飼育の有無：リンパ節腫脹がある場合，感染による腫脹かどうかを，発熱の有無や感染症罹患の既往から推測する．また，リンパ節腫脹を主症状とする悪性リンパ腫は，発熱，体重減少(6か月以内に10%以上の減少)，寝汗(盗汗)が全身症状として出ることがあるので確認を行う．
- 頸部の治療や疾患の既往：手術によるリンパ節切除の既往，使用している薬物，感染の既往など，頸部の身体診査に影響を与える要因をアセスメントする．

身体診査

1 部位と順序
- ①頸部全体，②甲状腺，③頸部リンパ節の順で診査(視診，触診，必要ならば聴診)を行う．

2 診査方法

頸部 視診
- 体位は坐位または立位とする．正面を向き，顎を軽く挙上してもらい頸部前面が十分に見えるようにする．
- 気管の位置と左右対称性，頸部全体の形状ならびに腫脹や腫瘤の有無を観察する．
- 次に甲状腺の視診を行う．最初に甲状軟骨と輪状軟骨の位置を確かめる．
- 甲状軟骨の中央部(のどぼとけ)の下部に輪状軟骨がある．輪状軟骨の直下に甲状腺があるので，その部位の腫脹の有無を観察する．
- そのまま嚥下運動をしてもらい，甲状軟骨と輪状軟骨の動きを観察する．
- 甲状腺が腫脹している場合は，甲状軟骨の動きとともに上下するのが確認される．

甲状腺 触診
- 正面から行う方法(図6-5)と，後方から行う方法(図6-6)がある．

①正面からの触診
- 患者の正面から，両手の母指を輪状軟骨の下から気管両外側に当て，少しずつ下に移動させる．
- 気管の偏倚，圧痛の有無，甲状腺の腫脹・結節の有無を確認する．

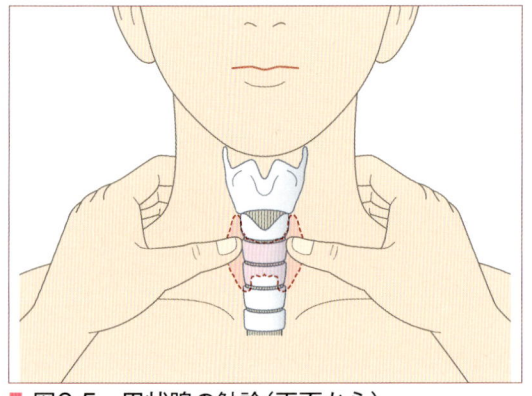

■図6-5　甲状腺の触診（正面から） 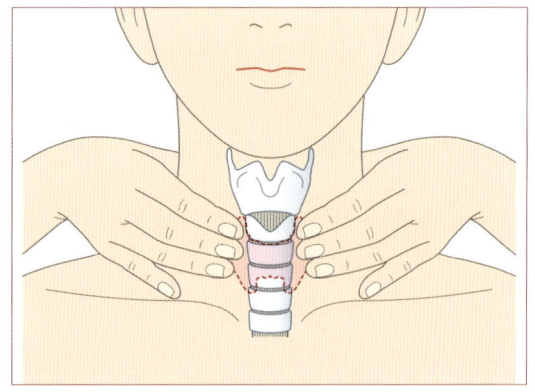　　　　■図6-6　甲状腺の触診（後方から）

- 指を当てたままで嚥下運動をしてもらう．甲状腺の腫脹や結節があれば，気管とともに上下する甲状腺が確認できる．
- 甲状腺が腫脹している場合は，甲状腺の辺縁を母指でなぞるようにして大きさや表面の性状を確認する．

②後方からの触診
- 患者の後方に立ち，患者の気管両外側に診査者の示・中・薬指をそろえて置く．母指は患者の頸部に当てる．
- 輪状軟骨から下方に向けて気管に沿わせるように指を動かす．
- 甲状腺の葉を触診する場合は，気管が動かないように片手を固定し，反対側の指で甲状腺の辺縁をなぞる．
- 胸鎖乳突筋が発達しているときは，指で筋をよけるようにしてその下の甲状腺を触診する．
- 触診は左右ともに行う．
- 次に，嚥下運動をしてもらい，甲状腺が気管とともに上下運動するのを確認する．

リンパ節　触診

- 頭部と頸部のリンパ節の触診を行う．頭部，頸部にはリンパ節が多数あるので系統的に左右ともに観察をしていく（図6-4参照）．
- リンパ節の部位を，示指と中指を用いてゆっくりと探るようにして触る．
- 触診の際は，リンパ節の腫脹の部位と大きさ，硬さ，圧痛の有無，可動性，表面の性状を観察する．
- まず，後頭リンパ節（頭蓋後方の下部），耳介後リンパ節（乳様突起の上），耳介前リンパ節（耳珠の前），耳下腺リンパ節，扁桃リンパ節（下顎角），顎下リンパ節（下顎角とおとがいの中間），おとがい下リンパ節（おとがいから2～3cm後方）の順に頭部のリンパ節を触診する（図6-7-①～⑦）．
- 次に，浅頸リンパ節（胸鎖乳突筋の上），後頸リンパ節（後頸三角：胸鎖乳突筋後縁，僧帽筋前縁，鎖骨に囲まれた部位），深頸リンパ節（胸鎖乳突筋の深部），鎖骨上リンパ節（鎖骨上縁の深部）の順に頸部のリンパ節を触診する（図6-7-⑧～⑪）．

①後頭リンパ節　②耳介後リンパ節　③耳介前リンパ節

④耳下腺リンパ節　⑤扁桃リンパ節　⑥顎下リンパ節

⑦おとがい下リンパ節　⑧浅頸リンパ節　⑨後頸リンパ節

⑩深頸リンパ節　⑪鎖骨上リンパ節

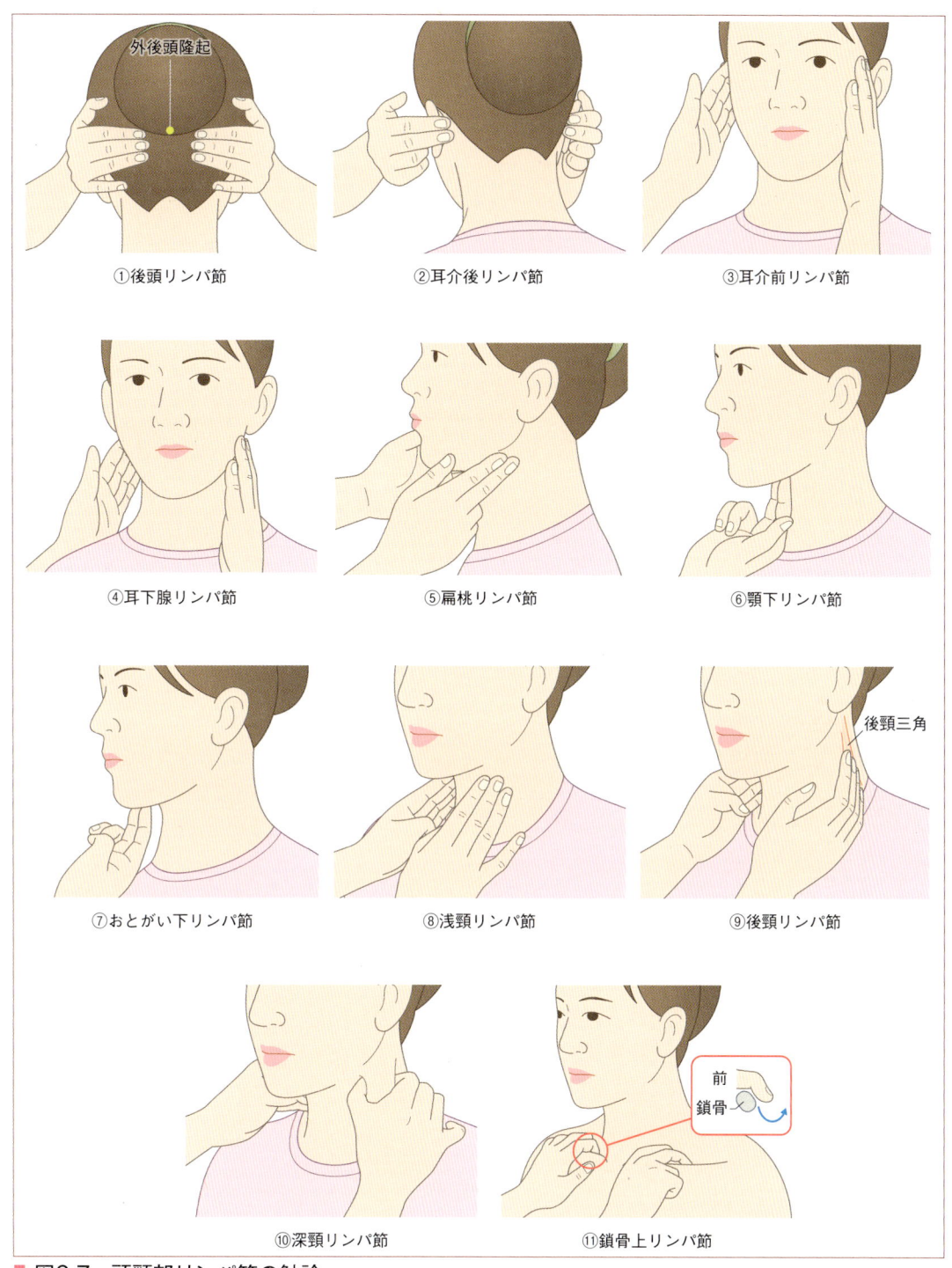

図6-7　頭頸部リンパ節の触診

第6章　頸部・喉頭・甲状腺・リンパ節

頸部　聴診

- 問診でむせなどの症状があり，嚥下障害が疑われて湿性嗄声がある場合は，頸部の聴診を行う．
- 輪状軟骨直下の気管外側に聴診器の膜面を当てる（**図6-8**）．湿性呼吸音や液体の

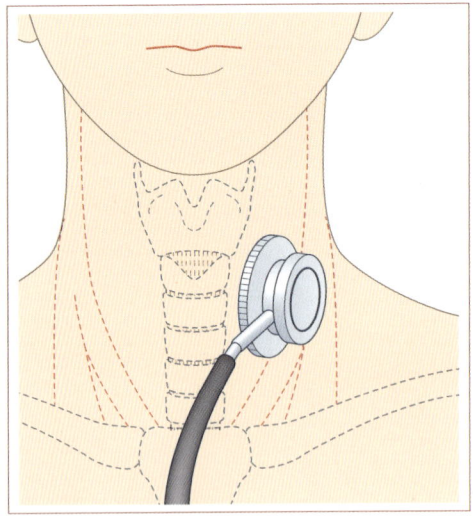

■ 図6-8 頸部の聴診

振動音が聴取されると，喉頭前庭や梨状陥凹に唾液や痰，あるいは食物残渣が貯留している可能性がある．

3 留意点
- 甲状腺の視診と触診で嚥下運動をしてもらうときに，唾液のみの嚥下では動きが悪い場合は，患者に水を飲んでもらう．
- 深頸リンパ節は胸鎖乳突筋の深部にあるので，胸鎖乳突筋をつまむようにし，上から下に沿わせて触診する．
- 鎖骨上リンパ節は鎖骨上縁の深部にあるので，そこに指を入れて探るようにして触診する．

4 身体診査所見

正常
- 甲状腺：甲状腺は通常は触れない．
- リンパ節：リンパ節は通常は触れない．触れても，大きさが1cm以下，表面が平滑で軟らかく，圧痛がない，また可動性がある場合は生理的な腫大である．

異常
- 気管の偏倚がある．
- 甲状腺の腫脹，結節，圧痛，偏倚がある．
- リンパ節の1cmを超える腫脹，圧痛がある．可動性がなく硬い．リンパ節どうしの癒着がある．

アセスメントをケアに活かす

身体診査の結果

　C氏，28歳，男性．会社員．「1か月前からときどき37〜38℃程度の発熱を繰り返すようになった．右の首筋にぐりぐりしたものができて，治らない」と，総合病院の外来を受診した．頸部の痛みはない．37〜38℃程度の発熱はとくに夜間に出ることが多く，体重がこの1か月間で2kg減少した．発熱がなくてもパジャマが濡れるほどの寝汗をかくことがある．症状をさらに明らかにするために，医師の診察前に，身体診査を行う．

頸部・喉頭・甲状腺・リンパ節

リンパ節
　リンパ節腫脹　［－　⊕］
　　後頭(右・左)・耳介前(右・左)
　　耳介後(右・左)・耳下腺(右・左)
　　扁桃(右・左)・顎下(右・左)
　　おとがい下(右・左)・浅頸(右・左)
　　後頸(右・左)・深頸(右・左)
　　鎖骨上(右・左)
　リンパ節の性状（大きさはいずれも2cm程度．可動性はあり，消しゴムのような弾力である．表面は平滑で圧痛はない）

甲状腺
　視診：甲状腺の腫脹なし
　触診：甲状腺は触知されない
喉頭
　視診：頸部の膨張なし
　　　　気管は左右対称
　　　　気管の偏倚なし
　触診：圧痛なし

頸部呼吸音
　湿性呼吸音や液体の振動音は聴取されず

頸部可動域
　肩の挙上　　　［⊕　－(右・左)］
　頸部左右回旋　［⊕　－(右・左)］
　頸部前後屈曲　［⊕　－(前・後)］
　頸部左右側屈　［⊕　－(右・左)］

結果に基づくアセスメント

　C氏が自覚したリンパ節腫脹は1か所であったが，触診の結果，深頸リンパ節の腫脹が確認された．リンパ節腫脹の原因は，感染症，悪性疾患，薬剤性などさまざまであるが，身体診査の所見だけでは原因の特定は困難である．発熱と寝汗という悪性リンパ腫と同様の症状が認められることから，医師による早急な鑑別診断が必要である．

ケアへの示唆

- 診断に役立てられる情報として，身体検査の結果をC氏の診察時に医師へ伝え，診察に立ち会ってその後の検査などの指示を得ることにした．

関連するアセスメント

- リンパ節は全身にあるので，頸部のリンパ節の腫脹があれば腋窩，鼠径部に表在するリンパ節の触診も併せて行う．

第7章 乳房・腋窩(腋窩リンパ節)のフィジカルアセスメント

学習目標
1. 乳房・腋窩(腋窩リンパ節)の構造と機能について説明できる．
2. 乳房・腋窩(腋窩リンパ節)について身体診査を実施できる．
3. 得られた所見について，正常と正常からの逸脱(異常)を区別することができる．

身体診査時の注意事項
1. 衣服を脱ぐ必要性を十分に説明して了承を得る．
2. 患者の羞恥心やプライバシーの保護，保温に配慮して実施する．
3. 乳がんは男性でもまれに発症するので，先入観で判断しないようにする．

必要物品
1. フェイスタオル
2. バスタオル

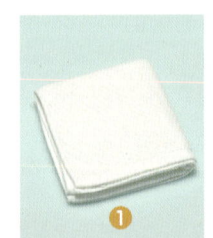

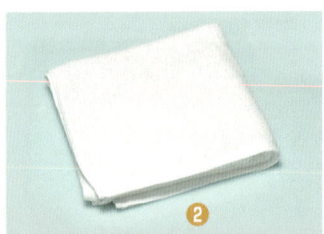

乳房・腋窩の構造と機能

乳房

1 乳房の構造
- 乳房は，第2～6肋間，胸骨と中腋窩線のあいだに位置する．
- 乳房の内部構造は，乳腺組織，支持組織(クーパー靱帯)，脂肪組織からなる(図7-1)．
- 乳腺組織は，15～20の乳腺葉からなり，各乳腺葉には乳管があり乳頭に開口する．
- 支持組織(クーパー靱帯)は，乳腺葉と胸筋筋膜や，乳腺葉間を固定する．
- 脂肪組織は，乳房のふくらみの大部分を構成する．

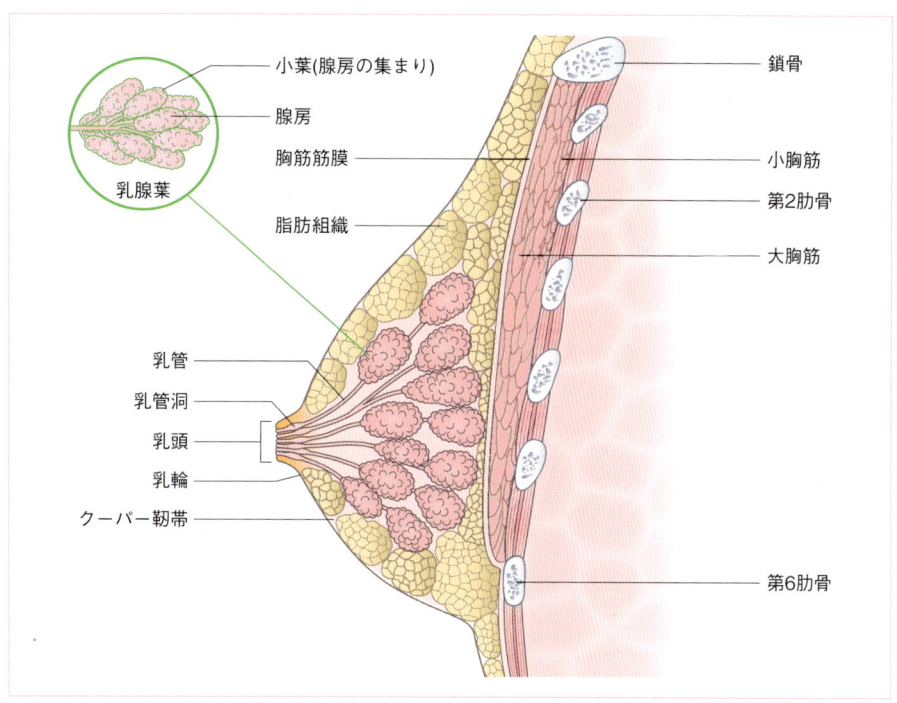

■ 図7-1　乳房の構造

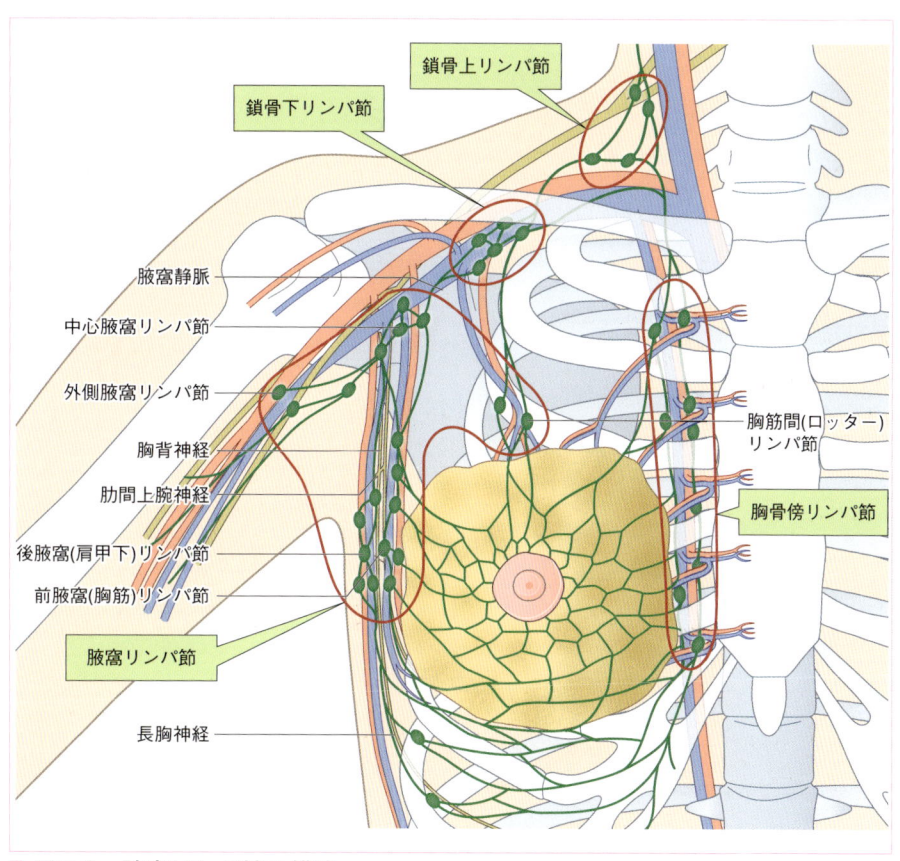

■ 図7-2　腋窩リンパ節の構造

2 乳房の機能
- エストロゲンとプロゲステロンのはたらきにより，妊娠中に乳腺は急速に発達し，出産後はプロラクチンのはたらきにより乳汁を産生する．また，性周期によっても乳房の形態は変化し，月経前に結節や痛みが生じることがある．

腋窩[1]

1 腋窩リンパ節の分布
- 腋窩には上肢や胸壁からのリンパ液が流れ込むリンパ節が集まっている（図7-2）．
- 前腋窩（胸筋）リンパ節には，前部胸壁と乳房の大部分のリンパ管からリンパ液が流入する．
- 後腋窩（肩甲下）リンパ節には，後部胸壁と腕の一部のリンパ管からリンパ液が流入する．
- 外側腋窩リンパ節には，上腕の大部分のリンパ管からリンパ液が流入する．
- 中心腋窩リンパ節には，上述のすべてのリンパ管からリンパ液が流入する．
- 中心腋窩リンパ節からのリンパ管は，鎖骨下リンパ節に流入する．

2 腋窩リンパ節の機能
- リンパ系の機能には，体液循環のコントロールと免疫系としてのはたらきがある．
- 免疫系の機能とは，異物や病原体が体内に侵入することを阻止し，体内で発生した不要物を回収することである．感染などの場合，リンパ中の病原体や腫瘍細胞がリンパ節でとらえられ処理されるが，数が多く増殖機能が高い場合はリンパ節が炎症を起こし腫脹する．
- 腋窩リンパ節腫脹の場合，感染，リンパ腫，乳がんなどの可能性がある．
- 乳がんのリンパ性転移の経路としては，大胸筋とその胸筋筋膜に沿って，前腋窩リンパ節から中心腋窩リンパ節への流れが一般的である．

問診

1 何を評価するために行うか
- 乳房における諸症状（発赤，腫脹，疼痛，陥没，腫瘤，分泌物など）から，乳がんや乳腺炎などの徴候の有無を判断する．
- 腋窩リンパ節や皮膚の状態から，感染やリンパ節転移の徴候の有無を判断する．

2 問診票

> - 乳房にしこりや腫れなどがありますか．いつごろからですか．
> - 乳頭から汁が出るなど，何か変化がありますか．
> - 腋の下にしこりや腫れなどがありますか．いつごろからですか．
> - 乳房に痛みはありますか．いつごろからですか．
> - 乳頭に痛みはありますか．いつごろからですか．
> - 腋の下に痛みはありますか．いつごろからですか．
> - 経口避妊薬を使用していますか．

> - 女性ホルモン薬を使用していますか．
> - 月経は何歳で始まりましたか．
> - お子さんはいらっしゃいますか．何歳で出産しましたか．
> - 閉経は何歳のときでしたか．
> - 閉経後に体重が増えましたか．
> - 乳房の治療を受けたことがありますか．
> - ご家族に乳がんの方はいらっしゃいますか．
> - 乳房の自己検診を行っていますか．

3 問診で得た情報を診査にどう結びつけるか

- 乳房および乳頭における発赤，腫脹，発疹，疼痛，圧痛，えくぼ症状，陥凹，腫瘤，潰瘍，分泌物，大きさや形の変化がある場合は，乳がんなどの可能性があるため診査時に留意する．
- 腋窩における発赤，腫脹，発疹，色素沈着，圧痛，陥凹，腫瘤などがある場合は，乳がんなどの可能性があるため診査時に留意する．
- 乳がんなどの手術歴，リンパ浮腫などの既往がある場合，触診の際にとくに注意する．
- 家族(母親，姉妹，娘，祖母)の乳がんの既往や，乳がんの危険因子(初経年齢：12歳以前，閉経年齢：55歳以上，初産年齢：30歳以上，閉経後の肥満，経口避妊薬・女性ホルモン薬の使用)があれば，念入りに診査する．
- 乳房の自己検診をしている場合，正しく行われているかどうか確認する．

身体診査

乳房 視診

1 部位と順序
- ①乳房の大きさ，対称性，②乳房の皮膚の状態，③乳頭部と乳輪の状態

2 診査方法
- 立位または坐位になるように説明する．
- 皮膚のえくぼ症状や陥凹の有無を確認するために，4種類の体位で左右の乳房の大きさ，対称性，皮膚の状態を観察する．腕を動かすことで支持組織が緊張して，皮膚のえくぼ症状や陥凹が強調されるため，**図7-3**の①〜④の体位で行う．

3 留意点
- 乳房の大きさや形は，正常でも非対称であることがあるため，非対称であれば異常とは必ずしもいえない．乳房の大きさや形の変化の有無を問診時に確認する．
- 皮膚については，発赤，腫脹，発疹，えくぼ症状，陥凹，潰瘍などの有無を観察する．
- 乳頭部と乳輪については，対称性，色調，発疹，陥没・陥凹，潰瘍，分泌物の有無を観察する．

①両腕を横に下ろした状態

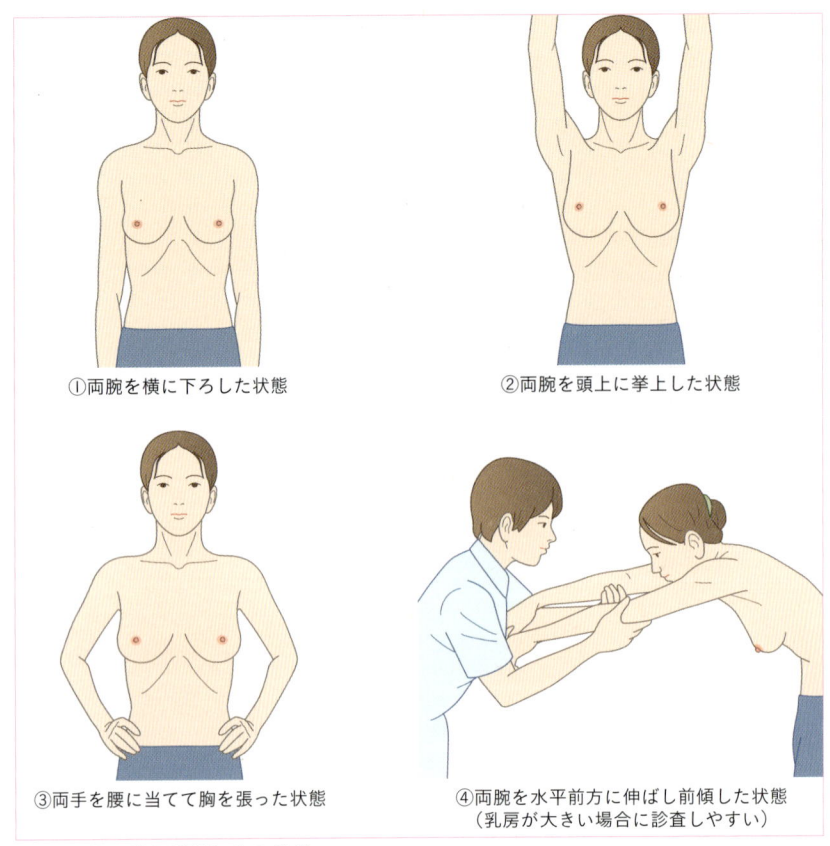

②両腕を頭上に挙上した状態

③両手を腰に当てて胸を張った状態

④両腕を水平前方に伸ばし前傾した状態
（乳房が大きい場合に診査しやすい）

■ 図7-3　乳房視診時の体位

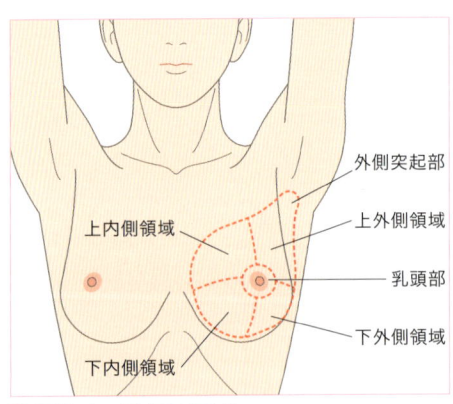

■ 図7-4　乳房の区分

- 乳房を4つに区分し（**図7-4**），乳頭部と併せて見落としのないように視診する．

4 身体診査所見

正常

- 乳房の大きさや形は左右対称，あるいはわずかな左右差がある．
- 皮膚に発赤，腫脹，発疹，えくぼ症状，陥凹，潰瘍などがない．
- 乳輪と乳頭の大きさや形は左右対称，あるいはわずかな左右差がある．
- 乳輪と乳頭に発疹，陥没・陥凹，潰瘍などがない．
- 妊娠後期から授乳期以外に，乳頭からの分泌物がない．

異常

- 乳房，乳輪，乳頭の大きさや形が左右対称ではない．
- 皮膚にえくぼ症状，陥凹，潰瘍がある（乳がんの可能性がある）．
- 皮膚に発赤，炎症性浮腫性変化（豚皮状・オレンジ皮状変化）がある（炎症性疾患や乳がんの可能性がある）．
- 皮膚に発赤，腫脹，疼痛の訴えなどがある（急性乳腺炎の可能性がある）．
- 乳頭に陥没あるいは陥凹がある（乳管拡張症，乳がんの可能性がある）．
- 妊娠後期から授乳期以外に乳頭からの分泌物がある（乳腺症，乳管内乳頭腫，乳がんの可能性がある）．
- 乳頭からの分泌物が漿液性，血性，暗赤色である（乳がんの可能性がある）．

乳房

触診

1 部位と順序
- ①乳房，②乳頭

2 診査方法
- 仰臥位になるように説明する．
- 肩の下にフェイスタオルを入れ，触診する側の手を頭の下に置いてもらう．
- 利き手の3指（示指，中指，薬指）の指腹で，らせん状または求心状に進み，乳房全体を触診する（図7-5）．
- 乳房については，熱感，疼痛，圧痛，腫瘤の有無を確認する．
- 腫瘤がある場合は，硬さ（弾性軟・弾性硬・硬），形状（整・不整），境界（明瞭・不明瞭），可動性（良好・不良），圧痛（無・有）の観察が重要であり，いずれも後者の所見が悪性を示唆する[1]．腫瘤の位置や大きさについても観察する．
- 母指と示指で乳頭を軽くつまむ（図7-6）．
- 乳頭については，分泌物の有無や性状を観察する．
- 反対側についても同様に実施する．

3 留意点[2]
- 肩の下にフェイスタオルを入れ，手を頭の下に置いてもらうことにより，胸筋

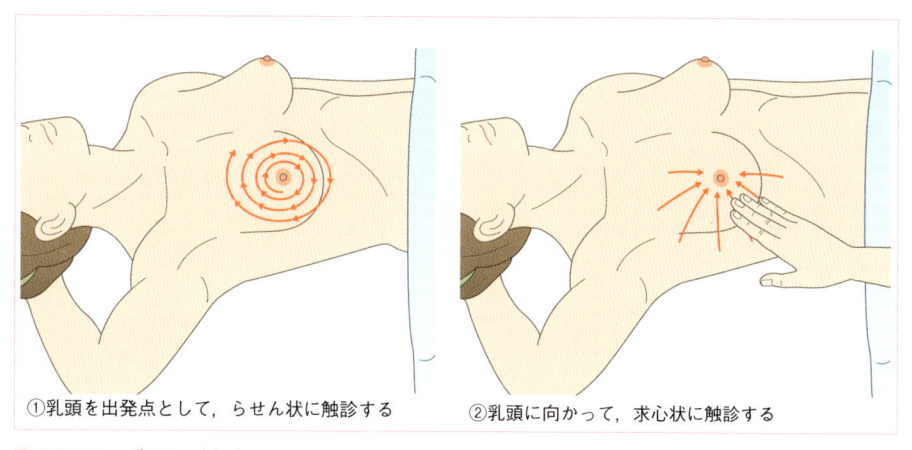

①乳頭を出発点として，らせん状に触診する　　②乳頭に向かって，求心状に触診する

■ 図7-5　乳房の触診

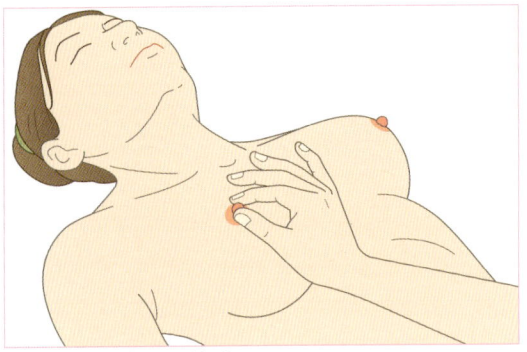

■ 図7-6　乳頭の触診

が伸展し，乳房が胸壁上で広がるため観察しやすくなる．
- 乳房，乳輪を十分に触診するために，らせん状または求心状に組織的に行う．つまり，利き手の3指の指腹でらせんを描くように，あるいは押さえた指を乳頭に向けてにずらして，ていねいかつ一様に触診する．
- 乳房に軽く接触するほうが，重く押しつけるよりも，より多くの情報を得ることができる．
- 乳がんの発生は，上外側領域に50％と最も多く，次いで上内側領域20％，下外側領域10％，下内側領域5％，乳頭部5％であり，複数領域での発生は10％である[2]．上外側領域は外側突起部を含めて十分に触診する．

4 身体診査所見

正常
- 乳房に熱感，疼痛，圧痛，腫瘤がない．
- 妊娠後期から授乳期以外に乳頭からの分泌物がない．

異常
- 乳房に熱感がある（炎症の可能性がある）．
- 乳房に疼痛，圧痛がある（痛みの有無だけで良性・悪性の判断はできない．また，月経前は痛みを伴うことがある）．
- 乳房に腫瘤がある．
  ・境界明瞭型腫瘤：線維腺腫，葉状腫瘍，嚢胞，粘液がんなどの可能性がある．
  ・境界不明瞭型腫瘤：乳がん，乳腺症，乳腺炎などの可能性がある．
- 妊娠後期から授乳期以外に乳頭からの分泌物がある（乳腺症，乳管内乳頭腫，乳がんの可能性がある）．
- 乳頭からの分泌物が漿液性，血性，暗赤色である（乳がんの可能性がある）．

腋窩

視診

1 部位
- 腋窩の皮膚の状態

2 診査方法
- 坐位になるように説明する．
- 上肢を片方ずつ挙上してもらい観察する．

3 留意点
- 皮膚の発赤，腫脹，発疹，色素沈着，浮腫，膨隆，陥凹の有無を観察する．

4 身体診査所見

正常
- 皮膚の発赤，腫脹，発疹，色素沈着，浮腫，膨隆，陥凹がない．

異常
- 皮膚の発赤，発疹がある(汗腺の感染の可能性がある)．
- 皮膚に暗く深みのある色素沈着がある(悪性腫瘍の可能性がある)．
- 皮膚の腫脹がある(感染，リンパ腫，乳がんなどの可能性がある)．

腋窩 触診

1 部位と順序
- ①中心腋窩リンパ節，②前腋窩(胸筋)リンパ節，③後腋窩(肩甲下)リンパ節，④外側腋窩リンパ節，⑤鎖骨上リンパ節，⑥鎖骨下リンパ節

2 診査方法 (図7-7)
- 坐位になるように説明する．
- 左側の腋窩の場合は患者の左腕を，右側の腋窩の場合は患者の右腕を，診査者の手で保持し，腕の筋群を弛緩させる．
- 右手の示・中・薬指の指先でリンパ節を触診する．
- 中心腋窩リンパ節：指先を腋窩の奥のいちばん高いところに深く挿入し，内側に向かって触診する．
- 前腋窩(胸筋)リンパ節：前腋窩線に沿って指先を肋骨に押しつけながら，胸筋下縁のうしろを触診する．
- 後腋窩(肩甲下)リンパ節：後腋窩線に沿って指先を深く入れて触診する．
- 外側腋窩リンパ節：上腕内側に沿って触診する．
- 鎖骨上リンパ節・鎖骨下リンパ節：頭を軽く前傾してもらい，指先を鎖骨の裏側に沿って奥に入れ，上方に滑り上げながら触診する．

3 留意点
- 利き手の3指の指先で円を描くように動かして触診する(図7-7)．
- リンパ節の生理的腫大および異常リンパ節の特徴を念頭において診査する(表7-1，2)．

4 身体診査所見

正常
- リンパ節を触知しない．
- リンパ節が触れる場合は，大きさ1cm以下，軟らかい，圧痛がない，連続性がない(リンパ節相互の癒着がない)，可動性がある(周囲組織に固定されていない)．

異常
- リンパ節は，1cm以上，硬い，圧痛がある，連続性がある(リンパ節相互の癒着がある)，可動性がない(周囲組織に固定されている)．
- リンパ節の大きさが1cm以上である(病的腫大と考える)．
- リンパ節の可動性がない(感染や悪性腫瘍の可能性がある)．

①中心腋窩リンパ節　　　　　　　　　②前腋窩(胸筋)リンパ節

③後腋窩(肩甲下)リンパ節　　　　　　④外側腋窩リンパ節

⑤鎖骨上リンパ節　　　　　　　　　　⑥鎖骨下リンパ節

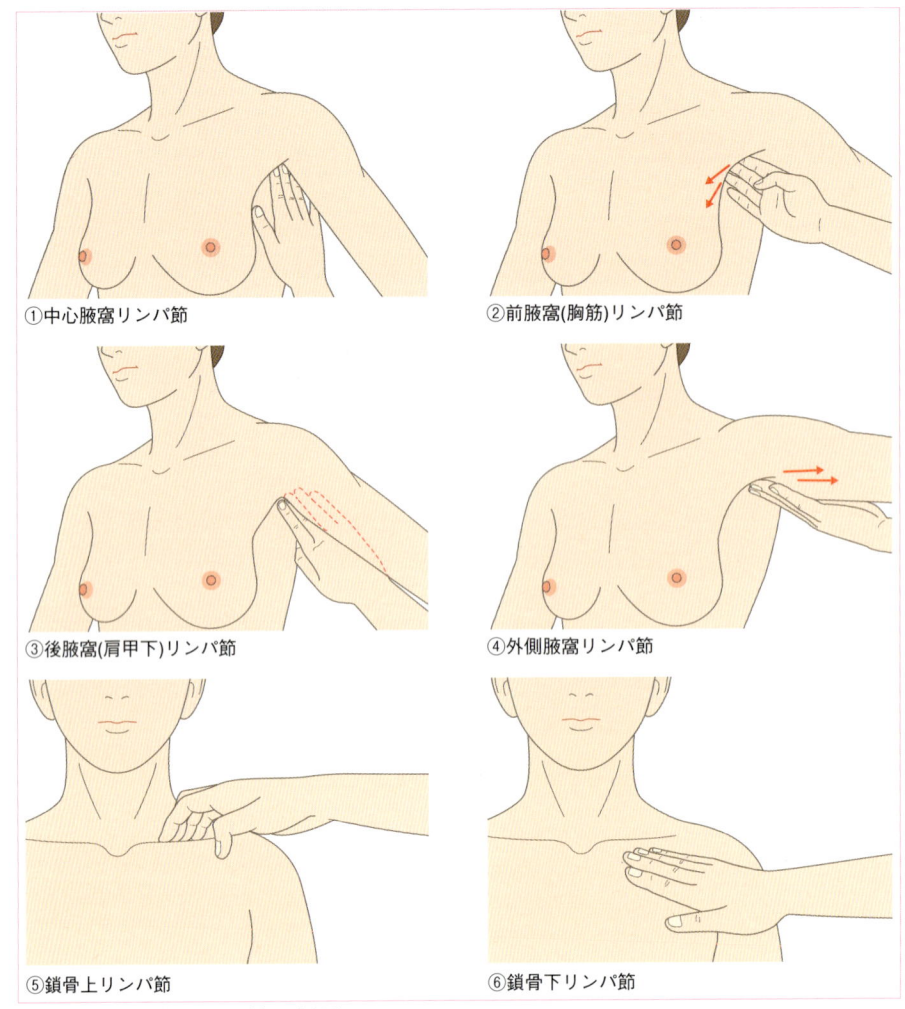

■ 図7-7　腋窩リンパ節の触診

■ 表7-1　リンパ節の生理的腫大

1. 大きさはエンドウマメ大からダイズ大，扁平
2. 表面の性状は平滑
3. かたさは軟らかい
4. 圧痛はない
5. 可動性に富む
6. リンパ節どうしの癒着はない

(黒川 清，柏木平八郎編[伴信太郎]：診察マニュアル
――身体所見のとり方．p.62, 南江堂，1996)

■ 表7-2　リンパ節のチェックポイント

L：Location　部位
M：Mobility　可動性
N：Nodular?　表面の性状
O：Relation to Other organs
　　表在皮膚との関係：発赤，熱感，浮腫，癒着
P：Pulsatility　拍動性
Q：Quality　硬さ
R：Relation to each other nodes
　　リンパ節相互の癒着の有無
S：Size & Shape　大きさと形
T：Tenderness　圧痛の有無

(黒川 清，柏木平八郎編[伴信太郎]：診察マニュアル
――身体所見のとり方．p.62, 南江堂，1996)

● リンパ節に圧痛がある(感染の可能性が高い)．
● リンパ節が硬く，可動性がなく，1cm以上である(悪性腫瘍の可能性がある)．

アセスメントをケアに活かす

身体診査の結果

D氏，40歳，女性．1か月前に左乳房にしこりがあることに気づいたが，受診することを迷っていた．知人から，しこりがあるのなら念のため受診したほうがよいと勧められ，受診を決断した．

乳房・腋窩（腋窩リンパ節）

乳房
- 左右差　[⊖＋(右・左)]
- 陥没　　[⊖＋(右・左)]
- 発疹　　[⊖＋(右・左)]
- 発赤　　[⊖＋(右・左)]
- 腫脹　　[⊖＋(右・左)]
- 潰瘍　　[⊖＋(右・左)]
- 腫瘤　　[－⊕(右・⊖)]
  ・上外側領域，乳頭から3cm
  ・腫瘤径2.2cm
  ・硬く，形状不整，境界不明瞭，可動性不良，圧痛ない
- 疼痛　　[⊖＋(右・左)]

乳頭・乳輪
- 左右差　[⊖＋(右・左)]
- 陥没　　[⊖＋(右・左)]
- 潰瘍　　[⊖＋(右・左)]
- 分泌物　[⊖＋(右・左)]

腋窩
- 視診：発赤 [⊖＋(右・左)]，腫脹 [⊖＋(右・左)]
- 腋窩リンパ節腫脹 [⊖＋]
  中心腋窩(右・左)・前腋窩(右・左)
  後腋窩(右・左)・外側腋窩(右・左)
- リンパ節の性状（可動性・表面・硬さ・圧痛・大きさ・癒着）：
  ・左右の前腋窩リンパ節，後腋窩リンパ節，外側腋窩リンパ節，鎖骨上リンパ節・鎖骨下リンパ節の触知なし，圧痛なし
  ・左右の中心腋窩リンパ節の触知あり．大きさ1cm未満で，軟らかく，圧痛なし，連続性なし，可動性あり

結果に基づくアセスメント

　左乳房の上外側領域に腫瘤があり，精密検査が必要である．腫瘤の所見（硬く，形状は不整，境界不明瞭，可動性不良，圧痛なし）から悪性腫瘍の可能性がある．
　右乳房，左右の腋窩リンパ節，鎖骨上リンパ節，鎖骨下リンパ節は正常所見である．

ケアへの示唆

- 左乳房に腫瘤があること，視診や触診により良性腫瘍か悪性腫瘍かを判断するのは難しいことを伝え，精密検査の必要性を説明する．
- 乳房の腫瘤を患者自身が発見することや，家族から指摘されることは患者に衝撃を与えるため，患者への対応には細心の注意が必要である．

関連するアセスメント

- 女性にとって乳房の疾患は心理的に大きい負担となるため，メンタル部分のアセスメントを同時に行っていく．

第8章 心臓・血管のフィジカルアセスメント

学習目標
1. 心臓のポンプ機能，末梢の循環について説明できる．
2. 心臓・血管について身体診査を実施できる．
3. 得られた所見について，正常と正常からの逸脱（異常）を区別することができる．

身体診査時の注意事項
1. 診査のために前胸部を露出することを説明し，了解を得る．
2. 視診→触診→聴診の順に行う．
3. 聴診を行う際は静かな環境をつくる．
4. 体動で心拍数が変化してしまうため，安静にしてもらうよう説明する．
5. 寒冷刺激とならないように指先や聴診器の温度，室温に配慮する．

必要物品
1. 膜型とベル型の機能のある聴診器
2. 定規（竹定規のように端に余白がなく皮膚に触れても刺激の少ないものが望ましい）
3. ペンライト
4. バスタオル
5. アルコール綿

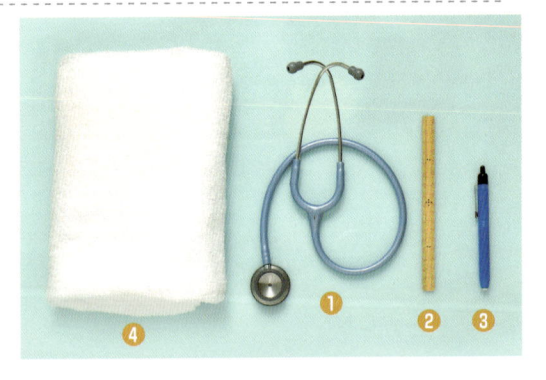

心臓・血管の構造と機能

心臓

1 心臓の構造と機能
- 心臓の大きさは握り拳大で，重量は成人で約250〜300gである．

- 胸骨と第2～6肋骨の背面，両肺の中間のやや左寄りに位置し，心尖部は左前下方を向いている（**図8-1**）．
- 心臓内には血液の逆流を防ぐために4つの弁がある．弁に心筋はなく，血流による受動的な動きをする．
- 体内循環から戻った血液は上大静脈・下大静脈から右心房，三尖弁を通って右心室に入り，肺動脈弁を通って肺に送られる（**図8-2**）．
- 肺でガス交換が行われた血液は左心房，僧帽弁を通って左心室に入り，大動脈弁を通って全身に送られる．
- 心臓はポンプ機能をもち，心室の収縮（収縮期）と弛緩（拡張期）を繰り返している（心周期，**図8-3**）．心音は収縮期の開始や終了に一致し，弁の閉鎖に関連して発生する．

血管

1 血管の構造と機能

①頸静脈

- 頸静脈拍動は頸静脈圧を反映し，とくに右内頸静脈は右心房とほぼ直線的に連なっているため，右心系の機能が推測できる．
- 胸骨角は解剖学的に体位にかかわりなく右心房の中心から垂直距離で5cmの高さにある．よって胸骨角から頸静脈波の上縁までの距離に5を加えると頸静脈圧（cmH_2O）となる（**図8-4**）．
- 頸静脈の波形は3つの陽性波（a，c，v波）と2つの下行脚（x，y波）があり（**図8-5**），外方運動である頸動脈の波動と比較すると，頸静脈は内方への運動である．

②頸動脈

- 総頸動脈は下顎角あたりで内頸動脈と外頸動脈に分岐する．
- 内頸動脈は大脳の大部分を，外頸動脈は顔面の筋肉，頭蓋骨外の頭部組織，頭蓋内の硬膜を灌流する血管系である．

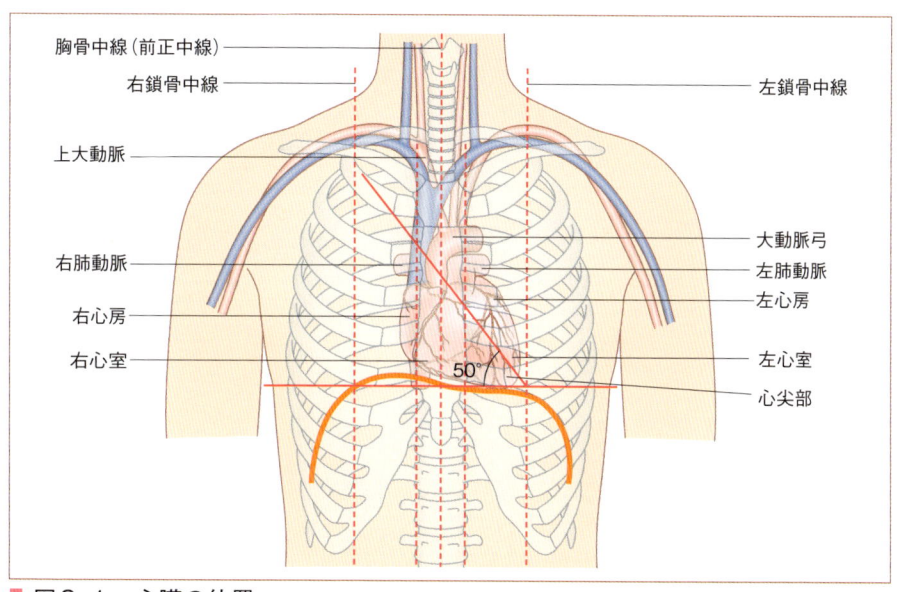

図8-1　心臓の位置

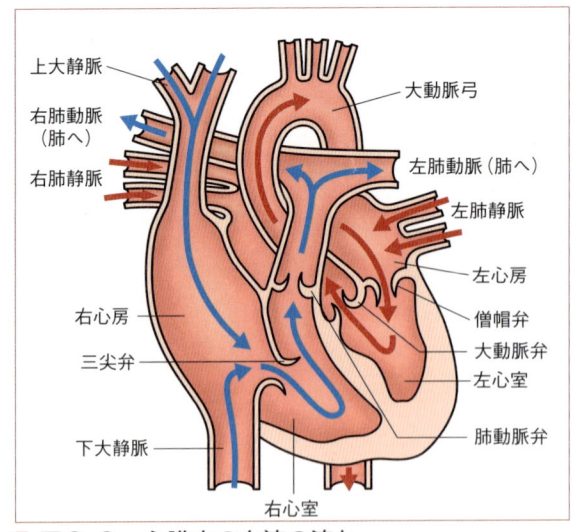

■図8-2 心臓内の血液の流れ

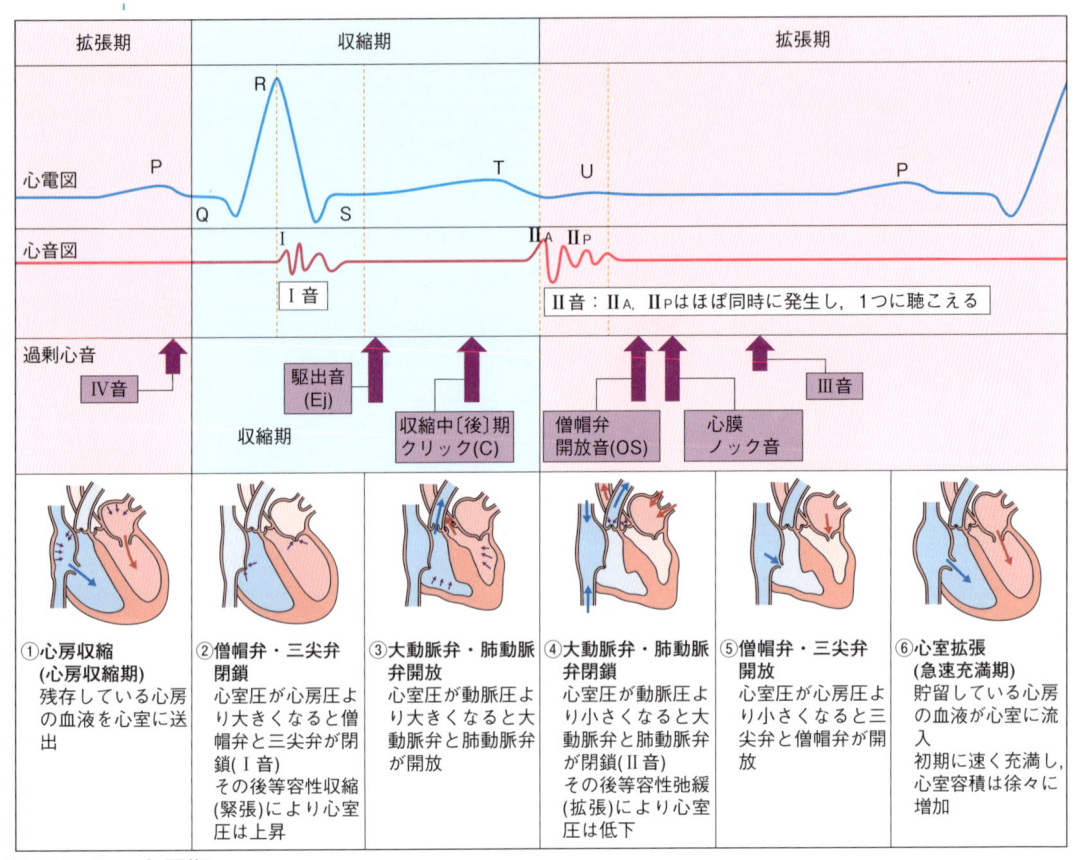

■図8-3 心周期

③四肢の血管

- 心臓から送り出された血液は大動脈から次々と枝分かれして細くなる動脈の中を流れ，細動脈に達して組織に酸素と栄養を運搬する．
- 毛細血管壁を通して血液と細胞間で交換が行われ，その後血液は細静脈に戻り，次第に太くなる静脈を通って大静脈から心臓へ戻る．

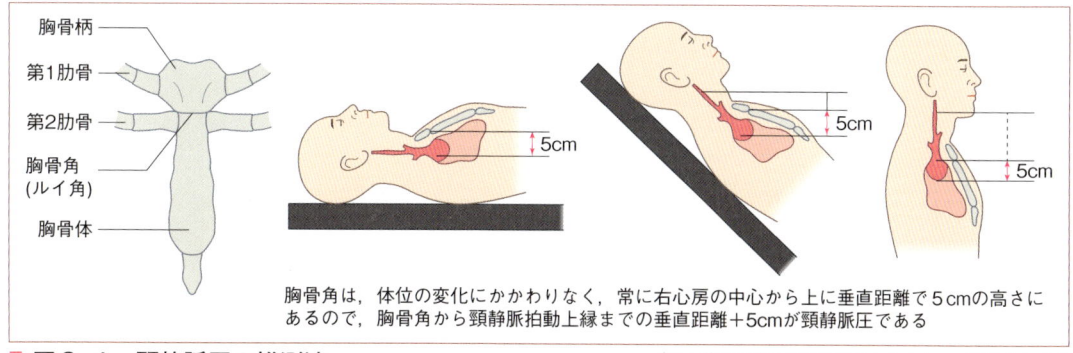

■図8-4　頸静脈圧の推測法

胸骨角は，体位の変化にかかわりなく，常に右心房の中心から上に垂直距離で5cmの高さにあるので，胸骨角から頸静脈拍動上縁までの垂直距離＋5cmが頸静脈圧である

（川上義和編著：身体所見のとりかた——理論をふまえて進める効果的な診察法．第2版，p.91，文光堂，2004）

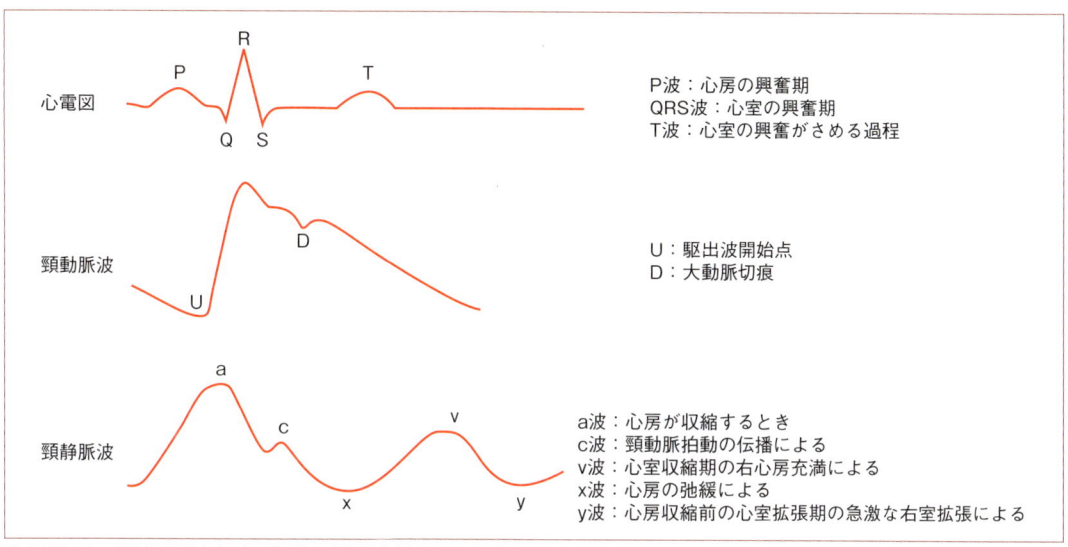

心電図
P波：心房の興奮期
QRS波：心室の興奮期
T波：心室の興奮がさめる過程

頸動脈波
U：駆出波開始点
D：大動脈切痕

頸静脈波
a波：心房が収縮するとき
c波：頸動脈拍動の伝播による
v波：心室収縮期の右心房充満による
x波：心房の弛緩による
y波：心房収縮前の心室拡張期の急激な右室拡張による

■図8-5　頸静脈波と心電図・頸動脈波との関連

問診

1 何を評価するために行うか

- 心機能の障害の有無
- 血管の障害の有無（閉塞，狭窄）
- 心機能障害を促進する要因の有無
- 動脈硬化の危険因子の有無：高血圧，脂質代謝異常，動脈硬化，運動不足，ストレス，飲酒，喫煙など

2 問診票

- いままでに心臓の病気で治療を受けたことがありますか．それは，どのような治療でしたか．いま，何か心臓の薬を飲んでいますか．
- 高血圧がありますか．あれば，何か治療を受けていますか．
- 脂質代謝異常がありますか．あれば，何か治療を受けていますか．
- 糖尿病がありますか．あれば，何か治療を受けていますか．

第8章　心臓・血管

- ご家族に糖尿病の方はいらっしゃいますか.
- いままでに,胸の痛みを感じたことはありますか.それはどのような痛みでしたか.これまでに,何回くらい経験しましたか.
- いままでに,胸が苦しくなる経験がありますか.それは,どのようなときでしたか.どのくらい続きましたか.
- 息切れや,息苦しさはありますか.それはいつごろからですか.
- ここ2〜3日で急に体重が増えましたか.
- 足にむくみはありますか.あれば,いつごろ気づきましたか.
- 尿の量が減ったと感じますか.それはいつごろからですか.
- 足先の温度が左右で違っていたり,傷が治りにくかったり,しびれや痛みを感じることがありますか.
- タバコを吸いますか.お酒は飲みますか.どの程度ですか.
- 定期的に運動をしていますか.どのくらいの時間,何をしていますか.
- 毎日,疲れは残りませんか.休息は十分とれていますか.

3 問診で得た情報を診査にどう結びつけるか
- 閉塞性肺疾患の既往や肥満があると心尖拍動がみえにくかったり,触れにくかったりする.また,心音が聴取しにくいこともある.よって,体位を工夫する(左半側臥位や坐位での前傾姿勢).
- 動脈硬化の危険因子を確認し,あるならば動脈の触知,血管雑音の聴診,振動の触診を注意深く行う(喫煙,運動不足,肥満,不規則な生活,ストレス).
- 呼吸困難,倦怠感,体重増加,咳嗽などがあれば,心不全も考えられるので,心臓,四肢の循環の診査を注意深く実施する.

身体診査

頸動脈 触診 聴診

1 部位
- 左右の頸動脈の触診・聴診

2 診査方法(図8-6)
- 左右の頸動脈を甲状腺の高さ,胸鎖乳突筋の内側で触診し,振動の有無や強さ,左右差をみる.
- 触診したまま心音の聴診で頸動脈拍動(触診)と心拍(聴診)とのタイミングをみる.
- 左右の頸動脈と頸動脈分岐部を聴診し,血管雑音の有無をみる.

3 留意点
- 呼吸音で血管音がわかりにくいことがあるため,息止めを指示すると聴診しやすい.
- 息止めを指示しているあいだは診査者も息止めをしていると,息止め解除の声かけをタイミングよく行える.

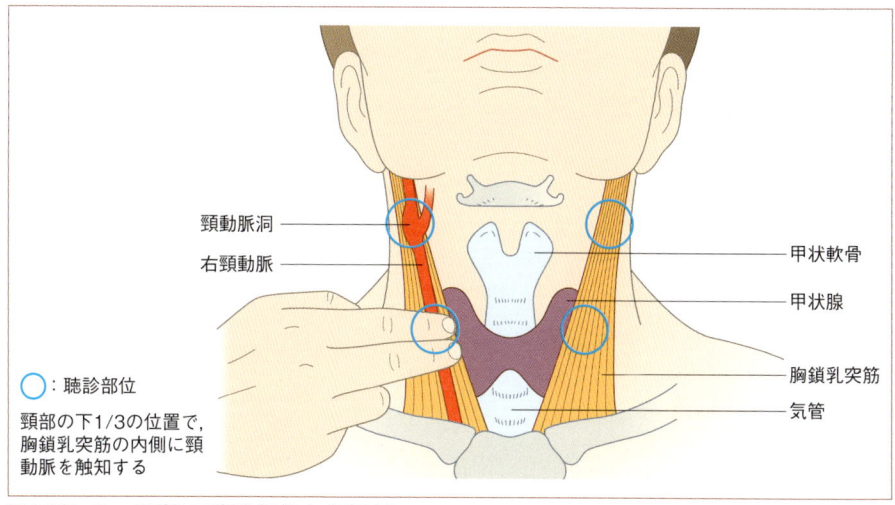

図8-6 頸部の聴診部位と触診法

- 頸動脈洞
- 右頸動脈
- 甲状軟骨
- 甲状腺
- 胸鎖乳突筋
- 気管
- ○：聴診部位

頸部の下1/3の位置で，胸鎖乳突筋の内側に頸動脈を触知する

4 身体診査所見

[正常]
- 左右差なし，心拍にほぼ一致して拍動を触れる，血管性雑音を聴取しない．

[異常]
- 左右差あり，心拍との不一致：拡張期の短縮や弱い収縮
- 血管性雑音の聴取：頸動脈の狭窄，弁疾患

四肢の血流 　触診

1 部位
- 橈骨動脈，上腕動脈，大腿動脈，膝窩動脈，後脛骨動脈，足背動脈の触診
- 下腿の指圧痕の程度

2 診査方法
- 動脈拍動の左右差，性状（脈の立ち上がり，脈の形，脈の大きさ，強さ，持続，リズム，血管の弾力性や緊張度）を触診する（**図8-7**）．
- 四肢の皮膚の色調，温度差をみる．
- 下腿の指圧痕をみる（**図8-8**）．

3 留意点
- 四肢の動脈の診査では，膝窩動脈以外は左右同時に行うと比較しやすい．
- 大腿動脈の触診時は，バスタオルなどを使用する．

4 身体診査所見

[正常]
- 皮膚の色，皮膚温に左右差なし，脈拍は左右差がなく，適度の弾力性と緊張のある脈拍が触知される．
- 下腿の指圧痕はごく軽いくぼみができる程度で，圧痕はすぐに回復する．

[異常]
- 触知困難（動脈の狭窄，ショック，心拍出量の低下の疑い）
- 皮膚の色，皮膚温，脈拍の触知に左右差あり（血行障害のおそれ）．

図8-7 動脈の触診法

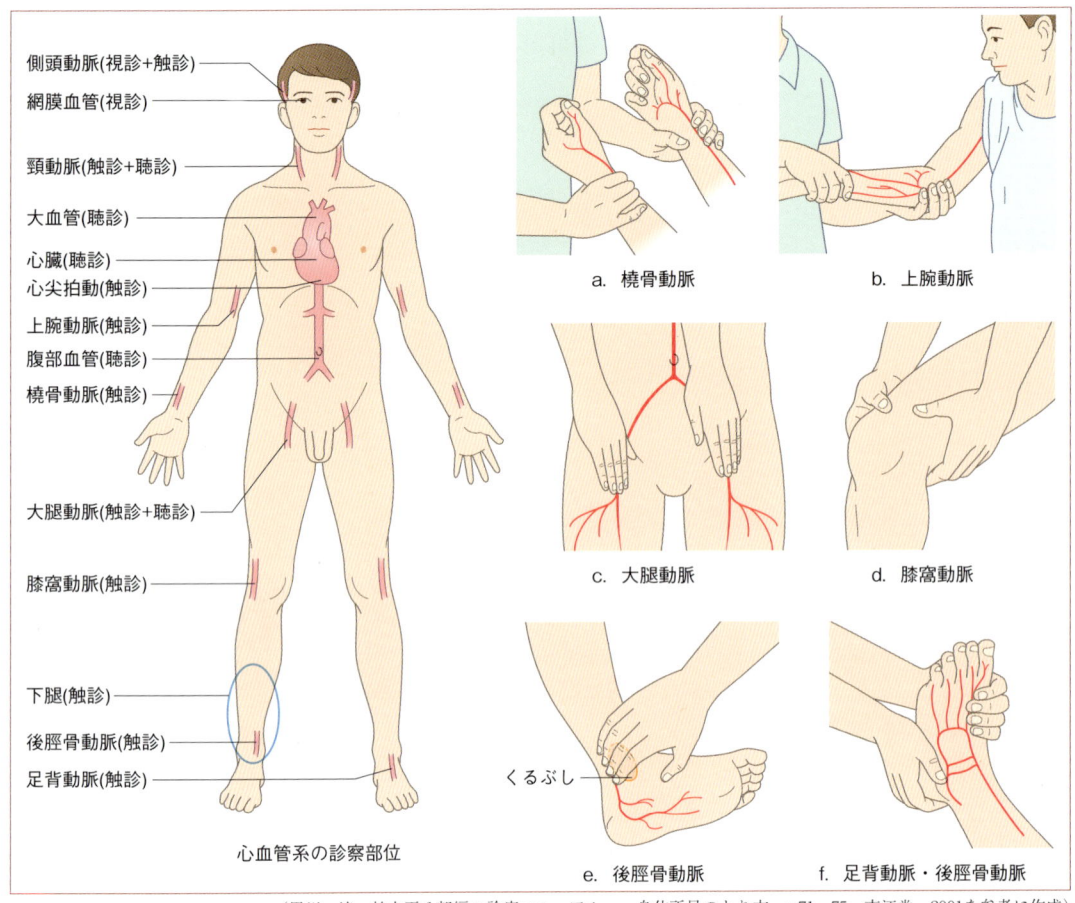

心血管系の診察部位:
- 側頭動脈(視診+触診)
- 網膜血管(視診)
- 頸動脈(触診+聴診)
- 大血管(聴診)
- 心臓(聴診)
- 心尖拍動(触診)
- 上腕動脈(触診)
- 腹部血管(聴診)
- 橈骨動脈(触診)
- 大腿動脈(触診+聴診)
- 膝窩動脈(触診)
- 下腿(触診)
- 後脛骨動脈(触診)
- 足背動脈(触診)

a. 橈骨動脈
b. 上腕動脈
c. 大腿動脈
d. 膝窩動脈
e. 後脛骨動脈(くるぶし)
f. 足背動脈・後脛骨動脈

(黒川 清,柏木平八郎編:診療マニュアル——身体所見のとり方.p.71,75,南江堂,2001を参考に作成)

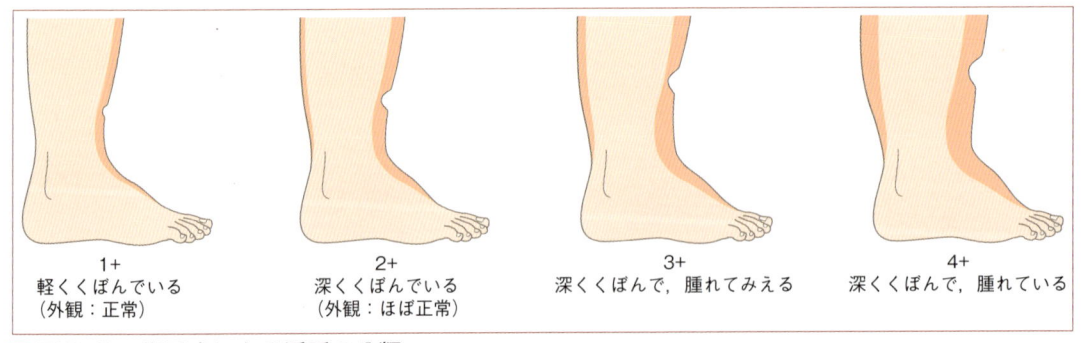

図8-8 指圧痕による浮腫の分類

- 1+ 軽くくぼんでいる(外観:正常)
- 2+ 深くくぼんでいる(外観:ほぼ正常)
- 3+ 深くくぼんで,腫れてみえる
- 4+ 深くくぼんで,腫れている

● 下腿の浮腫あり.

頸静脈 視診

1 部位
● 外頸静脈・内頸静脈の視診と頸静脈圧の測定

2 診査方法
● 仰臥位で行う.

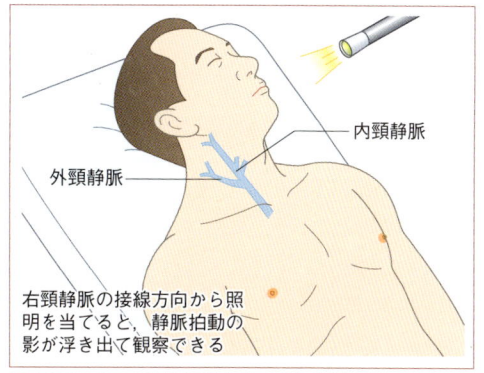

■ 図8-9　頸静脈拍動の診査法

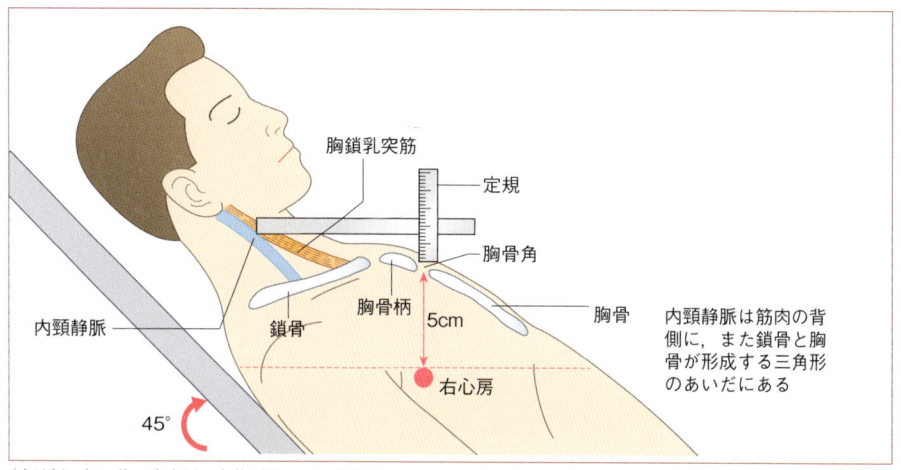

■ 図8-10　頸静脈圧測定方法

（宮城征四郎，徳田安春編：身体所見からの臨床診断——疾患を絞り込む・見抜く！．p.62，羊土社，2009を参考に作成）

- ペンライトで陰影をつけるよう頸部に対して接線方向で光を当て，頸静脈の拍動を確認する（**図8-9**）．
- 次にベッドを45°挙上し，胸骨角から垂直で右内頸静脈拍動の最高点（頸静脈波の上縁）の高さを測定する（**図8-10**）．測定距離に5を加えると，頸静脈圧（cmH_2O）となる（**図8-4**参照）．
- 坐位で外頸静脈の怒張の有無を視診する．

3 留意点

- 静脈圧を測定するときは，右内頸静脈を視診する．
- 見えにくい場合，頸部の皮膚の緊張をとるように枕の高さを調節したり，左を向いてもらったりすると，視診しやすくなる．

①頸動脈と見分けるためには

- 頸静脈の波形を理解するためには左側の頸動脈の拍動の触診か，心音の聴診を同時に行う．
- 静脈は3つの陽性波（a，c，v波）と2つの下行脚（x，y波）があることを理解する．
- 頸動脈波は外方運動で，頸静脈波は内方運動を示す．

4 身体診査所見

正常
- 仰臥位では内頸静脈波を認めるが，坐位では内頸静脈波を認めない．
- 右内頸静脈波の最高点は，45°半起坐位で胸骨角から上方4cm以下，頸静脈圧は9cmH$_2$O以下

異常
- 坐位で頸静脈の拍動や怒張がみえる．
- 右内頸静脈拍動は45°半起坐位で胸骨角から上方4.5cm以上，頸静脈圧9cmH$_2$O以上：中心静脈圧の上昇が疑われる（うっ血性心不全，心タンポナーデ，三尖弁閉鎖不全など）．
- 仰臥位でも頸静脈波がみえない（脱水や出血などで全身の循環血液量が減少し，静脈圧が低下している可能性あり）．

心臓

心尖拍動

1 部位
- 前胸部の視診

2 診査方法
- 仰臥位または坐位で行う．
- ペンライトで陰影をつけるよう前胸部に対して接線方向で光を当て，最大拍動点をさがす．
- 左鎖骨中線上の第4～6肋間にそれぞれ示・中・薬指を置き，指腹部に触れる心尖拍動の部位，広さ，リズム，強さなどをチェックする[1]（図8-11）．
- 部位は肋間・鎖骨・胸骨を用いて位置を特定する（図8-1参照）．

3 留意点
- 左側臥位になると心尖部が前胸壁に近づくので診査しやすいが，重力のため多少，左方に偏倚する．

4 身体診査所見

正常
- 左第4ないし第5肋間，鎖骨中線のやや内側に心尖拍動がある．
- 心尖拍動の直径は2～3cmの範囲内，収縮期の前1/3程度の持続時間，軽く叩くような感じに触知される[2]．

異常[3]
- 心尖拍動の位置の移動（心臓の拡大，胸水貯留，縦隔腫瘍）
- 直径・振幅・範囲の拡大（左心室の拡大，肥大）
- 心尖拍動が触知できない（肥満，慢性閉塞性疾患，骨格筋の発達している者など）．
- 心尖拍動が微弱で心拍ごとに強さが異なる（心不全状態を示すことが多い）．
- 心尖拍動が強くなる（発熱，不安，貧血，甲状腺機能亢進症）．

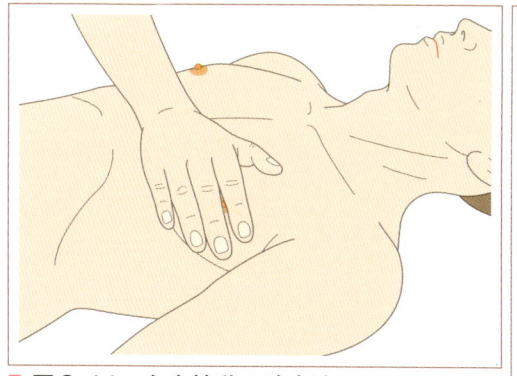

▌図8-11　心尖拍動の診査法

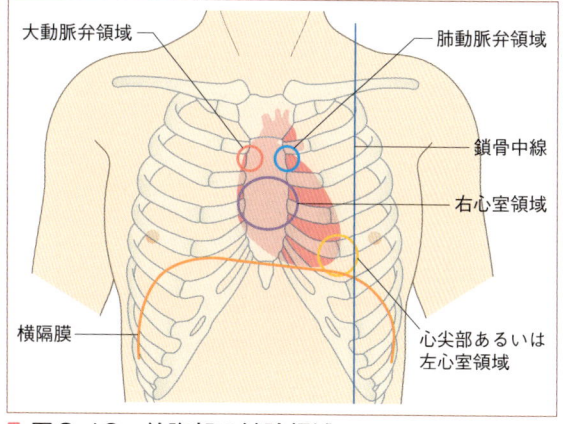

▌図8-12　前胸部の触診領域

心臓　振動

1 部位
- 第2肋間胸骨右縁(大動脈弁領域)，第2肋間胸骨左縁(肺動脈弁領域)，第4肋間胸骨左縁(右心室[三尖弁]領域)，第5肋間鎖骨中線(心尖部[僧帽弁]領域)の触診(図8-12)

2 診査方法
- 手掌の指関節基部を用いて触診する(図8-13).

3 留意点
- 振動(thrill：スリル)が確認される場合は，大きな雑音が生じる原因があることを意味する.

4 身体診査所見

正常
- 振動は触れない.

異常
- 大動脈弁領域で触知(高血圧，大動脈弁狭窄，大動脈瘤など)
- 肺動脈弁領域で触知(肺動脈圧の亢進あるいは血流増加，僧帽弁狭窄，心室中隔欠損など)
- 右心室領域で触知(右心室肥大，僧帽弁狭窄，大動脈弁狭窄，肺塞栓など)
- 左心室領域で触知(前述「心尖拍動」を参照)

心臓　心音

1 部位
- 第2肋間胸骨右縁，第2肋間胸骨左縁，第3肋間胸骨左縁，第4肋間胸骨左縁，第5肋間鎖骨中線の聴診(図8-14)

2 診査方法
- 高音部分が聴取しやすい膜型と，低音部分が聴取しやすいベル型の両方で聴診する.
- Ⅰ音とⅡ音を聴き分ける.

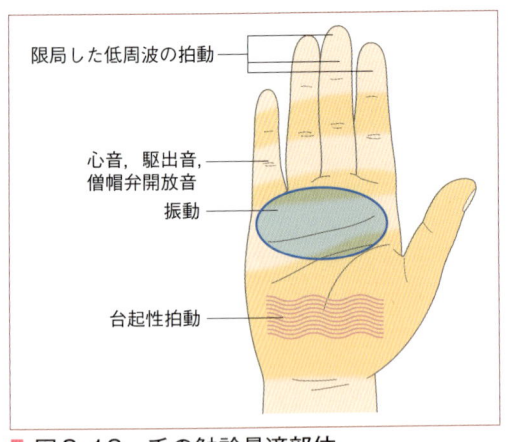

図8-13　手の触診最適部位

図8-14　心音の聴診部位

- 心音のリズムが一定か判断する．
- Ⅰ音とⅡ音の強弱を各聴診部位で聴取する．
- 心基部でⅡ音の分裂の有無と呼吸との関連を聴く．
- Ⅲ・Ⅳ音が聴こえるかどうか確認する．
- 心雑音が聴こえるかどうか確認する（ある場合は収縮期か拡張期か）．

3 留意点

- Ⅰ音・Ⅱ音の聴診には膜型が適していて，Ⅲ・Ⅳ音，心雑音の聴診にはベル型が適している．
- 心臓の拡大や肥大など，心臓の変位によって聴診部位の位置は変動する．
- 各弁領域は，その弁の音が聴診させるとは限らず，病態で聴診部位が異なったり，他の弁の音が重なったりする．

4 身体診査所見

正常

- 僧帽弁領域，三尖弁領域では，Ⅰ音がⅡ音より大きく聴取される．
- 第3肋間胸骨左縁では，Ⅰ音とⅡ音はほぼ同じ大きさに聴取される．
- 肺動脈弁領域，大動脈弁領域では，Ⅱ音がⅠ音より大きく聴取される．またⅡ音の分裂は吸気時のみに聴取される．
- 病的なⅢ音・Ⅳ音は聴取されない．
- 心拍出量の良好な若年健常者では生理的Ⅲ音が聴取される．
- 心雑音は聴取されない

異常 [4, 5]

- Ⅰ音の減弱：僧帽弁の閉鎖不全，左心室収縮力の減弱
- Ⅰ音の増強：僧帽弁狭窄，左心室収縮力の増強
- Ⅱ音の増強：動脈圧と心室圧の差が大きい，弁を介しての逆流が多い（高血圧，大動脈弁閉鎖不全，肺動脈弁閉鎖不全）．
- Ⅱ音の減弱：弁の肥厚や硬化で可動性が悪い（低血圧，大動脈弁狭窄，肺動脈弁狭窄）．
- Ⅱ音の呼気時分裂：大動脈弁の閉鎖が早期に起こる（僧帽弁閉鎖不全など），肺動脈弁閉鎖遅延（右脚ブロック，肺高血圧症など）

- 病的なⅢ音：心室壁の伸展性の低下（急性心筋梗塞，拡張型心筋症，うっ血性心不全），僧帽弁を通過する血液量の増加（動脈管開存，僧帽弁閉鎖不全など）
- Ⅳ音：重症化した左心室拡大や心肥大で心房収縮による圧変化で心室壁が伸展できない左心室圧変化（うっ血性心不全，高血圧，大動脈弁狭窄）
- 雑音：弁や血管の狭窄，心房・心室中隔の欠損

アセスメントをケアに活かす

身体診査の結果

E氏，68歳，女性．呼吸困難で入院した心不全の患者である．既往歴に心筋梗塞がある．

頸部

頸静脈怒張（⊖ ＋）	頸動脈の聴診
内頸静脈の波動の高さ：5cm	雑音［⊖ ＋（右・左）］

心臓・血管

心尖拍動点	振動	心音	過剰心音
位置：鎖骨中線より左方へ偏倚	第2肋間胸骨左縁（⊖ ＋）	リズム：不規則	Ⅲ音 （－ ⊕： ）
範囲：直径3cm程度	第2肋間胸骨右縁（⊖ ＋）	心尖部［Ⅰ音⊗＝＜Ⅱ音］	Ⅳ音 （⊖ ＋： ）
振幅：変調なし，拡大なし	第4肋間胸骨左縁（⊖ ＋）	心基部［Ⅰ音＞＝⊗Ⅱ音］	心雑音（⊖ ＋： ）
	第5肋間鎖骨中線（⊖ ＋）	分裂 ［⊖ ＋（Ⅰ音・Ⅱ音）（吸気・呼気）］	

頸動脈：触知［⊕ －（右・左）］，左右差（⊖ ＋： ），弾力（⊕ －）	皮膚温 左右差（⊖ ＋： ）	浮腫（－ ⊕） 部位：下腿・足背（左右とも） 圧痕：6mm程度，深いくぼみ，腫れてみえ，40秒以上圧痕が残る
橈骨動脈：触知［⊕ －（右・左）］，左右差（⊖ ＋： ），弾力（⊕ －）		
上腕動脈：触知［⊕ －（右・左）］，左右差（⊖ ＋： ），弾力（⊕ －）		
大腿動脈：触知［⊕ －（右・左）］，左右差（⊖ ＋： ），弾力（⊕ －）		
膝窩動脈：触知［⊕ －（右・左）］，左右差（⊖ ＋： ），弾力（⊕ －）		
後脛動脈：触知［⊕ －（右・左）］，左右差（⊖ ＋： ），弾力（⊕ －）		
足背動脈：触知［⊕ －（右・左）］，左右差（⊖ ＋： ），弾力（⊕ －）		

結果に基づくアセスメント

心不全による心臓のポンプ機能の低下から，心音では過剰心音のⅢ音が聴取され，下肢に浮腫がある．心尖拍動の最大拍動点が鎖骨中線より左方に偏倚しており，心拡大が予想できる．頸静脈圧は$10cmH_2O$と推測でき，右心不全の状態にあることが推測できる．

ケアへの示唆

- 体位によっては呼吸困難を増長させることもあるため，坐位など本人の楽な体位を調整する．
- 身体を動かすときは無理に行わず，心機能の回復に応じた活動ができるように，活動前後のバイタルサインを測定し，活動量を判断する．

関連するアセスメント

- 呼吸のフィジカルアセスメントを行う．

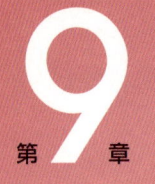

第9章 胸部(呼吸器系)のフィジカルアセスメント

学習目標
1. 正常な呼吸器系の解剖学的構造(胸郭,肺,気管・気管支,呼吸筋)を説明できる.
2. 正常な呼吸器系の機能(換気,ガス交換,気道の清浄化など)を説明できる.
3. 呼吸器系の問診,視診,触診,打診,聴診の方法を理解し,身体診査を実施できる.
4. 得られた所見について,正常と正常からの逸脱(異常)を区別することができる.

身体診査時の注意事項
1. プライバシーを十分に保つことができる場所で,バスタオルなどで身体を覆い,露出は最小限にする.
2. 裸体でも不快がないように室温調節し,バスタオルなどを使用し保温に留意する.
3. 視診を正確にできる十分な明るさと,聴診を正確にできる静かな環境で診査する.
4. 背面のアセスメントは坐位で行い,坐位になることができない患者の場合は側臥位で行う.前胸部のアセスメントは坐位または仰臥位で行う.
5. 背部の視診→触診→打診→聴診と進め,前胸部の視診→触診→打診→聴診を行う.
6. 背部の診査は,肩甲骨間が外側に移動し広範囲に診査できるように,腕を胸の前で組み,手を対側の肩に置くようにし,少し前かがみになるように指示する.
7. 女性に打診,聴診を行う際は,坐位より仰臥位のほうが乳房が邪魔になりにくい.坐位で行う場合は,乳房を患者に持ち上げてもらうとよい.
8. 口を開けてゆっくり,深く,静かに呼吸をさせる.
9. 聴診は,衣服や包帯の上からではなく,直接皮膚と聴診器を密着させ,その圧はチェストピースを離したときに,うっすら痕が残る程度にする.

必要物品
1. 聴診器
2. 定規
3. 水性ペン
4. ストップウォッチまたは秒針付きの時計
5. バスタオル
6. アルコール綿

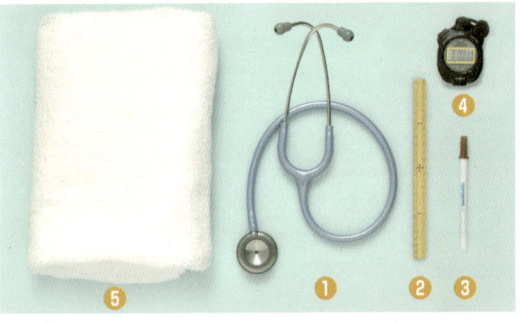

胸郭, 肺, 気管・気管支, 呼吸筋の構造と機能

胸郭

1 胸郭の構造

- 胸郭は, 胸骨, 肋軟骨, 第1～12肋骨, 第1～12胸椎で構成される篭状骨格である(図9-1).
- 胸骨は, 胸骨柄, 胸骨角(ルイ角), 胸骨体, 剣状突起からなる.
- 胸骨柄は鎖骨と接合している. 胸骨角は, 胸骨柄と胸骨体の接合部で, 左右に第2肋骨が接合している. その下のくぼみが第2肋間である. 肋間はその上方の肋骨に応じて番号がつけられる.
- 胸骨角は, 肋骨および肋間を査定する際の目印となる. また, 解剖学的目印として基準線がある(図9-2).
- 第1～7肋骨の肋軟骨は胸骨に接合し, 第8～10肋骨の肋軟骨は融合により肋骨弓となって胸骨と連結する.
- 第11, 12肋骨は浮遊肋骨といわれ, 第11肋骨の先端は側面で, 第12肋骨の先端は背部で触知できる. 第11肋骨は側面および背面での肋骨や肋間を査定する際の目印となる.
- 頸部を前屈させた際に最も突出する突起が第7頸椎(C7)棘突起である. 2つの突起が同程度に突出している場合は, C7と第1胸椎(T1)棘突起である.
- すべての肋骨は胸椎と接合し, 第1胸椎には第1肋骨が接合している.
- 肩甲骨下角は一般的に第7肋骨か第7肋間に位置する.

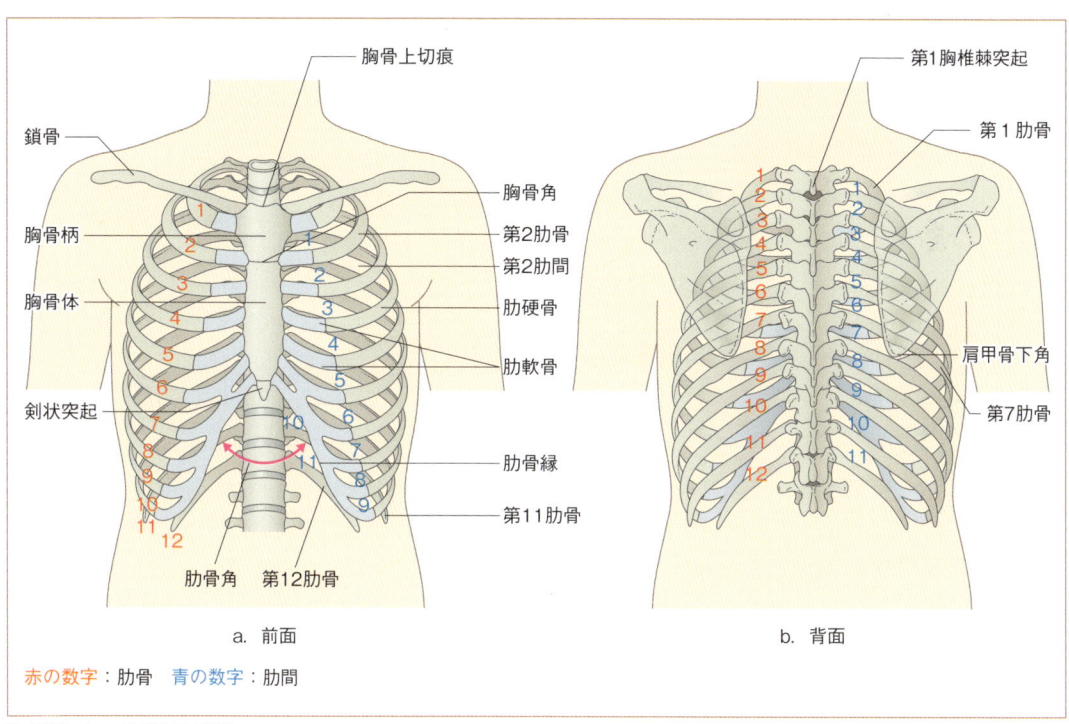

図9-1 胸郭の構造

赤の数字:肋骨　青の数字:肋間

a. 前面　　b. 背面

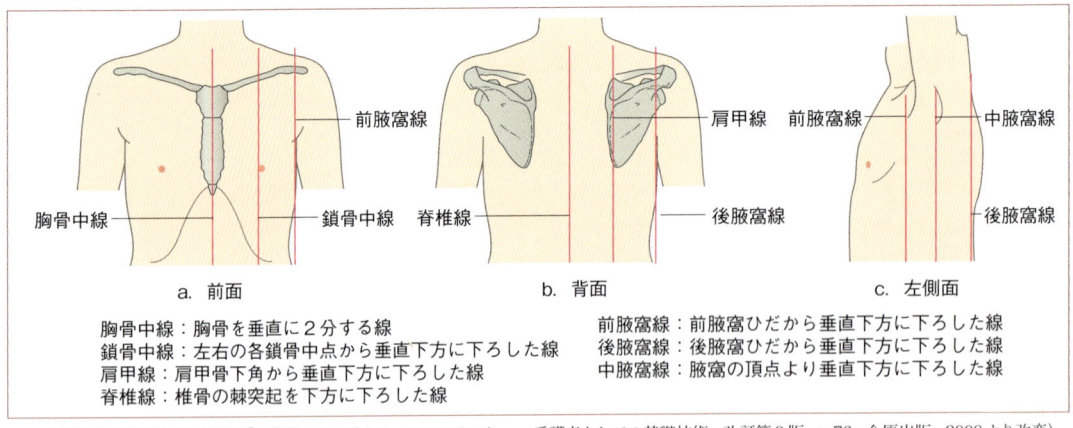

　　　　　　　　　　　　　　　　前腋窩線　　　　　　　　　　　　　肩甲線　前腋窩線　　　　中腋窩線

胸骨中線　　　　　　鎖骨中線　　脊椎線　　　　　　　　　　後腋窩線　　　　　　　　　後腋窩線

　　　　　　　　a．前面　　　　　　　　　　　　　　b．背面　　　　　　　　　　　　c．左側面

胸骨中線：胸骨を垂直に2分する線　　　　　　　前腋窩線：前腋窩ひだから垂直下方に下ろした線
鎖骨中線：左右の各鎖骨中点から垂直下方に下ろした線　　後腋窩線：後腋窩ひだから垂直下方に下ろした線
肩甲線：肩甲骨下角から垂直下方に下ろした線　　　　　　中腋窩線：腋窩の頂点より垂直下方に下ろした線
脊椎線：椎骨の棘突起を下方に下ろした線

(小野田千枝子監［上原佳子］：実践！フィジカル・アセスメント——看護者としての基礎技術，改訂第3版，p.76，金原出版，2008より改変)

図9-2　胸郭の基準線

肺

1 肺の構造(図9-3)

- 肺尖部(肺の最上部)は，前面では鎖骨の内側1/3の2〜4cm上部に，背面で第7頸椎棘突起に位置する．
- 肺底部(肺の最下部)は，横隔膜の上にあたり，前面では鎖骨中線上の第6肋骨と，中腋窩腺上の第8肋骨を結んだ位置となる．背面では第10胸椎(T10)棘突起の高さに位置する．
- 肺実質は，深い切れ込みによって肺葉に分かれ，右肺は上葉・中葉・下葉の3葉に，左肺は上葉・下葉の2葉に分かれる．
- 前面では上葉の割合が，背面では下葉の割合が多く占める．肺葉の位置は，前面では右肺の上葉と中葉は第4肋間と中腋窩腺上の第5肋骨を結んだ水平裂で分かれる．
- 中葉と下葉は，鎖骨中線上の第6肋骨と中腋窩腺上の第5肋骨を結んだ斜裂によって分かれる．
- 背面では上葉と下葉は第3胸椎(T3)棘突起と中腋窩腺上の第5肋骨を結んだ斜裂によって分かれる．
- 肺はさらに区域(セグメント：S)に分かれ，右肺は10区域，左肺は9区域に分かれる．
- とくに背面に位置するS6(上下葉区)，S9(外側肺底区)，S10(後肺底区)は，臥床患者では換気・酸素化障害を起こしやすい部位である．

気管・気管支

1 気管・気管支の構造

- 気管は，喉頭の下方に続く長さ10cm，太さ15mm程の管である．胸腔に入って，心臓のうしろで左右両側に分かれ(気管支分岐部)，主気管支となる(図9-4)．
- さらに分岐を繰り返して，葉気管支，区域気管支，細気管支，終末細気管支，呼吸細気管支，肺胞管，肺胞嚢に達する．
- 気管支分岐部は，前面では胸骨角の高さ，背面で第4胸椎(T4)棘突起の高さになる．左の胸腔には心臓があるため，気管支の分岐角度は左45°，右25°となっている．

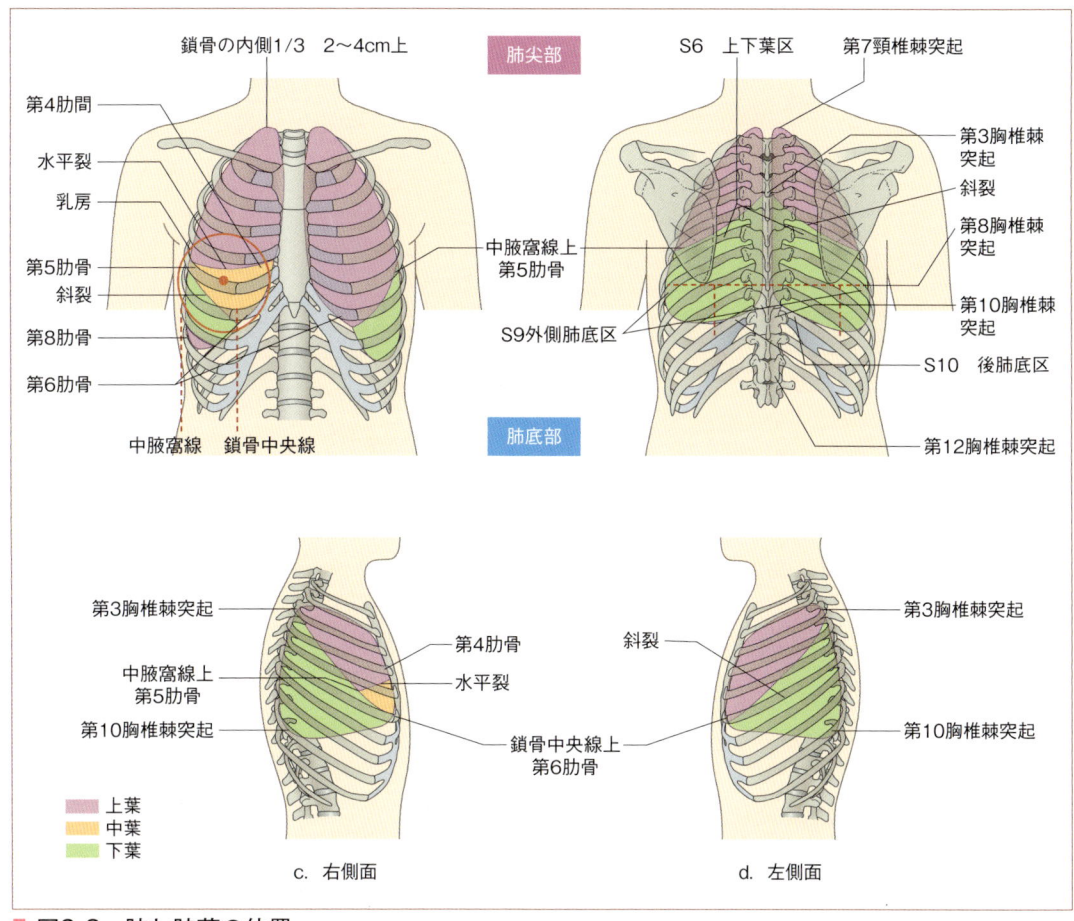

■ 図9-3 肺と肺葉の位置

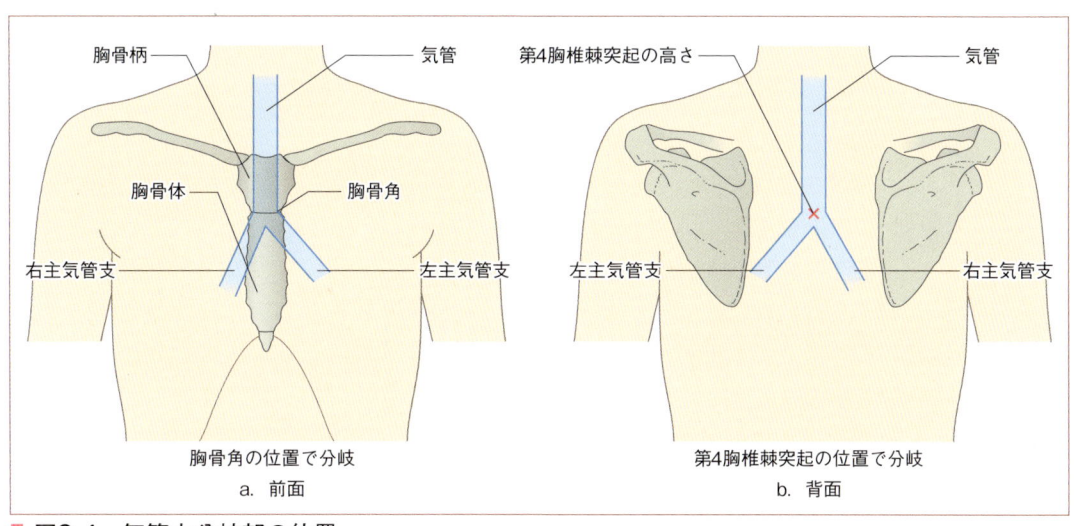

■ 図9-4 気管支分岐部の位置

呼吸筋

1 呼吸筋の構造

- 吸気をつかさどる呼吸筋は、主に横隔膜と肋間筋である（**図9-5**）．横隔膜はドーム状の筋腱性である．

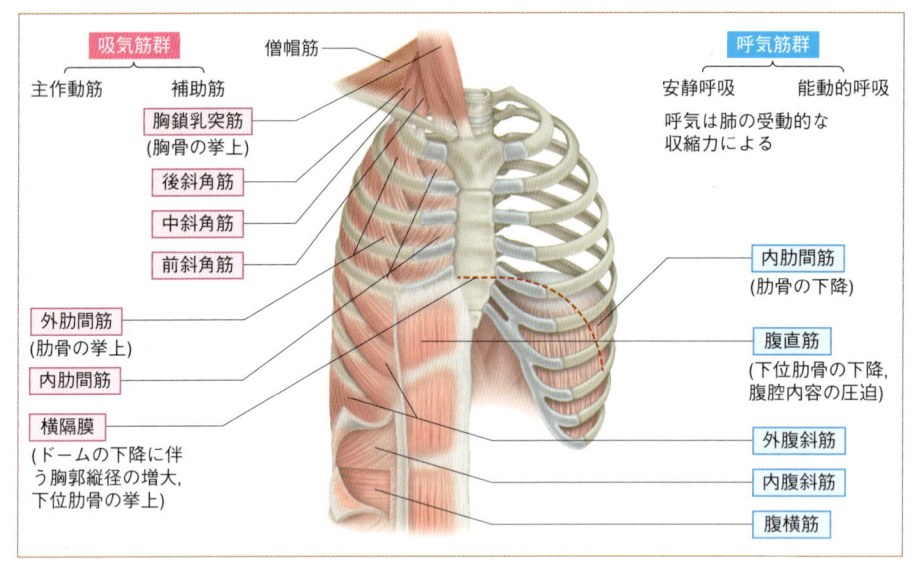

図9-5 吸気筋群と呼気筋群

- 呼吸困難時には，吸気時に呼吸補助筋として僧帽筋，胸鎖乳突筋，斜角筋などが使用される．

胸郭・肺

1 胸郭・肺の機能

- 呼吸の重要な役割は，肺を拡張，縮小させることによって，組織に酸素を供給し，体内で生産された二酸化炭素を排出することである（図9-6）．
- 呼吸中枢（橋，延髄）からの規則正しいインパルスが脊髄神経，横隔神経，肋間神経などを介して横隔膜や外肋間筋などへと伝わる．横隔膜が収縮すると胸郭が上下に広がり，外肋間筋が収縮すると肋骨が引き上げられ，胸郭が前後・左右方向に広がる．その結果，胸腔内圧がより強い陰圧となり，肺は受動的に広がる．そして，空気が肺胞まで流れ込み「吸気」となる．
- 吸気が終了すると横隔膜などの呼吸筋が弛緩し，また，肺の弾性収縮力により肺と胸郭はもとの位置に戻る．胸腔内圧は上昇し，肺胞の空気が排出され「呼気」となる．
- 吸気と呼気が繰り返されることを「換気」という．
- さらに，吸気によって肺胞に到達した酸素と二酸化炭素は，「拡散」，すなわち分圧の差によって高濃度の場所から低濃度の場所へと移動し，粒子分布が等しくなるように移動する．
- 酸素は肺毛細血管の血液中に，二酸化炭素は血液中から肺胞へ移動する．これを「ガス交換」という．
- 酸素化された血液は，肺動脈から毛細血管網を経て肺静脈系に至る「肺循環」によって運搬される．

気管・気管支

1 気管・気管支（下気道）の機能

- 気管から終末細気管支までは空気の通り道でガス交換にあずからず，この空間にある空気を解剖学的死腔という．

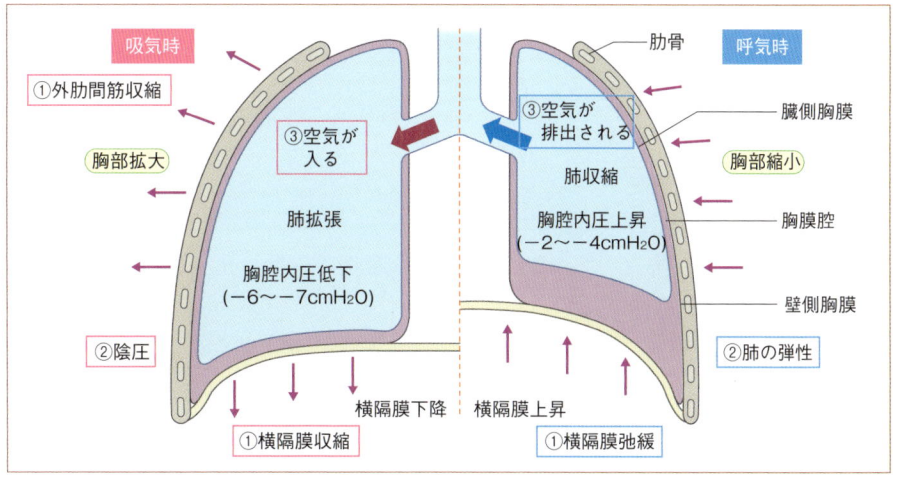

(中江純夫：絵でみる呼吸と循環．JJNスペシャル53, p.25, 医学書院, 1996より改変)

■ 図9-6　正常呼吸時の胸郭と横隔膜の動き

- これらの気管支では吸気時には平滑筋が弛緩して気道を広くし，呼気時には収縮して気道を狭くして，気道の内径を変化させ，空気の流量を調節する．
- 気管・気管支粘膜から分泌された気道分泌物（粘液）を粘膜上皮の線毛運動によって口腔方向に移送することで異物を排除する．
- 呼吸細気管支から肺胞までのあいだではガス交換がなされる．

問診

1 何を評価するために行うか
- 呼吸器系の構造や機能に異常がないかどうか問診する．

2 問診票

- 咳はよく出ますか．それはどんな咳ですか．どのようなときに出ますか．
- 痰はよく出ますか．それはどんな色ですか．どのようなときに出ますか．
- 呼吸が苦しくなったり，息切れはありますか．それは，どのようなときに強くなりますか．
- 運動後に呼吸の音が変わりますか．
- 肺結核，肺炎，肺がん，喘息，肺気腫などの呼吸器系の病気にかかったことがありますか．
- 胸や背中の怪我，気胸，肺がんなどで呼吸器系の手術を受けたことがありますか．
- タバコは吸いますか．それは，何年間吸っていますか．1日に何本吸いますか．
- 薬・食べ物，花粉などのアレルギーはありますか．
- 大気汚染や粉塵が舞う環境で生活したことはありますか．
- 呼吸器に刺激となるガスや液体などを扱うことがありますか．
- ツベルクリン反応検査を受けたことがありますか．それは，どのような結果でしたか．
- BCG接種を受けたことがありますか．それは，何歳のときでしたか．
- QFT（クォンティフェロン®TB）検査を受けたことがありますか．どのような結果でしたか．
- 最後に胸のX線写真を撮ったのはいつですか．

3 問診で得た情報を診査にどう結びつけるか
- 問診で呼吸器系の構造や機能の異常が疑われた場合は，視診，触診，打診，聴診により，その程度を詳細に診査する．

身体診査

胸郭　視診

1 部位と順序
- ①胸郭，②胸骨，③胸椎，④肋骨，⑤肋骨角

2 診査方法
- 普通に呼吸している状態で，胸郭運動・胸郭の左右対称性，胸骨の変形の有無，前後径と左右径の比率，胸椎の変形の有無，肋骨の走行・角度，肋骨角について観察する．具体的な視診方法を**表9-1**に示す．

3 留意点
- 胸郭の触診とともに行ってもよい．

4 身体診査所見

正常
- 胸郭の視診の正常所見を**表9-1**に示す．

表9-1　胸郭の視診方法と正常・異常所見

観察ポイント	診査方法	正常所見	異常所見
胸郭運動の左右対称性	坐位または仰臥位で普通に呼吸している状態で，前面，側面，背面を観察する	●胸郭の動きが左右対称で制限されていない	●胸郭が縮小して両側の動きが制限：進行した肺線維症，両側の胸膜癒着など ●胸郭が縮小して片側の動きが制限：片側の無気肺 ●胸郭が膨張して両側の動きが制限：肺気腫，両側の気胸，胸水貯留など ●胸郭が膨張して片側の動きが制限：片側の気胸，胸水貯留など
胸郭の左右対称性		●鎖骨，肋骨，肩甲骨の位置が左右対称である	●片側が拡大：大量の胸水貯留，気胸 ●片側が扁平化：一側の胸膜の癒着，無気肺
胸骨の変形		●胸骨の陥没，突出がない	●漏斗胸：胸骨下部が内方に陥没，陥没が深いと呼吸と心機能に影響する（**図9-7-b**） ●鳩胸：胸骨が前方に突出，胸部の前後径が増加する（**図9-7-d**）
前後径と左右径の比率	胸郭の厚さである前後径を手幅で測定し，それを1として左右径を測定する	●1：1.4〜2	●前後径が拡大，1：1：閉塞性肺疾患を疑う ●樽状胸：前後径が増して円形になる（**図9-7-c**）
胸椎の変形	患者に前屈姿勢を取ってもらい，胸椎棘突起を後ろから観察する	●胸椎棘突起が直線である．脊椎の後彎，側彎の変形がない	●脊柱側彎：脊椎・胸郭が左右非対称，一方の肋間が狭く，他方の肋間が広い（**図9-7-e**） ●脊柱後彎（**図9-7-f，g**） 円背：胸椎が突出 突背：円背より胸椎の突出が著明である
肋骨の走行・角度	脊柱に対する肋骨の走行と角度を観察する	●肋骨の角度が脊柱に対して45°（斜め）に走行	●肋骨の角度が脊柱に対して水平に走行している場合，閉塞性肺疾患を疑う
肋骨角	肋骨弓に左右の母指を当てて，両肋骨弓が剣状突起になす角度を観察する	●90°以下	●90°以上であれば，肺の過拡張や閉塞性肺疾患を疑う

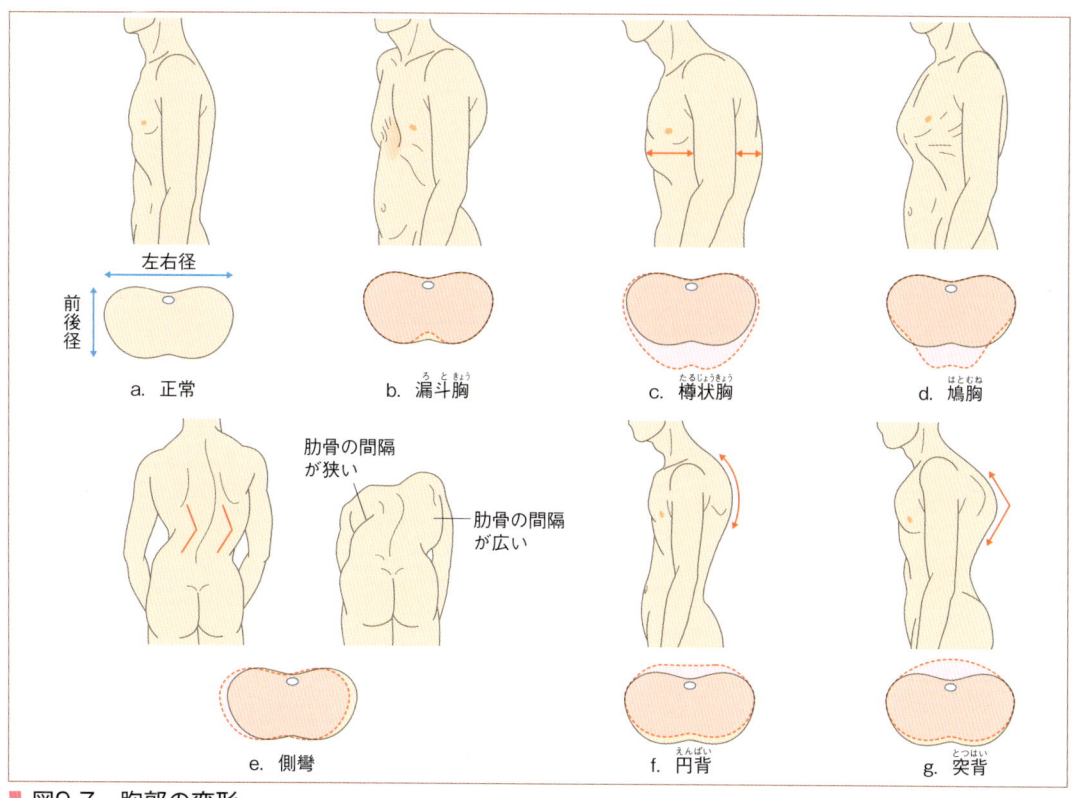

図9-7 胸郭の変形

a. 正常　b. 漏斗胸　c. 樽状胸　d. 鳩胸
e. 側彎　f. 円背　g. 突背

（左右径／前後径／肋骨の間隔が狭い／肋骨の間隔が広い）

異常

- 胸郭の視診の異常所見を**表9-1**と**図9-7**に示す．

呼吸機能　視　診

1 部位と順序
- ①胸部，②腹部，③鼻翼，④口唇，⑤頸部，⑥爪

2 診査方法
- 呼吸様式（胸式，腹式，胸腹式），数，リズム，深さ（1回換気量），吸気相：呼気相時間比，喘鳴の有無，異常呼吸の有無を視診する．
- 呼吸困難の徴候を示す鼻翼呼吸，口すぼめ呼吸，陥没呼吸（肋間腔や鎖骨上窩の陥没）の有無，呼吸補助筋（胸鎖乳突筋，斜角筋，僧帽筋など）の使用の有無，シーソー呼吸の有無などを確認するために，鼻翼，口唇，頸部，胸郭，腹部の動きや状態を観察する（**図9-8**）．
- チアノーゼの有無などを観察する．チアノーゼは，還元ヘモグロビンが5g/dLを超えると出現し，口唇，皮膚，粘膜，爪床の色が暗紫色を呈する．
- ばち指の有無を観察する．ばち指は，四肢末梢への慢性的な酸素供給不足のために，指先がばち状に膨れ，爪が手掌側へ丸くなる所見をいう．爪の稜線を眼の高さにおいて，爪の基部とそれに接する指背面の皮膚との角度を観察する．また，中指の爪面をつけあわせてみて，ダイヤ形の空間ができるかどうかを観察する（**図9-9**）．

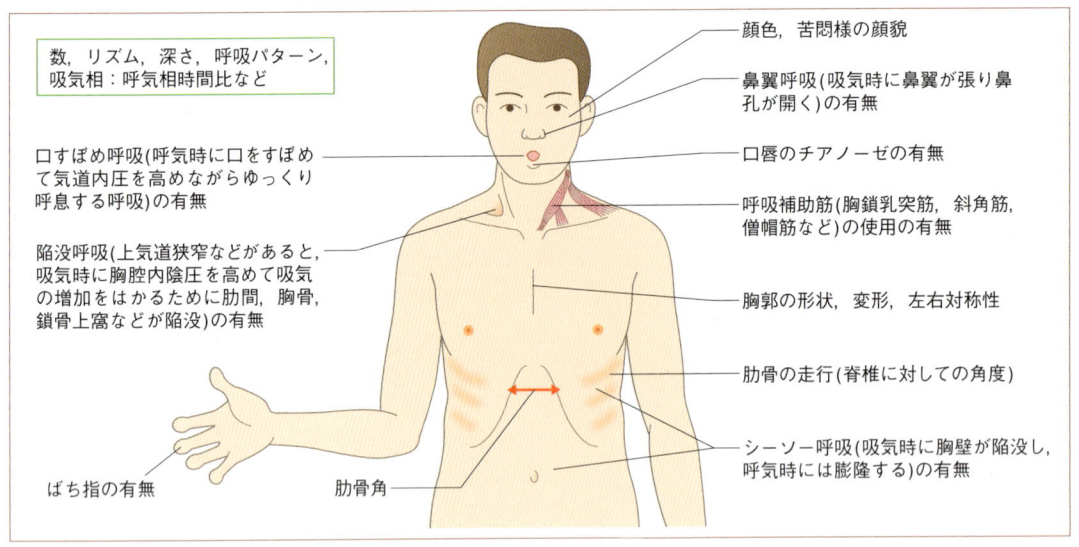

図9-8　胸部の視診の診査方法

（図中ラベル）
- 数，リズム，深さ，呼吸パターン，吸気相：呼気相時間比など
- 顔色，苦悶様の顔貌
- 鼻翼呼吸（吸気時に鼻翼が張り鼻孔が開く）の有無
- 口すぼめ呼吸（呼気時に口をすぼめて気道内圧を高めながらゆっくり呼息する呼吸）の有無
- 口唇のチアノーゼの有無
- 呼吸補助筋（胸鎖乳突筋，斜角筋，僧帽筋など）の使用の有無
- 陥没呼吸（上気道狭窄などがあると，吸気時に胸腔内陰圧を高めて吸気の増加をはかるために肋間，胸骨，鎖骨上窩などが陥没）の有無
- 胸郭の形状，変形，左右対称性
- 肋骨の走行（脊椎に対しての角度）
- シーソー呼吸（吸気時に胸壁が陥没し，呼気時には膨隆する）の有無
- ばち指の有無
- 肋骨角

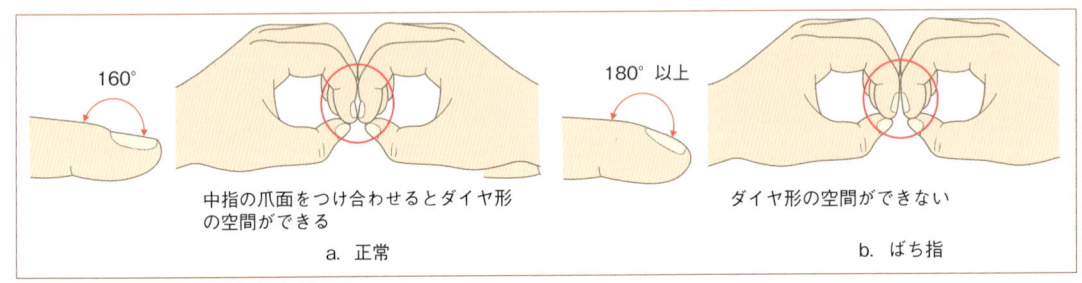

図9-9　ばち指の診査方法

a. 正常　160°　中指の爪面をつけ合わせるとダイヤ形の空間ができる

b. ばち指　180°以上　ダイヤ形の空間ができない

3 留意点
- 胸郭や腹部の動きばかりに注目するのではなく，顔，鼻翼，口唇，頸部，爪の視診も忘れずに行う．
- 胸部，腹部，頸部などの動きが吸気時に起こっているのか，呼気時に起こっているのか視診する．

4 身体診査所見

正常
- 呼吸数は14～20回/分で規則的，深さは一定で，吸気相：呼気相時間比は1対2，喘鳴なし，チアノーゼ，ばち指なし

異常
- 呼吸機能の異常所見を図9-8，9，表3-4，5（p.29～30）に示す．

胸部　触診

1 部位
- 胸部の皮膚と皮下

2 診査方法
- 手掌全体を皮膚に押し当てて胸郭全体を触り，皮膚の緊張度，腫瘤，圧痛の有無，皮下気腫の有無などを診査する．

3 留意点
- 手指を暖かくしてから触診する．
- 圧痛のある部位は最後に行い，常に患者の表情を見ながら診査する．
- 皮下気腫がみられる場合は，範囲を記録し，経過を追って増減の程度を確認する．

4 身体診査所見

正常
- 皮膚の緊張度がよく，腫瘤・圧痛・皮下気腫がない．

異常
- 腫瘤，圧痛がある．
- 皮下気腫がある．皮下気腫のある部位を指で圧迫すると，雪を握ったような感触（握雪感）と，毛髪をねじるような捻髪音が聴取できる．自然気胸，肺葉切除，気管切開後などに，鎖骨上窩などで認められる．

呼吸機能　触診

1 部位
- 胸郭の拡張および範囲

2 診査方法
- 前面では剣状突起付近を挟むように両母指を左右肋骨縁に置き，ほかの指と手掌で胸郭側面を包む．
- 背面では，両母指を第10胸椎棘突起を挟むように第10肋骨に置き，ほかの指と手掌で胸郭側面を包む．
- 患者に深呼吸を指示し，吸気時の母指のあいだの距離や手掌の動きで拡張の範囲，拡張の方向（前後，左右，上下）や左右対称性をみる（図9-10）．

3 留意点
- あらかじめ両母指のあいだに皮膚に軽くたるみをもたせると，指のあいだの距離と左右対称性がよくわかる．
- 患者の胸郭の動きを妨げないように，胸郭を手掌で包む．

Point!
深吸気時の両母指の位置は，深呼気位の位置から左右に広がる．その長さを観察する．両母指のあいだに皮膚に軽くたるみをもたせると，その広がりと左右差がよくわかる．

a. 前面　両母指を左右肋骨縁に置き，ほかの指と手掌で胸郭側面を包む

b. 背面　両母指を第10肋骨に置き，ほかの指と手掌で胸郭側面を包む

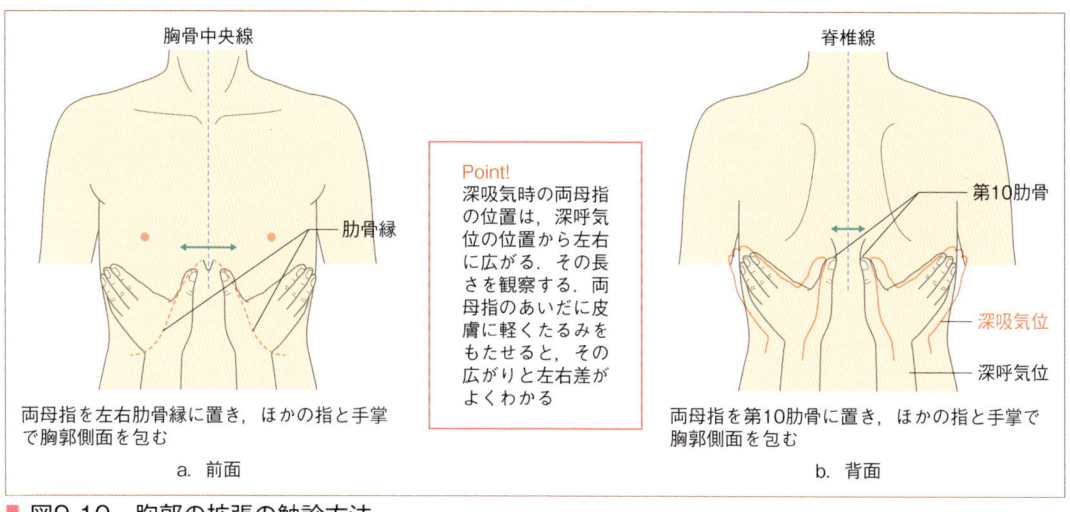

■ 図9-10　胸郭の拡張の触診方法

4 身体診査所見

正常
- 吸気時に左右対称に胸郭が拡張する．深呼吸を指示した際，吸気時に両母指間の広がりが4～6cmみられる．

異常
- 吸気時に両側または片側の拡張障害がみられる場合，閉塞性肺疾患や肺炎などの炎症性疾患，無気肺，気胸，胸水貯留などを疑う．

声音振盪　触診

1 部位と順序
- 診査位置および順番を**図9-11**に示す．

2 診査方法
- 声音振盪とは，喉頭で発声した音が，気管・気管支・肺胞を通して胸壁全体にわたり，胸壁に振動が伝わることである（**図9-12**）．
- 低い声で「ひと～つ，ひと～つ」と，1か所につき1回発声してもらう．その音

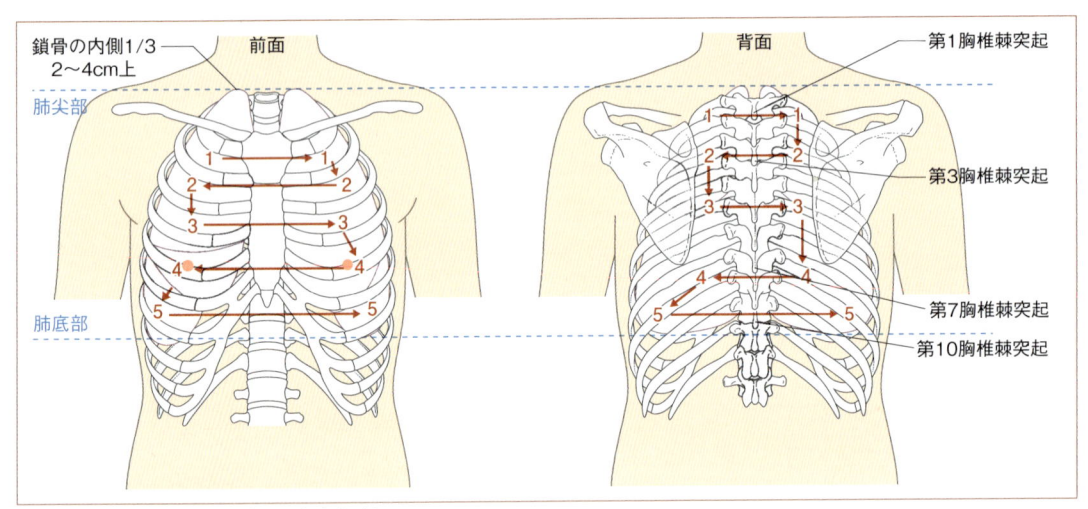

図9-11　声音振盪音の診査部位

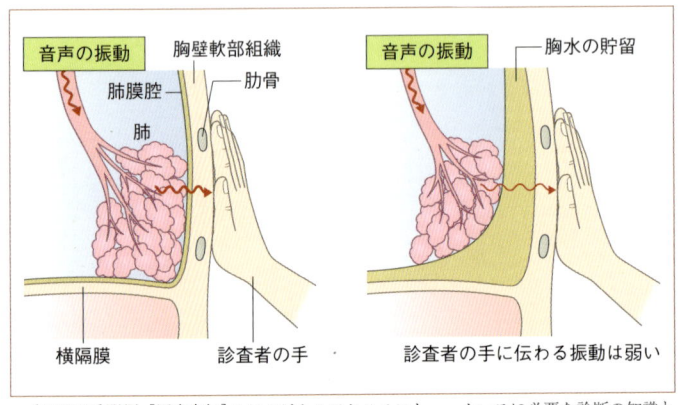

（日野原重明編［岡安大仁］：フィジカルアセスメント――ナースに必要な診断の知識と技術，第4版，p.56，医学書院，2006より改変）

図9-12　声音振盪音の機序

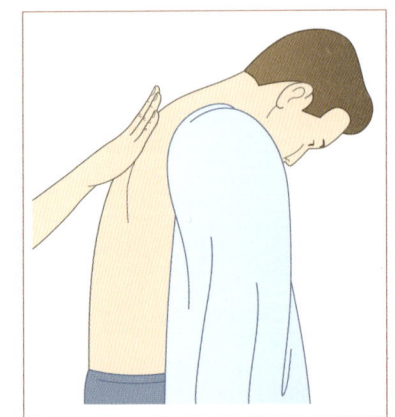

図9-13　声音振盪診査の手の使い方と保温の仕方

の振動を，片手で手掌側の中手指関節(指の付け根)の骨の球部を用いて触知し(図9-13)，左右対称性を診査する．

3 留意点

- 高い声では振動は伝わらないため，低い声で強く発声してもらうことが大切である．
- 図9-11の前面の[1, 2, 3]は上葉を，[4]は右中葉，左舌区を，[5]は下葉を，背面の[1, 2]は上葉を，[3]はS6(上下葉区)を，[4, 5]はS10(後肺底区)，S9(外側肺底区)を診査することを意識して行う．

4 身体診査所見

正常
- 左右対称に振盪する．
- 気管支分岐部近くの胸骨角，第2肋間で最も振盪する．
- 右上葉が左上葉より振盪音が大きくなることが正常でも認められる．

異常
- 振盪音が増加：均一に満たされた液体や固体が，肺より強く伝導を伝える場合に生じる．限局性の肺炎，収縮した肺，肺腫瘍，肺線維症などを疑う．
- 振盪音が減少：音の発生の減弱，音の伝導の減弱，または音が胸壁に到達する前に通過する液体の層がある場合に生じる．胸膜滲出液，胸膜肥厚，気胸，無気肺，胸水貯留，肺気腫などを疑う．

肺　打診

1 部位と順序
- 肺の位置および胸膜腔内の含気状態の診査位置と順番を図9-14に示す．

2 診査方法
- 左右の対称性を確認するためにも，肺尖部から肺底部の範囲内で，利き手と反対の中指の指間関節部(被打診指)を肋間の皮膚に平行に置いて密着させ，利き手の中指または示指・中指(打診指)で2回ぐらい叩く(図9-15)．

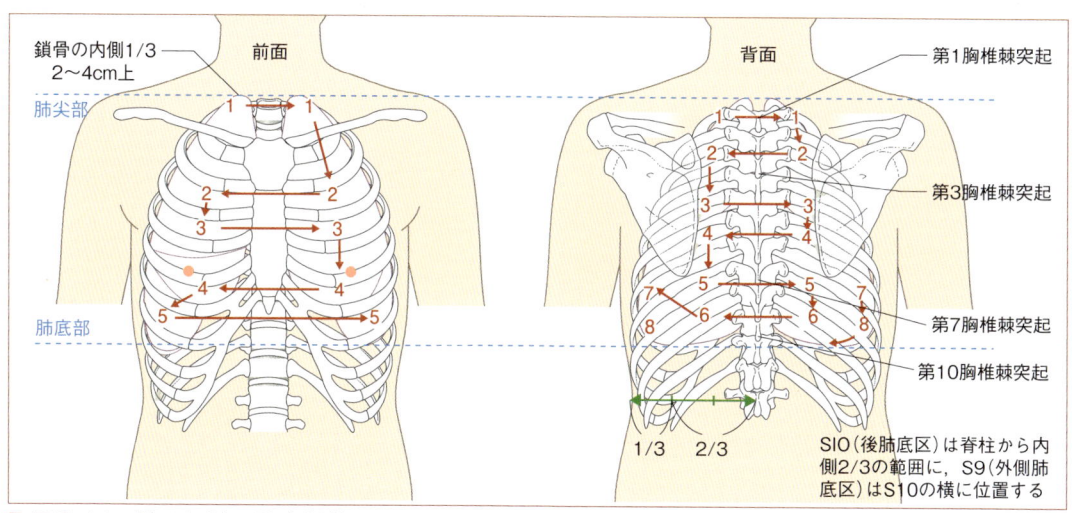

■ 図9-14　肺の打診の診査部位

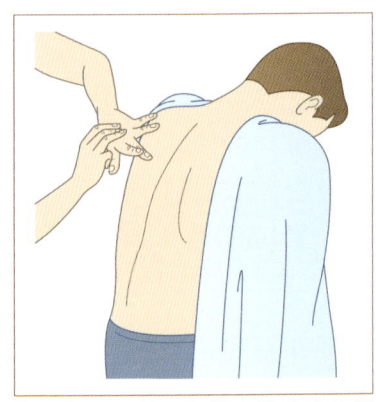

■ 図9-15 肺の打診の際の手の使い方と保温の仕方

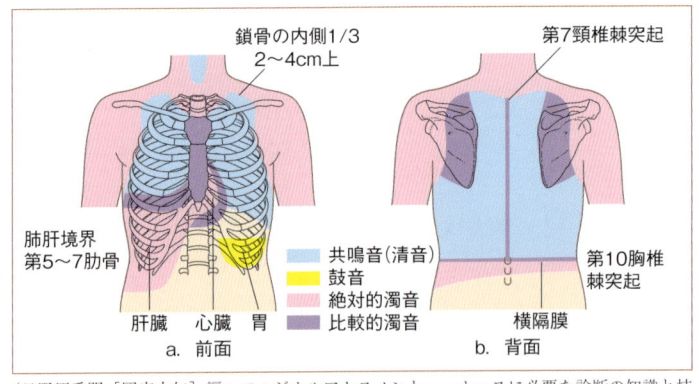

■ 図9-16 打診音による肺と周辺臓器の境界

（日野原重明[岡安大仁]編：フィジカルアセスメント――ナースに必要な診断の知識と技術，第4版，p.59，医学書院，2006より改変）

- 音の強さ，音質（振動），長さから打診音を判別する．胸壁から5cm以内の深さで直径2～3cmの病変を見分けることができる．

3 留意点

- 図9-14の前面の［1］は肺尖部を，［2, 3］は上葉を，［4］は右中葉，左舌区を，［5］は下葉を，背面の［1, 2］は上葉を，［3, 4］はS6（上下葉区）を，［5, 6］はS10（後肺底区），［7, 8］はS9（外側肺底区）を診査することを意識して行う．
- 被打診指は肋間に置く．肋骨の上には置かない．
- 叩かれる指は，皮膚にぴったり密着させる．叩く指は，直角に跳ねるように手首のスナップをきかせて叩き，叩いたらすぐに引っ込める．

4 身体診査所見

正常
- 前面左右各5か所，背面左右各8か所で，左右対称に共鳴音（清音）が聴かれる．右側第5～7肋骨では肝臓の位置により濁音が聴かれる（図9-16）．

異常
- 鼓音が聴かれたら，気胸，巨大な肺囊胞を疑う．
- 濁音が聴かれたら，無気肺，肺炎，肺水腫，胸水貯留などを疑う．
- 過共鳴音が聴かれたら，肺気腫を疑う．

横隔膜　打診

1 部位と順序
- 背面で行い，横隔膜の位置と可動域を診査する．

2 診査方法
- 患者に息を吐いてもらい（呼気時），その状態で息を止めてもらう．
- 肩甲骨下角から下に向かって打診をして，共鳴音が濁音に変わる位置に印をつける（図9-17の印a）．
- 次に患者に深く息を吸ってもらい（吸気時），その状態で息を止めてもらう．
- 最初に印（印a）をつけた位置から下に向かって打診する．打診をしていき，共鳴音が濁音に変わる位置に印をつける（図9-17の印b）．
- 両点の距離を定規で測定し，横隔膜の可動域とする（図9-17）．

■ 図9-17 打診による横隔膜の位置と可動域

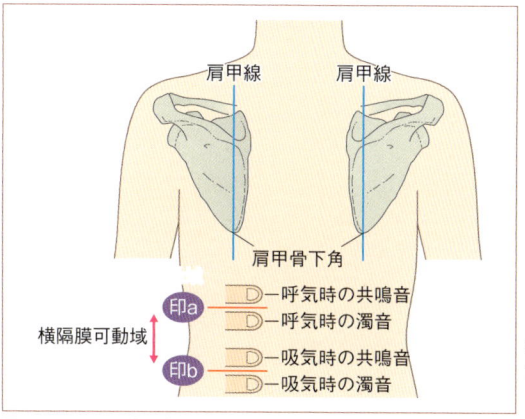

(小野田千枝子監[上原佳子]:実践！フィジカル・アセスメント——看護者としての基礎技術，改訂第3版，p.74，金原出版，2008より改変)

- 反対側でも行う．

3 留意点
- 呼気時の横隔膜の位置，吸気時の横隔膜の位置の確定後には，すぐに普通の呼吸をしてもらう．
- 横隔膜の位置がすみやかに確定できない場合は，息を止めてもらうことを止め，普通に呼吸してもらったのちに再度行う．

4 身体診査所見

正常
- 横隔膜は，最大呼気位ではおよそ第10胸椎棘突起，最大吸気位ではおよそ第12胸椎棘突起に位置する．その可動域は男性5～6cm，女性3～4cmである．

異常
- 横隔膜が正常の位置より上昇していれば，胸水の貯留，下葉の無気肺，横隔膜麻痺による横隔膜の挙上を疑う．
- 左右非対称あるいは正常可動域より少なければ，横隔膜麻痺を疑う．逆に横隔膜の位置が下降していれば肺気腫を疑う．

呼吸機能　聴　診

1 部位と順序
- 肺の換気機能と気道清浄化を診査するためにに行う．
- ①頸部，②胸骨柄，および③肺尖部から肺底部の範囲内の聴診部位および順番を図9-18に示す．

2 診査方法
- 左右の頸部に聴診器を置いて気管呼吸音を，胸骨柄に聴診器を置いて気管支呼吸音を聴取する．
- 次に左右の対称性を確認するためにも，肺尖部から肺底部の範囲内(位置および順番は図9-18参照)で，膜型聴診器を用いて聴診する．
- 患者に口を開けてゆっくり深呼吸をしてもらう．聴診の際には，1か所について最低1呼吸(吸気と呼気の両方)，できれば2呼吸以上の呼吸音を聴診し，チェストピースの移動は，呼気の終わりに行う．

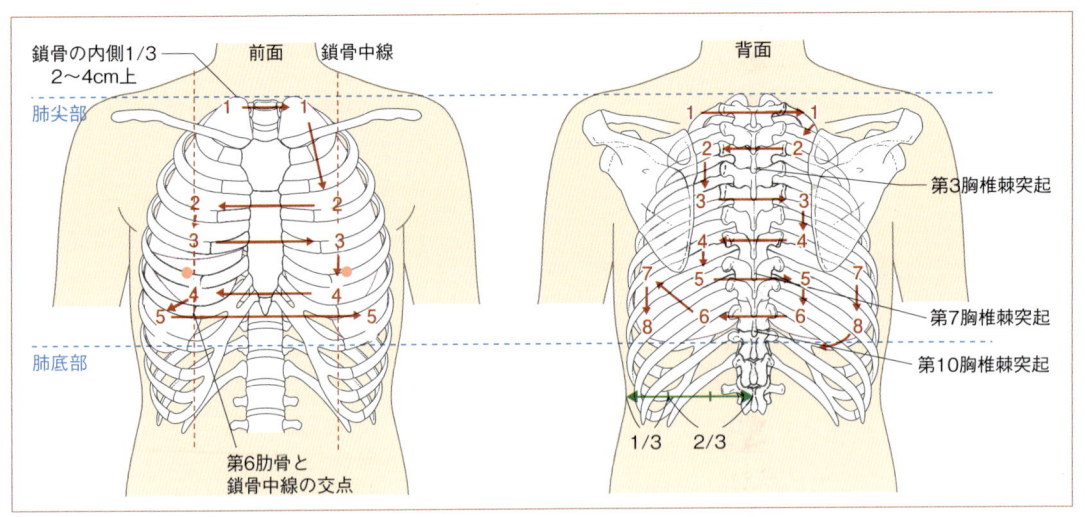

■ 図9-18 呼吸機能の聴診の部位

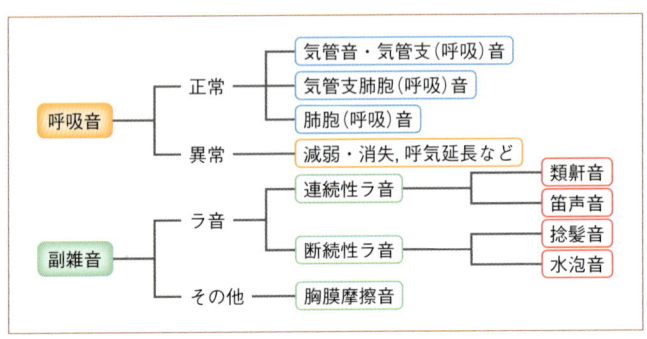

■ 図9-19 呼吸音の分類

- 肺胞呼吸音の左右対称性，持続期間，強さ，高さによって肺胞換気の状態を，気管呼吸音・気管支呼吸音の聴診，副雑音の有無によって気道閉塞や分泌物の貯留などの気道清浄化について診査する．
- 呼吸音の分類を図9-19に示す．

3 留意点

- 図9-18の前面の［1］は肺尖部を，［2, 3］は上葉を，［4］は右中葉，左舌区を，［5］は下葉を，背面の［1, 2］は上葉を，［3, 4］はS6（上下葉区）を，［5, 6］はS10（後肺底区），［7, 8］はS9（外側肺底区）を診査することを意識して行う．
- 呼吸音がうまく聴取できない場合は，深い呼吸をしてもらう．
- 肺尖部の聴診や，やせて聴診部位がくぼんでいる場合，ベル型を用いる．
- 肺尖部の聴診時，聴診器は左右の鎖骨上内側に置く．左右の頸部に向けて当てると，気管呼吸音を聴取することになるため，注意する．
- 聴診は骨の上を避ける．前面で図9-18の2, 3, 4の部位を聴診する場合，鎖骨中線より外側で肺胞呼吸音が聴取できる場所で聴診する．胸骨付近で聴診すると，肺胞呼吸音ではなく気管支肺胞呼吸音を聴診することになる．
- 臥床患者においては，忘れずに背部を聴診する．仰臥位の状態であれば，ベッドを押し下げ，S6，S9，S10の部位に膜型聴診器を当てて聴診する．

4 身体診査所見

正常
- 前面左右各5か所，背面左右各8か所で，左右対称に肺胞呼吸音が聴かれる．頸部では気管呼吸音，胸骨柄では気管支呼吸音が聴かれる．前面・背面ともに肺尖部では気管呼吸音が聴かれることもある（表9-2，3，図9-20）．
- 副雑音がない．

異常
- 呼吸機能の聴診の異常所見を表9-3，4に示す．

声音伝導　聴診

1 部位
- 背面の左右肺野

2 診査方法
- 声帯で発せられた声は，肺へと伝導されるとき，空気の充満している正常肺では空気がフィルターとして作用し，伝導は減弱する．そのため声音を皮膚表面で聴診した場合，不明瞭な音として聴取される．しかし，肺の硬化や無気肺など空

■ 表9-2　正常な呼吸音の種類と音の特徴

種類	持続時間	強弱	高低	聴取できる部位
肺胞呼吸音	吸気＞呼気	弱い	比較的低音	肺尖部を除く両肺の大部分
気管支肺胞呼吸音	吸気＝呼気 吸気と呼気のあいだの切れ目がはっきりしない	中等度	中等度	前面：第1・2肋間，鎖骨上窩 背面：肩甲骨間
気管支呼吸音	吸気＜呼気 吸気と呼気のあいだの切れ目がある	強い	比較的高音	胸骨柄
気管呼吸音	吸気＝呼気 吸気と呼気のあいだの切れ目がある	非常に強い	比較的高音	頸部気管部

■ 表9-3　呼吸音の聴診ポイントと正常・異常所見

	聴診ポイント	正常所見	異常所見
呼吸音の状態	①聴取部位と聴取される呼吸音との関係	・気管部：気管(支)呼吸音 ・気管分岐部：気管支肺胞呼吸音 ・肺野全体：肺胞呼吸音	・肺野で気管(支)音や気管支肺胞音を聴取 →炎症を疑う
	②呼吸音の減弱・消失の有無，左右差	・左右対称に聴取され，減弱・消失はない	・左右差，減弱・消失部位がある →無気肺，胸水貯留，気胸，血胸，肺気腫などを疑う
	③呼吸音の増強の有無，左右差	・左右対称に聴取され，増強はない	・左右差，増強部位がある →肺炎，肺線維症などを疑う
	④呼気延長の有無	・吸気：呼気の割合は一定であり，呼気延長はない	・呼気が延長 →気管支喘息を疑う
副雑音の有無	あればその部位，種類	・副雑音は聴取されない	・連続性ラ音 ・断続性ラ音

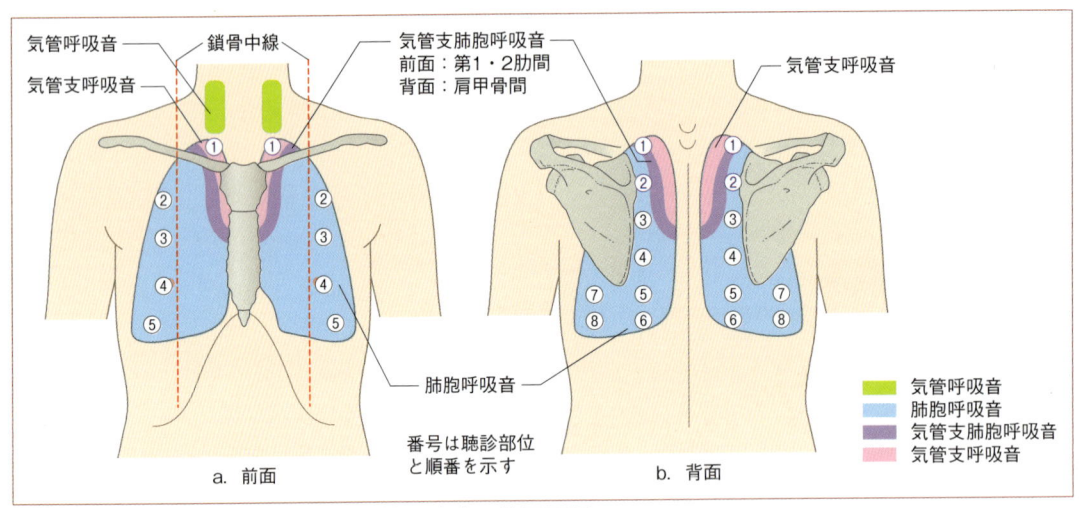

図9-20　正常な呼吸音の聴取部位と聴診の位置関係

a. 前面　　　b. 背面

番号は聴診部位と順番を示す

凡例：
- 気管呼吸音
- 肺胞呼吸音
- 気管支肺胞呼吸音
- 気管支呼吸音

前面ラベル：気管呼吸音、気管支呼吸音、鎖骨中線、気管支肺胞呼吸音（前面：第1・2肋間、背面：肩甲骨間）、肺胞呼吸音
背面ラベル：気管支呼吸音

表9-4　副雑音の種類と音の特徴

副雑音の種類	分泌物の種類	音の特徴			原因疾患
類鼾音	多量の固い分泌物	低調な連続性ラ音	鼾（いびき）に似ている音	主に呼気時に聴かれる	比較的太い気管支の一部に狭窄、痰などの分泌物が貯留
笛声音	少量の固い分泌物	高調な連続性ラ音	ピーピーと笛を吹くような音	主に呼気時に聴かれる	細い気管支の狭窄、気管支喘息、肺気腫など
捻髪音	流動性のある分泌物	細かい、高調な断続性ラ音	バリバリと髪の毛をこすり合わせる音	吸気時に聴かれる	うっ血性心不全・肺炎・肺水腫の初期、間質性肺炎、肺線維症など
水泡音	流動性のある分泌物	粗い、低調な断続性ラ音	ブクブク、ブツブツという音	吸気時に著明に聴かれる	肺水腫、うっ血性心不全、肺炎、気管支拡張症など

表9-5　声音伝導の診査方法と正常・異常所見

声音	種類	診査方法	正常所見	異常所見
気管支声	気管支を伝わる声音。通常胸壁上で聴取	患者にワン・ツー・スリーと1か所につき1回発声してもらう	左右差なく、ぼんやりとして不明瞭	明瞭にワン・ツー・スリーと聴こえる
ヤギ声	胸壁を伝わるとき、高周波の音が選択的に増幅される声音	患者にイー・イー・イーと1か所につき1回発声してもらう	左右差なく、イー・イー・イーと聴こえる	エイ・エイ・エイと聴こえる
囁音胸声	囁き声が伝わる声音	患者にワン・ツー・スリーと1か所につき1回囁いてもらう	左右差なく、ぼんやりとして不明瞭	明瞭にワン・ツー・スリーと聴こえる

気が満ちていない肺では、フィルター作用が減弱して、逆に伝導作用が増強することから、声音は明瞭な音として聴取される.
- 患者に低い声で発声してもらい、左右の肺野それぞれ1か所にて聴診する.
- 声音伝導の診査方法を**表9-5**に示す.

3 留意点

- 前面・背面どちらでもよく、聴きやすい位置でよいが、背面のほうが発声と混じらずに聴きやすい.

4 身体診査所見

正常
- 声音伝導の正常所見を**表9-5**に示す．

異常
- 声音伝導の異常所見を**表9-5**に示す．

アセスメントをケアに活かす

身体診査の結果

F氏，78歳，男性，60歳まで公務員として働く．65歳のときに肺気腫に罹患する．全身麻酔下で幽門側胃切除術を受ける．喫煙は20歳から1日20本．術前1か月は禁煙を行う．アレルギーなし．手術後2日目，右側臥位でテレビを見て過ごすことが多い．咳嗽なし，ときどき白色痰の喀出がある．呼吸数18～20回/分，深さやリズムは一定である．喘鳴，呼吸補助筋の使用はない．チアノーゼ，ばち指なし．

胸部（呼吸器系）

胸郭の視診	胸郭の拡張	声音振盪音	肺の打診
胸郭の左右差：[－ ⊕ (㊨・左)] 右の動きが小さい 胸郭の変形：なし 前後径：左右径 1対2 肋骨の走行・角度： 脊柱に対して斜めに走行 肋骨角：90°以下	左右差：[－ ⊕ (㊨・左)] 右の拡張が小さい 拡張の範囲：2～3 cm	前面 左右差：[－ ⊕ (部位) 右下葉が振盪音減少] 背面 左右差：[－ ⊕ (部位) 右下葉が振盪音減少]	前面：右下葉は濁音 　　　右上・中葉，左肺は共鳴音 背面：右下葉(S9)は濁音 　　　右上・中葉，左肺は共鳴音

横隔膜の位置	横隔膜の可動性	呼吸音聴診	声音伝導（聴診）
呼気 　左右ともに第9胸椎棘突起 吸気 　左右ともに第10胸椎棘突起	右　2～3 cm 左　2～3 cm	前面：右下葉の呼吸音が減弱．右上・中葉，左肺は肺胞呼吸音が聴取できる．副雑音なし 背面：右下葉(S9)の呼吸音が減弱．右上葉，左肺は肺胞呼吸音が聴取できる．副雑音なし	気管支声：明瞭・⦿不明瞭⦅ ヤギ声：⦿明瞭⦆・不明瞭 囁音胸声：明瞭・⦿不明瞭⦅

結果に基づくアセスメント

喫煙歴や麻酔の影響によって痰の分泌が多くなり，ときどき白色痰の喀出があると考えられる．呼吸回数，深さ，リズムには問題ない．胸郭の変形がなく，肋骨の走行・角度，肋骨角は正常である．しかし，右側の胸郭の拡張の動きが小さく，左右差があり，拡張の範囲が狭い．横隔膜は可動域も狭く，呼気時と吸気時の位置が高い．声音振盪音，打診，呼吸音聴診の結果，右下葉に異常が疑われる．

右側臥位でテレビを見て過ごすことが多いことも影響し，右下葉，とくに右外側肺底区(S9)が無気肺なったと考えられる．

ケアへの示唆

- 右外側肺底区(S9)の無気肺が疑われることから，左側臥位になって，重力を利用して分泌物の移動をはかるとともに，超音ネブライザによる吸入を行い，痰の喀出を助ける．

関連するアセスメント

- 胸部X線検査の結果や，経皮的酸素飽和度を測定して酸素化の状態を確認する．
- 胸郭拡張や横隔膜の可動域が狭いことから，腸管内のガスの貯留が胸郭の動きを妨げていないかどうか，腹部の視診，聴診，打診，触診で確認する．
- 発熱，頻呼吸，捻髪音が聴取されれば肺炎を疑う必要があるため，これらの所見にも留意する．

第10章 腹部のフィジカルアセスメント

学習目標
1. 腹部臓器の位置と区分について説明できる.
2. 腹部の身体診査を実施できる.
3. 得られた所見について，正常と正常からの逸脱（異常）を区別することができる.

身体診査時の注意事項
1. 腹部のフィジカルアセスメントでは，診査の手技を通して，腹腔内の臓器および血管の状況を体表面からアセスメントする．したがって，腹部臓器および血管の位置や形状を理解しておく．
2. 腹部を触ると腸蠕動を刺激して正確なアセスメントに影響するため，問診，視診，聴診，打診（叩打診），触診の順に行う．
3. 腹部の診査を適切に行うために，患者の準備を以下のように行う．
   - 打診や触診は尿意・便意を助長させるため，診査の前に排泄を促す．
   - 診査を適切に行うために，仰臥位となり剣状突起から恥骨結合までの露出が必要である．羞恥心と保温に配慮し，バスタオルを用いて必要最小限の露出とする．
   - 血管音の聴診および触診時は，腹直筋の緊張をとるため仰臥位で膝を屈曲し，安楽な姿勢を保つ．触診の際は深呼吸を促すと腹壁の緊張がとれやすい．
4. 右手を用いて診査する場合，患者の表情を観察しながら診査できるように，患者の右側に位置して実施する．
5. 寒冷刺激を避けるために，聴診，打診，触診で患者に触れる際は，聴診器や手掌を温めておく．

必要物品
1. 聴診器
2. 定規
3. マーカー
4. ペンライト
5. バスタオル
6. アルコール綿

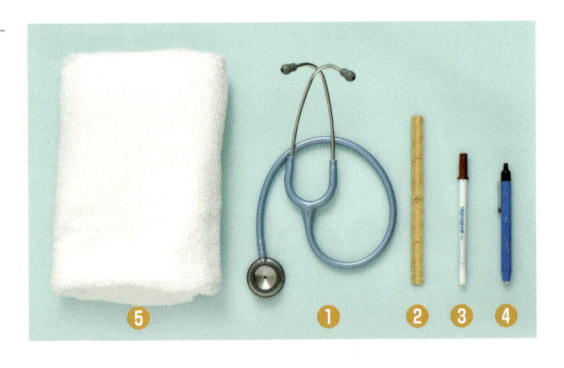

腹部の構造と機能

腹部

1 腹部臓器の位置と区分

- 腹部とは，上部が横隔膜，下部が骨盤底に囲まれた部位を指す．腹腔内面と腹部臓器の表面は腹膜で覆われており，腎臓や生殖器を除く腹部臓器は腹膜に囲まれているか，接触した状態にある．
- 壁側腹膜と臓側腹膜に囲まれた部分を腹膜腔と呼び，通常20〜100mLの腹水が貯留する．
- 腹部の主要な臓器には，胃，十二指腸，空腸，回腸，結腸，直腸，肝臓，胆嚢，脾臓，膵臓，腎臓，膀胱，子宮などがある（図10-1）．
- 腹部には循環をつかさどる血管として，腹部大動脈，総腸骨動脈，下大静脈，

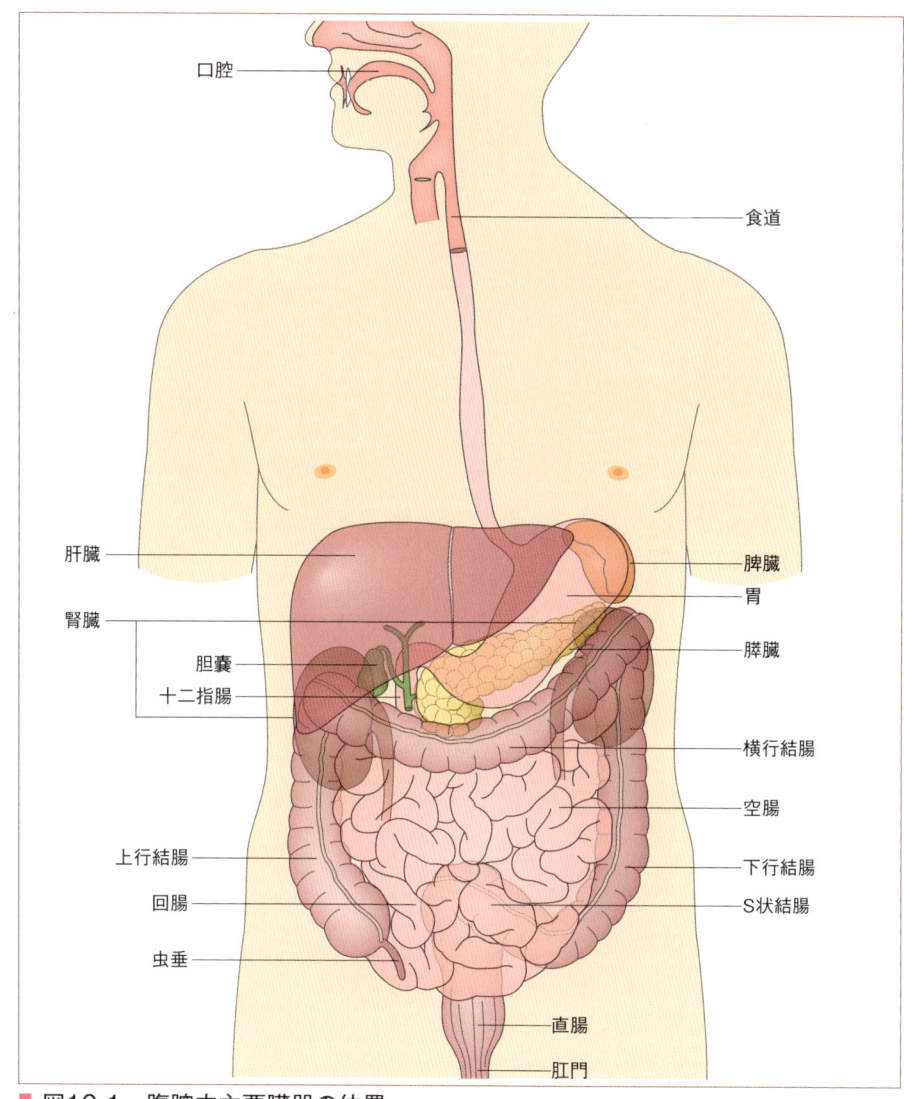

図10-1 腹腔内主要臓器の位置

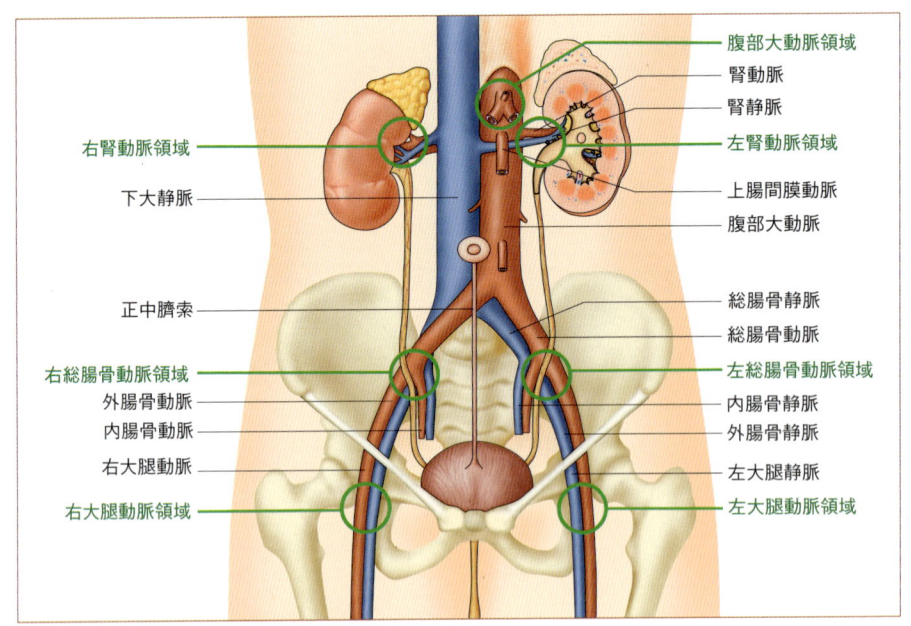

■ 図10-2　血管の走行と聴診部位

a. 4区分：臍を通過する垂直・水平面で区画された区分

b. 9区分：左右鎖骨中央線，左右の肋骨弓下端を通る線と左右の上前腸骨棘を通る線で区画された区分

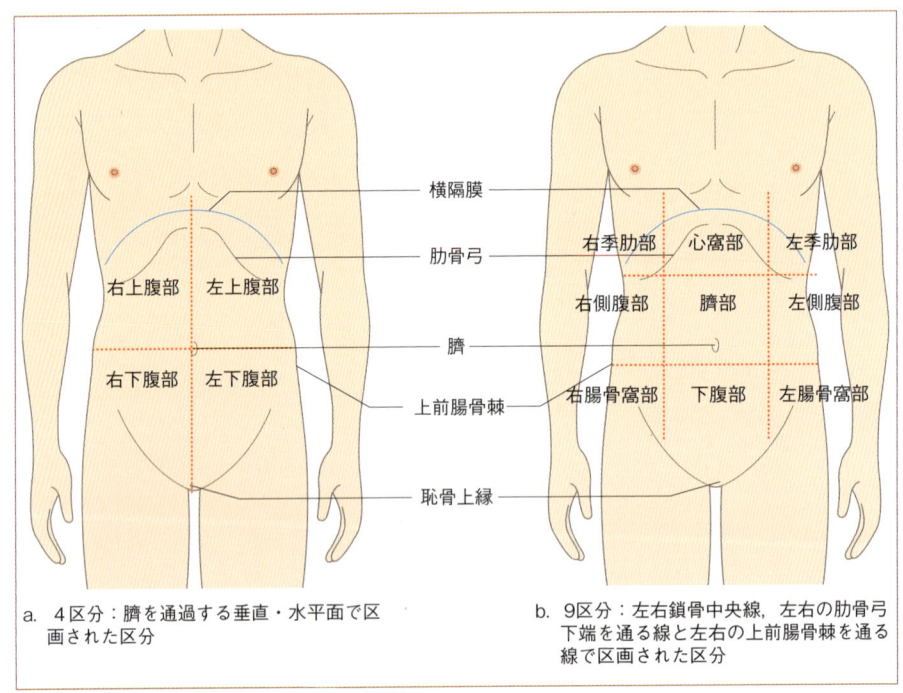

■ 図10-3　腹部4区分ならびに9区分

門脈などがある（**図10-2**）．
- 腹部の区分として，臍を中心とした水平線と垂直線で分ける4区分と，左右鎖骨中央線，左右の肋骨弓下端を通る線，ならびに左右の上前腸骨棘を通る線で分ける9区分がある（**図10-3**）．
- それぞれの区分にある腹部臓器や血管をイメージしてアセスメントを行う．

2 主な腹部臓器の機能

- 胃・十二指腸：胃は胃液の分泌機能と蠕動運動の機能をもつ．胃液により食物を粥状に消化し，蠕動運動で十二指腸を経由し小腸へと送り出す．
- 空腸，回腸，結腸，直腸：小腸は，腸液による消化，絨毛からの栄養素ならびに水分の吸収，運動機能による大腸への残渣の送り出しのはたらきをもつ．結腸は水分の吸収機能をもち，蠕動運動で残渣を直腸へと運ぶ．残渣（便）が直腸に到達し，直腸壁が伸展すると内圧が高まり排便が行われる．
- 肝臓：肝臓の主な機能は，糖代謝，タンパク代謝，脂質代謝，胆汁生成とビリルビン代謝，ビタミン代謝，ホルモンの分解，有害物質の解毒・薬物代謝である．
- 膵臓：膵液を消化管に分泌（外分泌）し，糖代謝に関与するホルモンを血液中に分泌する（内分泌）機能をもつ．
- 腎臓：尿の生成と排泄による細胞外液量・電解質組成・酸塩基平衡の調節，エリスロポエチン・レニンといった内分泌ホルモン産生機能をもつ．

問診

1 何を評価するために行うか

- 腹部臓器は，消化，吸収，代謝，排泄の機能をもち，食事や排泄などの生活面に影響を与える．問診では消化器症状を中心に，症状の出現時期，持続時間，部位，程度，増悪や緩和させる要因についてアセスメントを行う．得られた情報から，症状の原因の推測を行う．

2 問診票

- 食欲はありますか．
- おなかが張った感じがありますか．
- 消化不良を感じることがありますか．
- 胸焼けを感じることがありますか．
- 吐き気を感じることがありますか．
- 吐くことがありますか．それはどのような色でしたか．
- 毎日排便がありますか．
- 排便の量・回数・性状が変化しましたか．
- 排便後にまだ便が残る感じはありますか．
- 便秘がありますか．
- 下痢がありますか．
- 腹痛がありますか．
- 胃や腸の薬を飲んでいますか．
- 胃や腸の治療を受けたことがありますか．

3 問診で得た情報を診査にどう結びつけるか

- 食欲は消化管の機能障害があると減退しやすいので，消化管の状態を把握するための問診項目として重要である．
- 悪心・嘔吐は，消化管の機能障害，電解質異常，妊娠，薬物の副作用，精神的要因などさまざまな原因によって生じる．症状がある場合は，その他の主観的・客

- 観的情報と併せて原因を推測して身体診査につなげる．
- 腹部の痛みの原因は多様である．痛む部位，強さ，始まり方と持続時間，痛みの性質，増悪や緩和要因，随伴症状について情報を収集し，原因を推定して身体診査につなげる．
- 薬物の副作用として，肝機能障害，腎機能障害，消化性潰瘍，消化管出血，便秘，下痢などが生じるので，使用している薬物および既往歴を確認し，薬物の副作用症状に注意する．
- 腹部臓器への影響を考慮するために，消化器系疾患の既往の有無，腹部の手術，あるいは外傷を把握する．

身体診査

腹部 視診

1 部位と順序
- ①腹部全体，②臍部，③皮膚，④血管の観察を行う．範囲が広いので4区分に分けて観察する．

2 診査方法
- 仰臥位となり剣状突起から恥骨結合まで露出してもらう．
- 腹部全体の輪郭（平坦，陥凹，膨隆のいずれかで表現）・左右対称性および腫瘤の有無，腹部表面の動き（蠕動，呼吸に伴う動き）を観察する．
- 臍部の位置（偏倚の有無），皮膚の性状（色，発疹・瘢痕・線条・静脈の怒張の有無），腹部大動脈の拍動を観察する．

3 留意点
- 十分な明るさを保つ．腸蠕動や腹部大動脈の拍動の観察には，ペンライトで腹部表面を斜めから照らして陰影をつけることで，微細な動きがわかりやすくなる．
- 視線を患者の正面，あるいは腹壁の高さにおき，多角的に観察する．

4 身体診査所見

正常
- 腹部の輪郭は平坦，左右対称，腫瘍なし．腹部表面の蠕動なし．臍部の偏倚，皮膚の異常，腹部大動脈の拍動なし．
- 痩せた患者では，腸蠕動，腹部大動脈の拍動が見えることがある．

異常
- 腹部の膨隆は，鼓腸，腹水，肥満，宿便，腫瘍，妊娠などの可能性がある．
- 臍部の偏倚は腫瘍，突出はヘルニアの可能性がある．
- 大動脈の走行に沿って拍動性の腫瘤が見られる場合は，腹部大動脈瘤の可能性がある．
- 皮膚線条がある場合，妊娠や肥満による線条，クッシング症候群の症状の可能性がある．
- 肝硬変の進行に伴い，腹壁静脈の怒張（メドゥサの頭）や，クモ状血管腫がみら

れる.

腹部 聴診

1 部位
- 腸蠕動音と血管音(鼠径部の大腿動脈含む)を聴取する.

2 診査方法
- 腸蠕動音は聴診器の膜面で聴取する.腸蠕動音は,蠕動運動に伴い腸内容が移動するときに発生する.腸蠕動音は伝播するので,聴取する部位は腹部の1か所でよい.通常は右下腹部で行う.
- 血管音は,聴診器のベル面で血管の走行に沿って聴取する(**図10-2**参照).腹部大動脈と腎動脈は深部にあるため強めに聴診器を当てる.

3 留意点
- 腸蠕動音の聴診時は,蠕動に影響を与えるため,聴診器を腹部に押しつけすぎないように注意する.
- 腸蠕動音が聴取されない場合には,腹部を4区分に分け,少なくとも各区分を1分間は聴診する.

4 身体診査所見

正常
- 腸蠕動音:グーグー,グルグルといった音を1分間に5回以上聴取する.
- 血管音:通常,血流音は聴取されないことが多い.

異常
- 腸蠕動音の亢進:1分間の聴取で常に腸蠕動音が聴取される状態.金属性の高音が聴取される場合は閉塞性イレウスの可能性がある.
- 腸蠕動音の減少:1分間に1〜3回程度しか腸蠕動音が聴取されない.あるいはそれ以上に聴取できる間隔が開く場合.胃腸機能の低下,麻痺性イレウスの可能性がある.
- 腸蠕動音の消失:5分以上聴診しても腸蠕動音が聴取されない状態.麻痺性イレウスの可能性がある.
- 血管雑音:風が吹くような音(ビュイビュイ)が拍動性に聴取される.動脈の狭窄・拡張や動脈瘤の可能性がある.

腹部 打診

1 部位と順序
- ①腹部全体の打診(腹水の有無の確認を含む),②肝臓の打診,③肝臓,脾臓および腎臓の叩打診を行う.

2 診査方法

①腹部全体の打診
- 腹部を9区分に分け,それぞれの部位の打診を順に行う.打診音(共鳴音,鼓音,濁音)により,腹腔内臓器の位置,大きさ,状態をアセスメントする.

②腹水の有無の確認
- 腹水の有無を,打診音(境界)の移動と,波動の伝わり方で診査する.以下の2つ

の方法でアセスメントする．

❶打診音（境界）の移動（図10-4）

- 腹部の打診では，ガスが貯留した腸管は鼓音，腹水は濁音が聴取される．この打診音の違いを用いて腹水の有無をアセスメントする．
- まず，仰臥位で腹部中央部から背部に向けて打診を行う．腹水が貯留している場合，腹水は背側に沈下し，ガスが貯留する腸管は体表面側にあるために，腹水のない腹部中央部で鼓音，腹水が貯留する側腹部で濁音となる．
- 打診音が変化した部位（境界）にマーカーで印をつける．次に側臥位とし，側腹部下側から腹部正中線に向けて打診を行い，濁音が鼓音に変化する部位を確認する．
- 腹水は側臥位の低い側に流れるので，仰臥位で確認した境界と側臥位での境界が移動していれば腹水が証明される．

❷波動の伝わり方（図10-5）

- 患者の側腹部の片側に手のひらを当て，反対側の側腹部を軽く叩く．
- 腹水があれば，水の振動により，叩いた部位と反対側の手のひらに波動を感じる．
- 皮下脂肪が多い場合は，腹壁の振動による波動を除くために，介助者の手の尺骨側を腹部中央に置く．

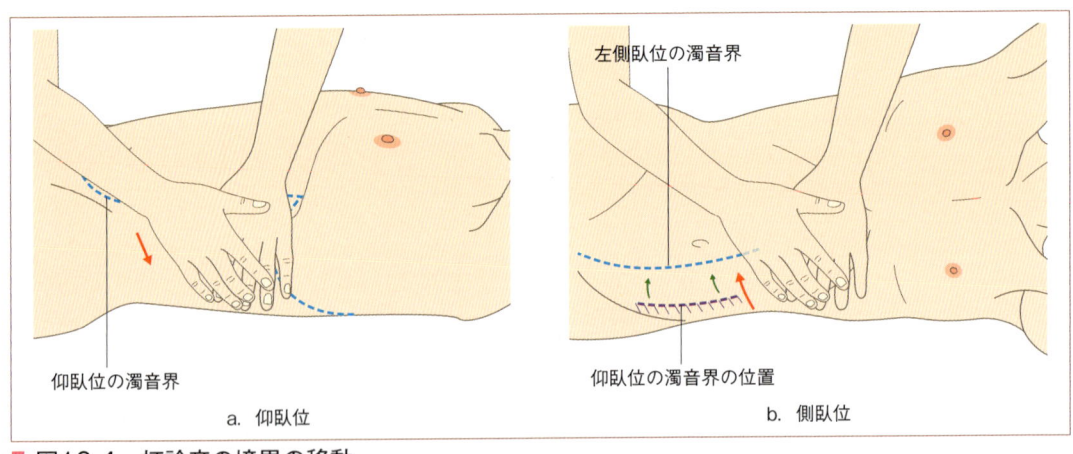

a．仰臥位　　　　　　　　　　　b．側臥位

図10-4　打診音の境界の移動

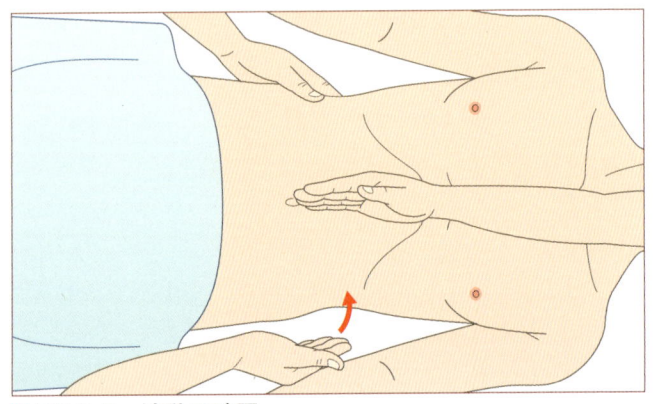

図10-5　波動の確認

③肝臓の打診（図10-6）

- 肝臓を打診することで大きさを推定する．
- 肝臓は横隔膜の下部，右肋骨弓下縁内に位置する．呼吸による横隔膜の移動に伴い，肝臓の位置が2〜3cm変動するので，打診時は吸気で息を止めてもらう．
- まず，右鎖骨中央線上で乳頭下の高さから腹部に向かって打診を行う．肺野では共鳴音，肝臓は実質臓器のため濁音となる．共鳴音から濁音に変化した部位が肝臓の上縁となるためマーカーで印をつける．
- 次に右鎖骨中央線上で臍の高さから頭部に向かって打診を行う．腸管では鼓音，肝臓下縁から濁音となる．鼓音から濁音に変化した部位にマーカーで印をつけ，先につけた印との間隔を定規で測定し，肝臓の大きさを推定する．

④叩打診（図10-7）

- 臓器（肝臓，脾臓，腎臓）の腫大や炎症をアセスメントする方法である．
- 臓器がある部位の体表面に手を当て，一方の手のひらで体表面に当てた手を叩く．炎症があれば叩いた振動により痛みが生じる．
- 肝臓は右肋骨弓部，脾臓はトラウベの三角形（左第6肋骨，左肋骨弓下縁，左前腋窩線に囲まれた部位），腎臓は患者に坐位または左側臥位になってもらい，肋骨脊柱角を叩く．

3 留意点

- 打診時に疼痛を訴えた場合，臓器の炎症の可能性がある．症状を増悪させるリスクがあるため，基本的に触診は行わない．

4 身体診査所見

正常

- 実質臓器や便塊が貯留している部位では濁音，胃や腸などの管腔臓器では鼓音となる．
- 肝臓の正常な大きさは，右鎖骨中央線上で6〜12cmであり，上縁は第5〜7肋間，下縁は肋骨弓の位置となる．

異常

- 仰臥位と側臥位の濁音界の位置が一致しない（腹水あり）．
- 肝臓の縦径が右鎖骨中央線上で12cm以上の場合は，肝腫大の可能性がある．

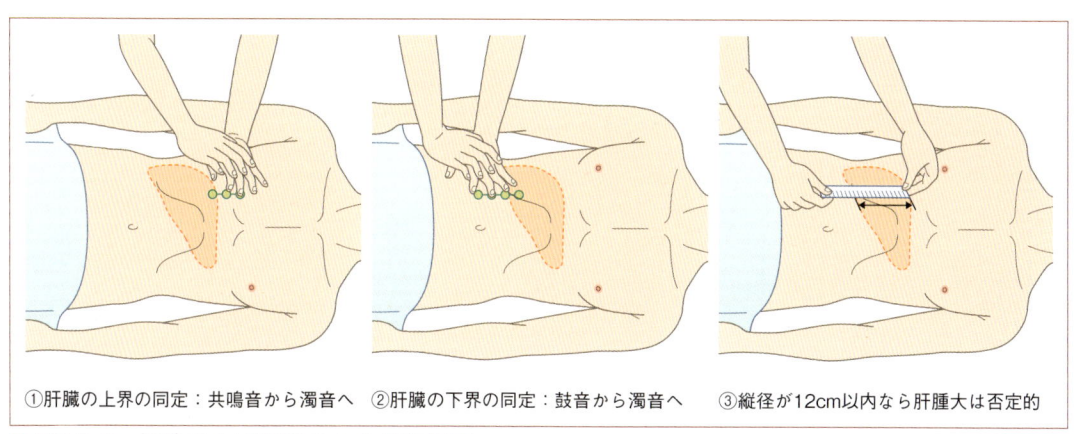

①肝臓の上界の同定：共鳴音から濁音へ　②肝臓の下界の同定：鼓音から濁音へ　③縦径が12cm以内なら肝腫大は否定的

図10-6　打診による肝臓の大きさの推定

前面　　　　　　　　　　　　　　　背面

■ 右肋骨弓部　　■ トラウベの三角形　　■ 肋骨脊柱角

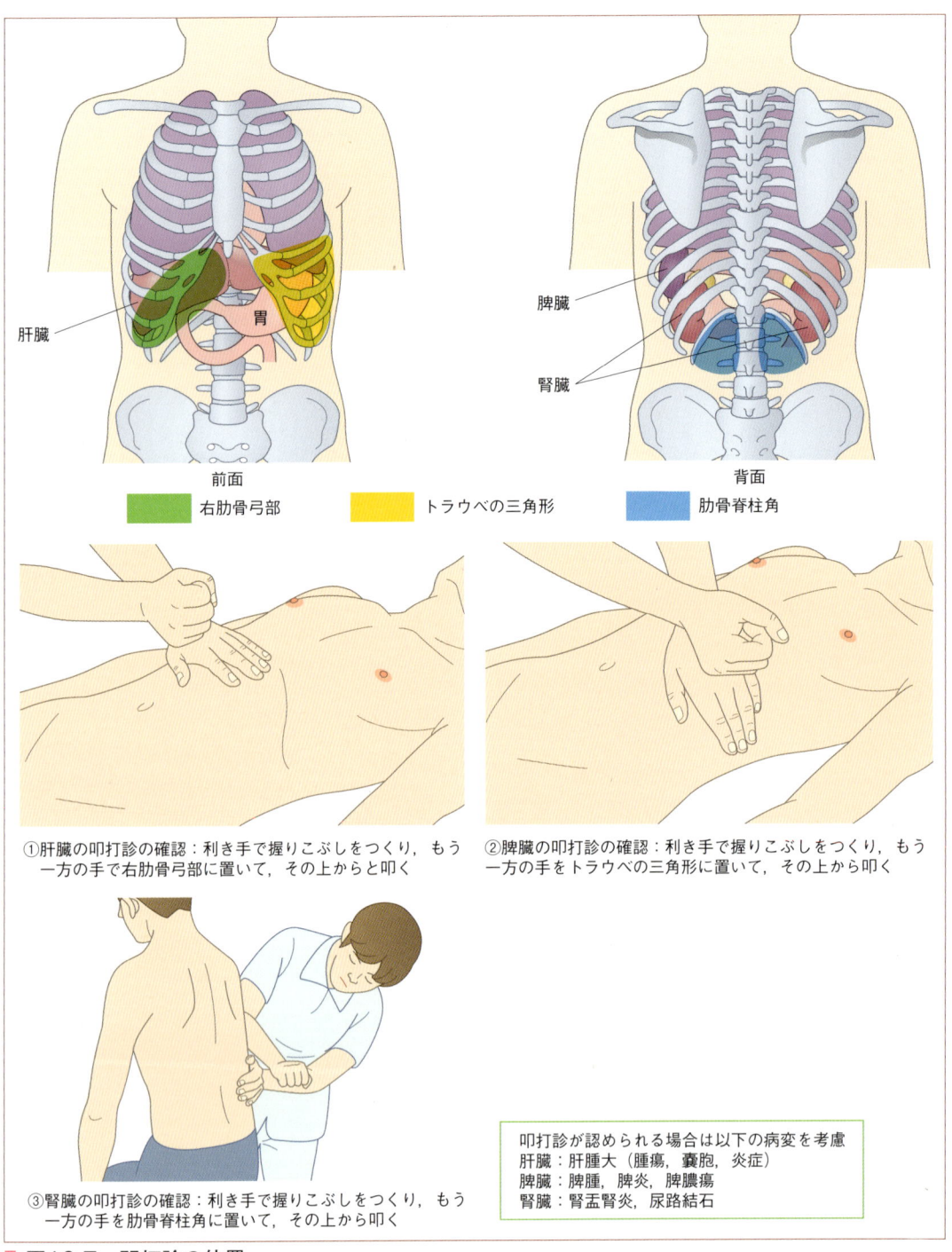

①肝臓の叩打診の確認：利き手で握りこぶしをつくり，もう一方の手で右肋骨弓部に置いて，その上からと叩く

②脾臓の叩打診の確認：利き手で握りこぶしをつくり，もう一方の手をトラウベの三角形に置いて，その上から叩く

③腎臓の叩打診の確認：利き手で握りこぶしをつくり，もう一方の手を肋骨脊柱角に置いて，その上から叩く

叩打診が認められる場合は以下の病変を考慮
肝臓：肝腫大（腫瘍，嚢胞，炎症）
脾臓：脾腫，脾炎，脾膿瘍
腎臓：腎盂腎炎，尿路結石

■ 図10-7　叩打診の位置

- 肝臓，脾臓，腎臓の叩打痛を認める場合は病変の可能性がある．

腹部　触診

1 部位と順序

- ①腹部全体，②肝臓，③脾臓，④腎臓

2 診査方法

①腹部全体

- 触診には浅い触診と深い触診がある．手掌，手背，指先を用いて伝わる感触から，皮膚の状態，腹腔内臓器の位置や大きさならびに状態をアセスメントする．

❶浅い触診（図10-8）

- 腹部を4区分に分けて（図10-3参照）時計回りに，指のつけ根から指腹を用いて，ゆっくり，かつ皮膚が1〜2cm沈む程度に浅く圧迫し，皮膚の温度・湿度・皮膚表面の感触，腹壁の緊張，筋性防御，触れる臓器の位置や状態，腫瘤や圧痛の有無をアセスメントする．

❷深い触診（図10-9）

- 利き手の示・中・薬指の指先の腹の部分を使い，皮膚が3〜5cm沈む程度にゆっくりと圧迫する．
- 圧痛の有無を表情ならびに問いかけにより確認しながら，4区分を時計回りに触診し，深部にある臓器の状態，腫瘤の有無を観察する．
- 腹壁の抵抗で触診しにくい場合は，利き手の上に片方の手を重ねて，利き手は感触を確かめつつ，もう片方の手で圧迫し，両手を手前に引くように動かす．

②肝臓の触診（図10-10）

- 左手掌を右側背部第11〜12肋間に置き，下から上に向けて軽く持ち上げるようにする．

指の腹から指のつけ根全体で，皮膚が1〜2cm沈む程度に軽く触れる

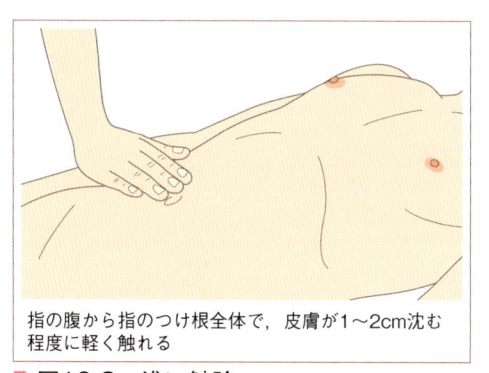

図10-8　浅い触診

利き手の上にもう一方の手を重ねて腹部を圧迫し，その両手を手前に引くようにして観察する

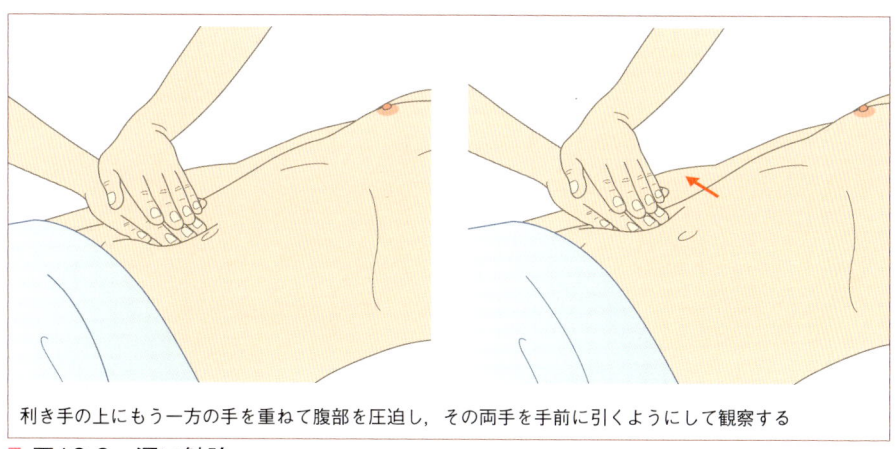

図10-9　深い触診

- 右手の手指を右肋骨弓の位置に正中線に平行になるように置くか，右手示指の内側を右肋骨弓に平行に沿わせるようにして置く．
- 患者に息を吐いてもらい，腹部がゆるんだときに右手指を肋骨弓下に沈ませる．
- 次に，息を吸ってもらい，腹部が膨隆するよりも少し遅れて右手を腹壁の動きに合わせて戻し，吸気に伴い横隔膜に押されて降りてくる肝臓の下縁が触れるか確認する．
- 肝下縁は触れないことが多いが，触れる場合は，表面の感触(凹凸，硬さ)を確認する．

③脾臓の触診(図10-11)
- 患者の右側に立ち，左手を背部の脾臓の部位に置き，下から上に支持する．
- 右手を左肋骨下縁に置き触診を行う．脾臓を体壁に近づけるために，患者に右側臥位をとってもらう場合もある．

④腎臓の触診(図10-12)
- 左手掌を右背部肋骨下縁(第12肋骨)に置き，右手を右肋骨弓に沿わせて置く．
- 息を吐いてもらい，左手掌を軽く持ち上げ，右手で腎臓の下方をはさむようにする．
- 左の腎臓も同じように触診する．

3 留意点

- 膝を曲げて腹式呼吸をしてもらい，腹壁の緊張をとる．

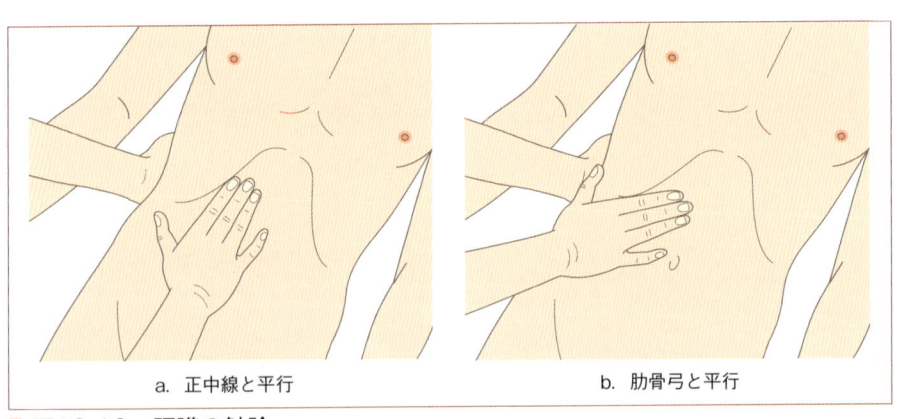

a. 正中線と平行　　　b. 肋骨弓と平行

■図10-10　肝臓の触診

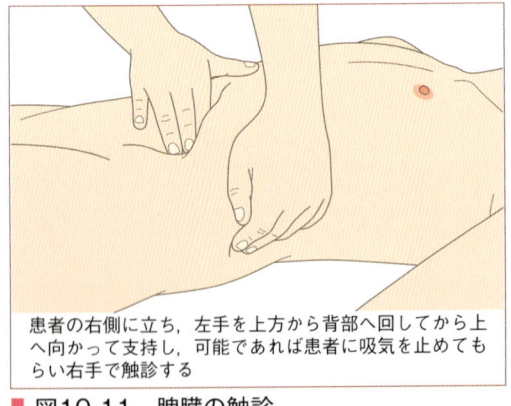

患者の右側に立ち，左手を上方から背部へ回してから上へ向かって支持し，可能であれば患者に吸気を止めてもらい右手で触診する

■図10-11　脾臓の触診

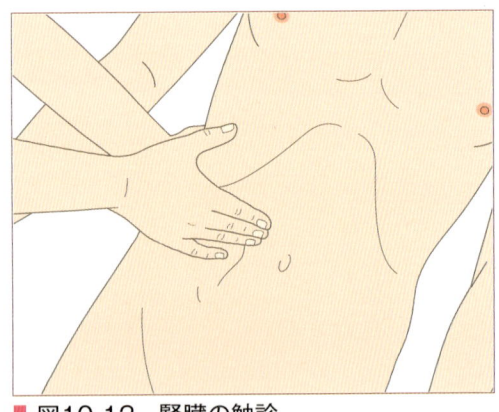

■図10-12　腎臓の触診

- 患者の表情を見ながら触診を行い,圧痛の有無や程度を把握する.
- 問診や打診により,すでに痛みがあることが明らかな部位は最後に触診する.
- 触診により痛みが増強する場合は,炎症や病変の存在が懸念されるので無理に継続しない.
- 臓器を損傷しないように,指先だけに力を入れずゆっくりと行う.

4 身体診査所見

正常
- 腹部全体:全体に柔らかく,圧痛や腫瘤がない.
- 肝臓:触れないことが多いが,やせた人では肝臓下縁を触れることがある.
- 脾臓:脾臓は触れず,圧痛もない.
- 腎臓:やせた人の場合に右腎が触れることがある.左腎は正常では触れない.

異常
- 腹部全体:圧痛や腫瘤が触れる.腹壁の一部を軽く圧迫して急に離したとき,離した瞬間に痛みが強い状態を反動痛といい,腹膜炎の可能性がある.マックバーニー点,ランツ点で圧痛がある場合は,急性虫垂炎の可能性がある(図10-13).
- 肝臓:肝臓下縁が触れる場合は肝腫大の可能性がある.
- 脾臓:触れる場合は脾腫大の可能性がある.
- 腎臓:触れる場合は腎腫大の可能性がある.

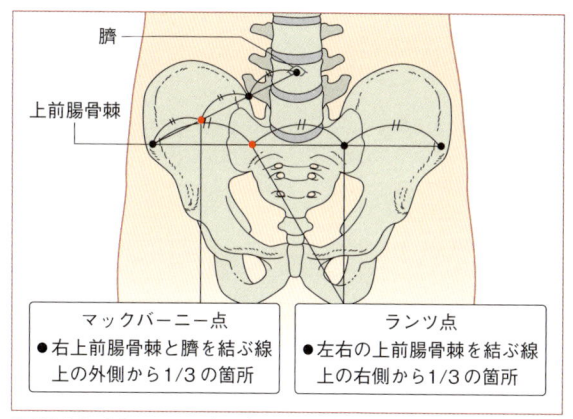

図10-13 マックバーニー点とランツ点

マックバーニー点
- 右上前腸骨棘と臍を結ぶ線上の外側から1/3の箇所

ランツ点
- 左右の上前腸骨棘を結ぶ線上の右側から1/3の箇所

アセスメントをケアに活かす

身体診査の結果

　P氏，52歳，女性．2年前に右乳がんの診断を受け，手術を受けた．その後，術後補助化学療法として，AC療法（ドキソルビシン塩酸塩，シクロホスファミド水和物）を外来で4クール行った．AC療法に引き続き，3週間に1回の割合でパクリタキセルによる治療を，外来化学療法センターで2クール行った．3クール目の治療前に，便秘と腹部の張った感じを訴えられた．

　詳細に話を聞くと，最近3日間は食後にとくに腹部膨満感が強くなると訴えられた．悪心はなく食事はほぼ普段どおりに摂取できている．パクリタキセルの治療を開始する前は，普通便の排出が1日1回はあったが，治療2クール目終了後より，排ガス，排便ともに回数が少なくなった．最近1週間は3日に1回の割合で硬便が少量ずつ排出するが，すっきりと出た感覚がない．現在は，緩下剤（酸化マグネシウム）が与薬され，1日2回内服している．そこで，腹部の症状に対する身体診査を行った．

腹部

腹部全体	腸音	血管雑音	腹壁反射
視診 　腹部全体が軽度に膨隆している．腹部表面の蠕動は確認されない．臍部の偏位，皮膚の異常，腹部大動脈の拍動はない 打診 　右季肋部，左側腹部，左腸骨窩部は濁音，それ以外は鼓音である 触診 　左上腹部から下腹部にかけて硬く触れ，圧痛がある．痛みがあるため深い触診は行わなかった	聴診 　右下腹部で1分間に2回の腸蠕動音が聴診される 触診 　腸蠕動は触知されない	腹部大動脈　[⊖　＋] 腎動脈 　　　[⊖　＋（右・左）] 総腸骨動脈 　　　[⊖　＋（右・左）] 大腿動脈 　　　[⊖　＋（右・左）]	[⊕　－（右・左）]
	脾臓 叩打診 　疼痛　[⊖　＋（右・左）] 触診 　腹部全体の浅い触診で，圧痛があったため触診は行わず	腎臓 叩打診 　疼痛　[⊖　＋（右・左）] 触診 　腹部全体の浅い触診で，圧痛があったため触診は行わず	肝臓 打診：肝縦径 10 cm 叩打診 　疼痛　[⊖　＋（右・左）] 触診 　腹部全体の浅い触診で，圧痛があったため触診は行わず

結果に基づくアセスメント

　食事はほぼ普段どおりに摂取できているにもかかわらず，硬便が少量ずつ3日に1回程度しか排出されていないことから，便秘であると考えられる．左側腹部と左腸骨窩部は打診によると濁音であり，左上腹部から下腹部にかけて硬く触れて圧痛があることから，下行結腸，S状結腸に便が貯留していると推測される．また，腹部全体が膨隆し，打診で鼓音の部位が多いことから，便秘により腹部にガスが貯留していると考えられる．

　さらに，聴診では右下腹部で1分間に2回しか腸蠕動音が聴取できず，排ガスの回数が減っていることから腸蠕動が低下しているといえる．パクリタキセルの治療回数が重なるにつれて便秘の症状が出ていること，パクリタキセルの副作用として自律神経障害による便秘を起こすことが明らかであることから，P氏の腹部の張った感じは，パクリタキセルの副作用による便秘と考えられる．

ケアへの示唆

- 身体検査の結果に基づいて，主治医にパクリタキセルの副作用による便秘と考えられることを伝えた．その結果，緩下剤の種類と量の変更が行われた．
- P氏には，便秘のコントロールを行えるように，緩下剤の内服と適度の運動，ならびに腹部マッサージの方法について説明をした．

関連するアセスメント

- パクリタキセルの副作用として，末梢神経障害が出やすいので，知覚異常の有無と併せてアセスメントする．

第11章 筋・骨格系のフィジカルアセスメント

学習目標
1. 筋・骨格系の構造と機能について説明できる.
2. 筋・骨格系の身体診査を実施できる.
3. 得られた所見について，正常と正常からの逸脱（異常）を区別することができる.

身体診査時の注意事項
1. 転倒などの危険がないように安全に配慮する.
2. 痛みなどの自覚症状がある場合は，診査の必要性を吟味して，実施するかどうか判断する.
3. 関節の可動性や筋力の診査は，無理をして動かすことで筋骨格系を損傷する危険もあるため，診査の説明を十分に行い，無理をさせない.

必要物品
1. 角度計

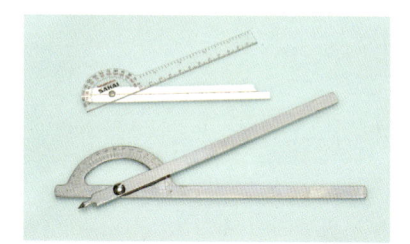

筋・骨格系の構造と機能

骨格系

1 骨格系の構造
- 骨，関節，靱帯，腱の総称を骨格系とよぶ.
- 骨は人体では200個以上あり，形状や内部構造で長骨，短骨，扁平骨，不規則骨，含気骨に分けられる.
- 関節は2つ以上の骨を連結する構造体であり（図11-1），可動性により可動関節

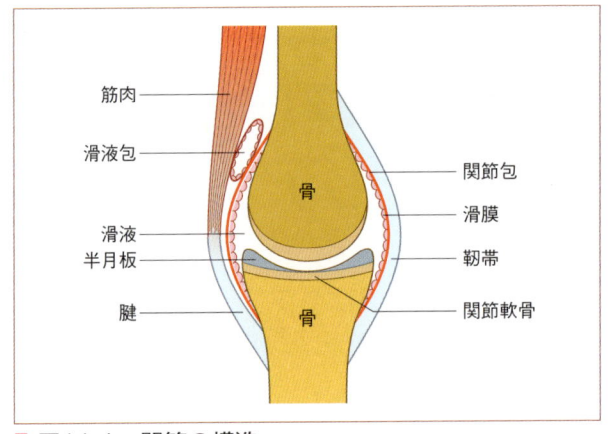

■ 図11-1　関節の構造

■ 図11-2　可動関節の分類

（藤崎 郁：フィジカルアセスメント完全ガイド．p.140, 学研メディカル秀潤社, 2001）

と不動関節に分かれる．
- 可動性をもつ可動関節は，四肢の関節の大多数が属し，骨，関節軟骨，関節包，滑膜，靱帯などから構成されている．
- 可動関節は動かすことのできる方向の種類によって一軸性，二軸性，多軸性に分類できる（**図11-2**）．

筋

1 筋の構造

- 筋肉には随意筋と不随意筋があり，不随意筋には平滑筋や心筋が，随意筋には骨格筋がある．
- 骨格筋とは，骨格系に付着する筋肉であり，動いたり姿勢を保ったりするはたらきをする（**図11-3**）．
- すべての骨格筋は2か所以上で骨または結合組織についており，収縮することで運動が生じる．

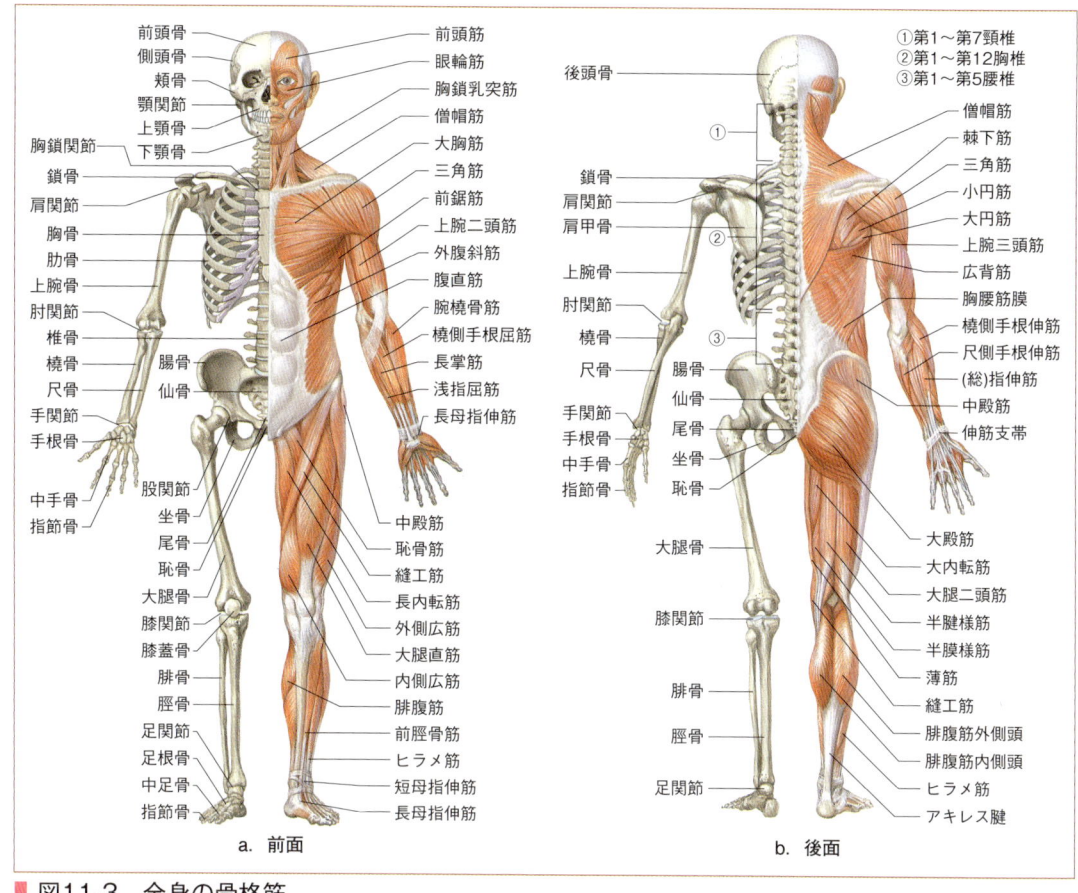

図11-3　全身の骨格筋

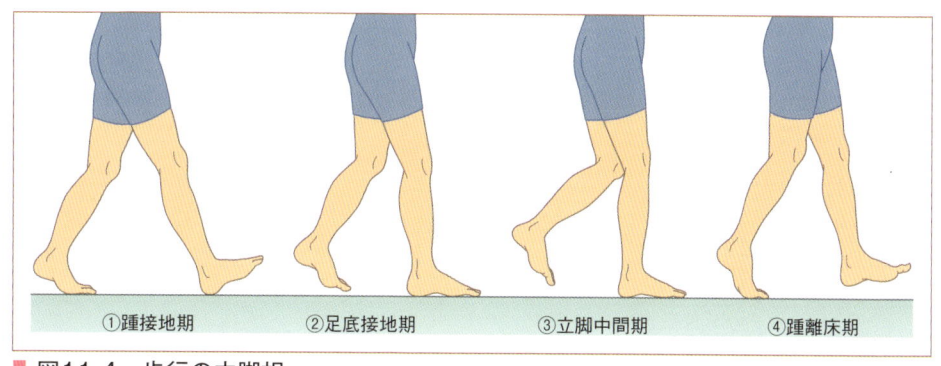

a. 前面　　b. 後面

図11-4　歩行の立脚相

①踵接地期　②足底接地期　③立脚中間期　④踵離床期

- この運動は神経からの電気刺激によって生じるため，筋に障害がなくても神経系に異常がある場合は適切な活動はできない．

筋・骨格

1 筋と骨格の機能

- 筋・骨格系は，歩行など身体を動かすための機能を担っている．動くためには同時に，動きを命令する大脳皮質，命令を伝達する大脳・脊髄・末梢神経などの脳や神経経路も正しく機能しなければならない．
- 歩行には歩行周期があり，立脚相（片足が地と接触している状態，図11-4）と遊

脚相（地に接触していた足が浮いている状態）に分けられる．
- 1歩行周期のうち立脚相は約60％の時間を占め，遊脚相は約40％を占める．

問診

1 何を評価するために行うか
- 現在の健康状態：症状の有無と症状の変化，自覚症状がある場合は日常生活への支障の程度
- 現症状の関連事項：骨，関節，靱帯，腱の損傷の既往および治療法と後遺症など

2 問診票

> - 手足や頸，腰などを動かすと痛みがありますか．それは，どの部分ですか．どのような痛みですか．それは，いつごろからですか．それは，どのようなときに強くなりますか．
> - 関節に痛み以外で気になる症状はありますか．
> - 関節が動かしにくいと感じることはありますか．
> - 関節を動かしたとき，何か変な感じや音がありますか．
> - 関節がしびれたり，熱い感じがありますか．
> - 手足の筋肉が落ちたと感じることがありますか．
> - 日常生活を行うなかで不自由に思う動作はありますか．立ち上がりのときはどうですか．服の着替えのときはどうですか．階段の昇り降りではどうですか．

3 問診で得た情報を診査にどう結びつけるか
- 症状の訴えがあるときは，自覚症状を確認しながら関連項目をていねいに診査する．
- 痛みや動きにくさの訴えがある場合は，診査する必要性を考え，診査を実施するかどうかを判断する．無理に診査を行うことが苦痛を与えるだけ，あるいは筋・骨格系を傷害する危険を伴う場合は実施しない．
- 人工骨頭置換術を行った患者などは脱臼の危険があるため制限されている関節の動きがある．筋・骨格系の治療の既往がある場合は，該当する関節の動きの診査を行ってよいか，吟味する．

身体診査

骨格系　関節可動域

1 部位と順序
- 全身の可動性関節（首，肩，肘，手，指，腰，股，膝，足，足指の関節）

2 診査方法
- 各関節のもつ可動性を考慮のうえ，動きを指示する．診査者が動きをみせ，患者に同様の動きをまねるように実施してもらう（図11-5，表11-1）．
- 関節の動きの基本軸と移動軸を確認し，角度計を用いて関節可動域を測定する．

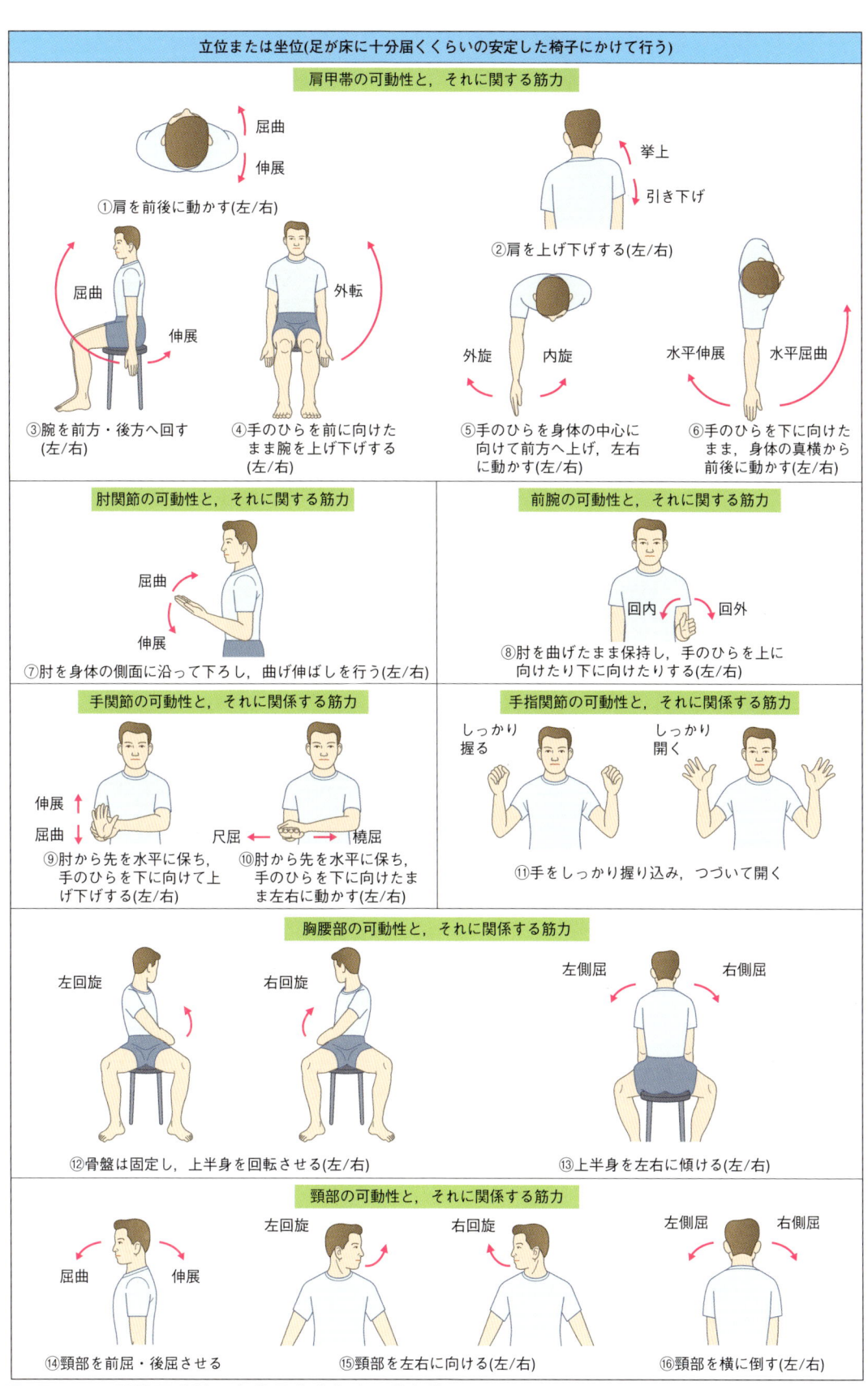

図11-5　関節可動域の自動運動診査時の動き①

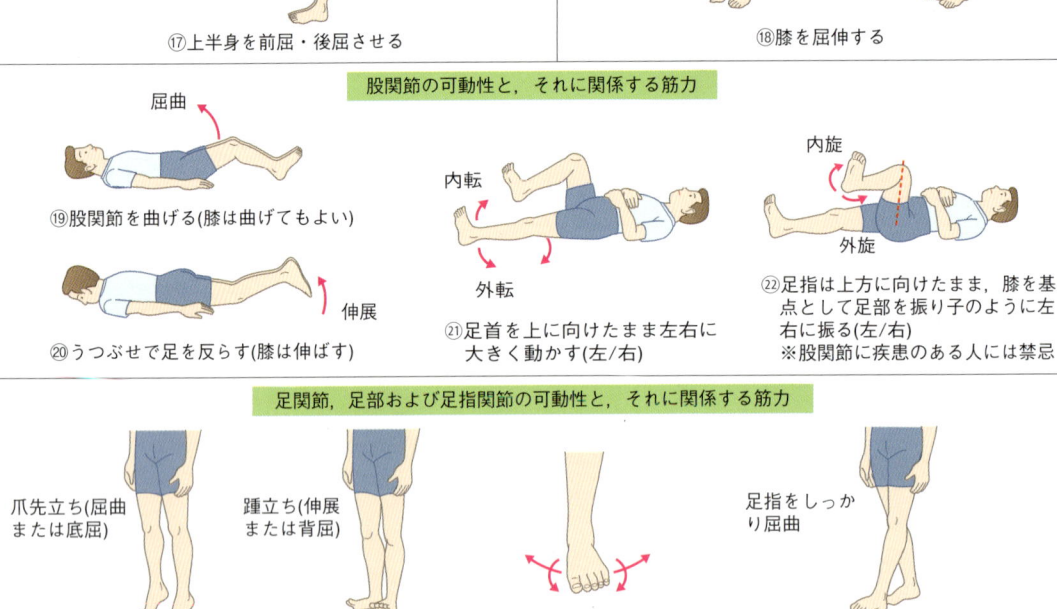

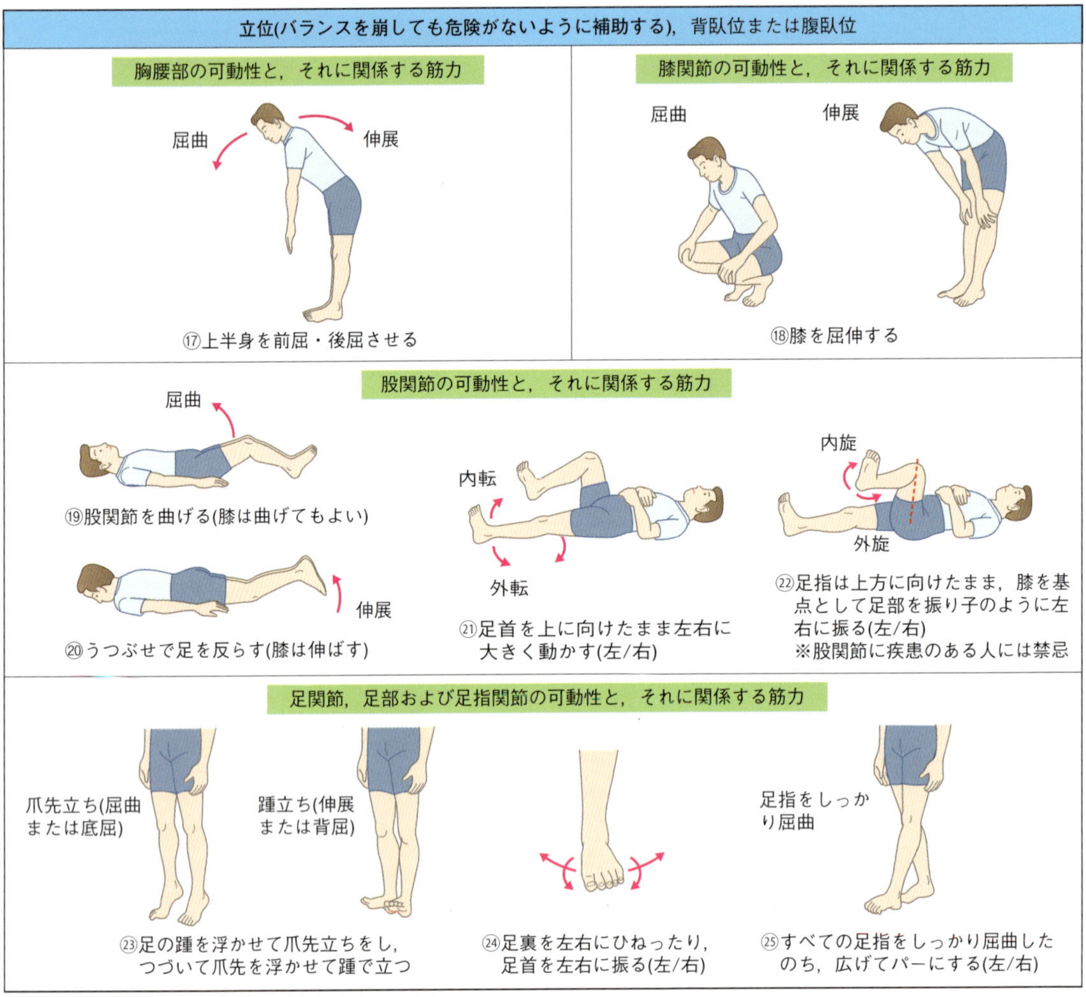

図11-5　関節可動域の自動運動診査時の動き②

3 留意点

- 筋・骨格系を傷害する危険があるため，正常か異常かの判断においては，患者の自動運動（自分で動ける範囲の関節の動き）の範囲で診査する．
- 転倒の危険もあるため周囲の環境に配慮する．

①関節可動域測定について

- 関節可動域測定には他動運動でも自動運動でも測定できるが，原則は他動運動による測定値を記載することになっている．よって，自動運動で測定した場合，そのことがわかるように記載する．
- 角度計はその中心を基本軸と移動軸の交点に合わせる．関節運動によっては角度計の中心を関節運動後に基本軸と移動軸の交点に合わせるように移動してもよい．

4 身体診査所見

正常

- 診査者と同じ動きができ，痛みや関節の動かしにくさの訴えがない．
- 関節可動域を測定し，図11-6に示されている参考可動域に近い可動性がある

表11-1 関節運動の名称と解説

名称	解説
屈曲/伸展	多くは矢状面の運動で，基本肢位にある隣接する2つの部位が近づく動きが屈曲，遠ざかる動きが伸展である．ただし，肩関節，頸部・体幹に関しては，前方への動きが屈曲，後方への動きが伸展である．また，手関節，手指，足関節，足指に関しては，手掌または足底への動きが屈曲，手背または足背への動きが伸展である
外転/内転	多くは前額面の運動で，体幹や手指の軸から遠ざかる動きが外転，近づく動きが内転である
外旋/内旋および回外/回内	肩関節および股関節に関しては，上腕部または大腿軸を中心として外方へ回旋する動きが外旋，内方へ回旋する動きが内旋である 前腕に関しては，前腕軸を中心にして外方に回旋する動き（手掌が上を向く動き）が回外，内方に回旋する動き（手掌が下を向く動き）が回内である
水平屈曲/水平伸展	水平面の運動で，肩関節を90°外転して前方への動きが水平屈曲，後方への動きが水平伸展である
右側屈/左側屈	頸部，体幹の前額面の運動で，右方向への動きが右側屈，左方向への動きが左側屈である
橈屈/尺屈	手関節の手掌面の運動で，橈側への動きが橈屈，尺側への動きが尺屈である
挙上/引き下げ（下制）	肩甲骨の前額面の運動で，上方への動きが挙上，下方への動きが引き下げ（下制）である
母指の橈側外転/尺側内転	母指の手掌面の運動で，母指の基本軸から遠ざかる動き（橈側への動き）が橈側外転，母指の基本軸に近づく動き（尺側への動き）が尺側内転である
掌側外転/掌側内転	母指の手掌面に垂直な平面の運動で，母指の基本軸から遠ざかる動き（手掌方向への動き）が掌側外転，基本軸に近づく動き（背側方向への動き）が掌側内転である
対立	母指の対立は，外転，屈曲，回旋の3要素が複合した運動であり，母指で第5指の先端または基部を触れる動きである
第3指の橈側外転/尺側外転	第3指の手掌面の運動で，第3指の基本軸から橈側へ遠ざかる動きが橈側外転，尺側へ遠ざかる動きが尺側外転である
外がえし/内がえし	足部の運動で，足底が外方を向く動き（足部の回内，外転，背屈の複合した運動）が外がえし，足底が内方を向く動き（足部の回外，内転，底屈の複合した運動）が内がえしである 足部長軸を中心とする回旋運動は回外，回内とよぶべきであるが，実際は，単独の回旋運動は生じ得ないので，複合した運動として外がえし，内がえしとした また，外反，内反という用語もあるが，これらは足部の変形を意味しており，関節可動域測定時に関節運動の名称として使用しない

[注] 関節可動域は年齢，性，肢位，個体による変動が大きいので，正常値としてではなく，参考可動域である．関節可動域の異常を判定する場合は，健側上下肢の関節可動域，参考可動域角度，年齢，性別，測定肢位，測定方法などを十分考慮して判定する必要がある

（日本整形外科学会，日本リハビリテーション学会関節可動域合同委員会制定，1995を参考に作成）

（関節可動域は年齢，性別，個体による変動が大きいので，図内には正常値ではなく参考可動域として示されている）．

異常
- 診査者と同じ動きができない．
- 関節を動かすときに音がする，痛みを訴える．
- 動きに左右差がある．
- 関節に変形がある．

A. 上肢						
部位名	運動方向	参考可動域角度	基本軸	移動軸	測定部位および注意点	参考図
肩甲帯	屈曲	20	両側の肩峰を結ぶ線	頭頂と肩峰を結ぶ線		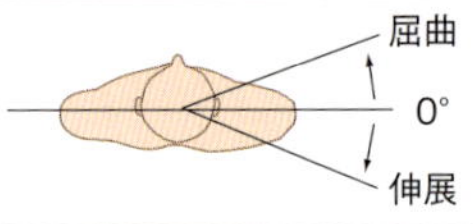
	伸展	20				
	挙上	20	両側の肩峰を結ぶ線	肩峰と胸骨上縁を結ぶ線	背面から測定する	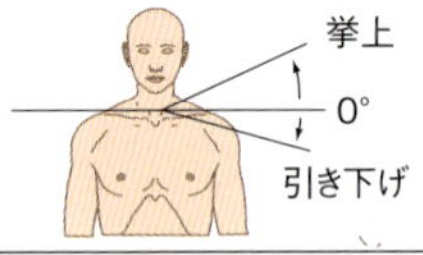
	引き下げ(下制)	10				
肩(肩甲帯の動きを含む)	屈曲(前方挙上)	180	肩峰を通る床への垂直線(立位または坐位)	上腕骨	前腕は中間位とする 体幹が動かないように固定する 脊柱が前後屈しないように注意する	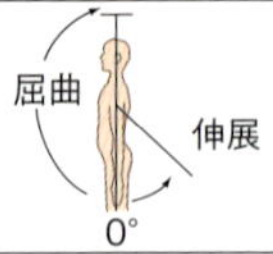
	伸展(後方挙上)	50				
	外転(側方挙上)	180	肩峰を通る床への垂直線(立位または坐位)	上腕骨	体幹の側屈が起こらないように、90°以上になったら前腕を回外することを原則とする →[その他の部位]参照	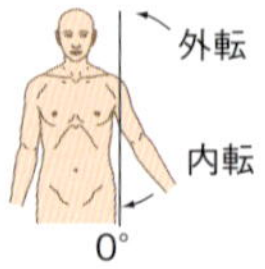
	内転	0				
	外旋	60	肘を通る前額面への垂直線	尺骨	上腕を体幹に接して、肘関節を前方90°に屈曲した肢位で行う 前腕は中間位とする →[その他の部位]参照	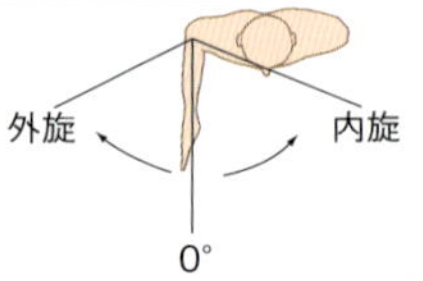
	内旋	80				
	水平屈曲	135	肩峰を通る矢状面への垂直線	上腕骨	肩関節を90°外転位とする	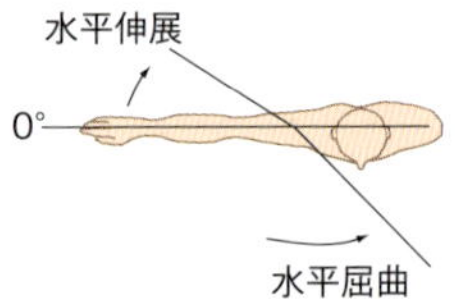
	水平伸展	30				
肘	屈曲	145	上腕骨	橈骨	前腕は回外位とする	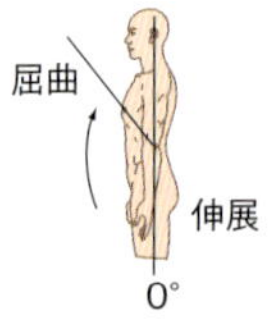
	伸展	5				
前腕	回内	90	床への垂直線	手指を伸展した手掌面	肩の回旋が入らないように肘を90°に屈曲する	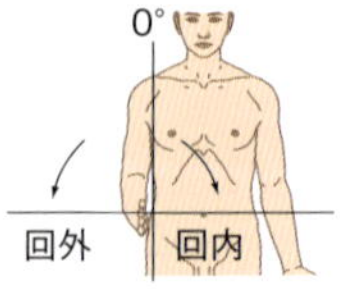
	回外	90				
手	屈曲(掌屈)	90	橈骨	第2中手骨	前腕は中間位とする	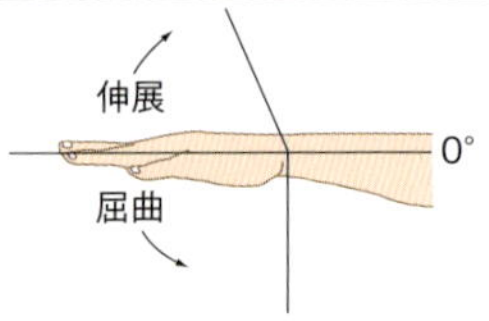
	伸展(背屈)	70				
	橈屈	25	前腕の中央線	第3中手骨	前腕を回内位で行う	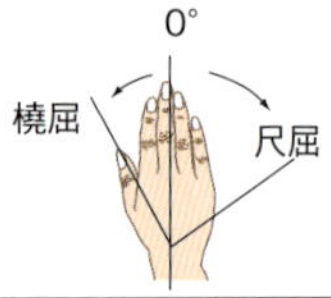
	尺屈	55				

図11-6 関節可動域表示および測定法①

B. 手指						
部位名	運動方向	参考可動域角度	基本軸	移動軸	測定部位および注意点	参考図
母指	橈側外転	60	示指 (橈骨の延長上)	母指	運動は手掌面とする 以下の手指の運動は，原則として手指の背側に角度計を当てる	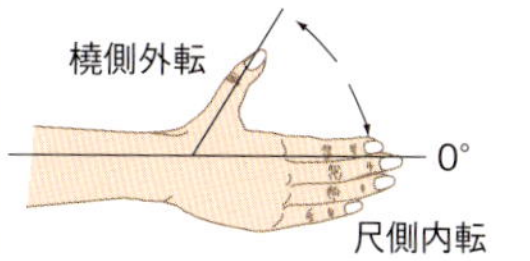
	尺側内転	0				
	掌側外転	90			運動は手掌面に直角な面とする	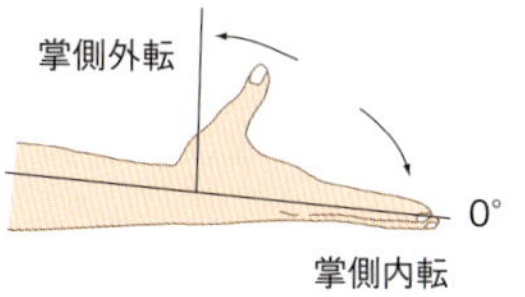
	掌側内転	0				
	屈曲(MCP)	60	第1中手骨	第1基節骨		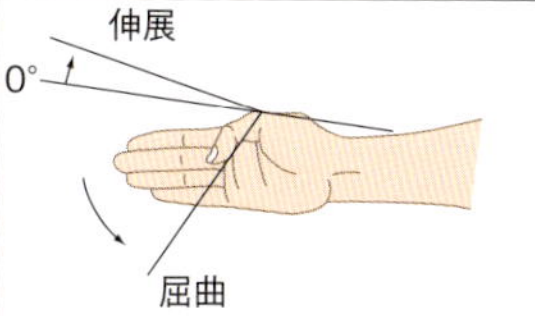
	伸展(MCP)	10				
	屈曲(IP)	80	第1基節骨	第1末節骨		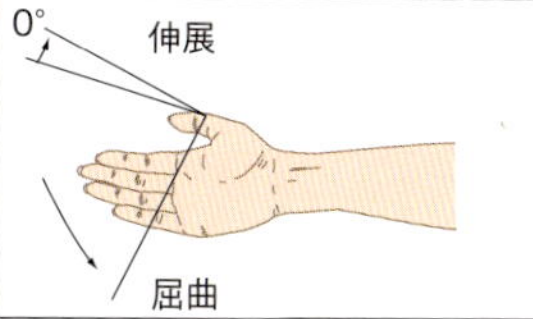
	伸展(IP)	10				
指	屈曲(MCP)	90	第2〜5中手骨	第2〜5基節骨	→[その他の部位]参照	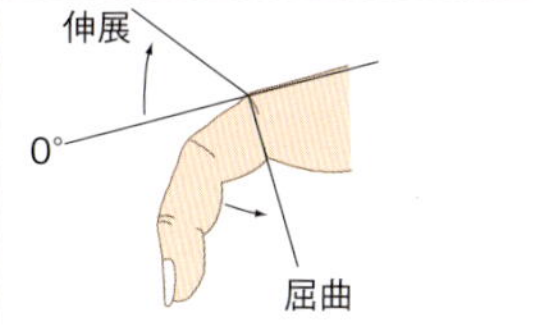
	伸展(MCP)	45				
	屈曲(PIP)	100	第2〜5基節骨	第2〜5中節骨		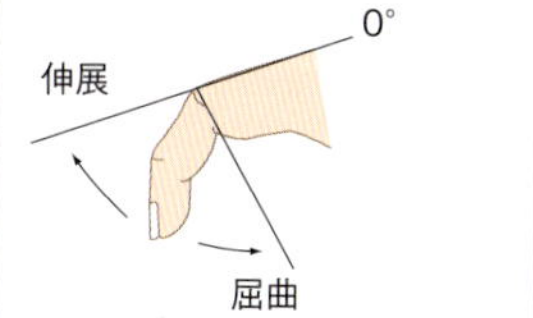
	伸展(PIP)	0				
	屈曲(DIP)	80	第2〜5中節骨	第2〜5末節骨		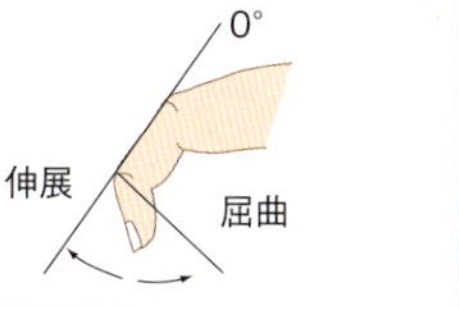
	伸展(DIP)	0			DIPは10の過伸展を取りうる	
	外転		第3中手骨延長線	第2, 4, 5指軸	中指の運動は橈側外転，尺側外転とする →[その他の部位]参照	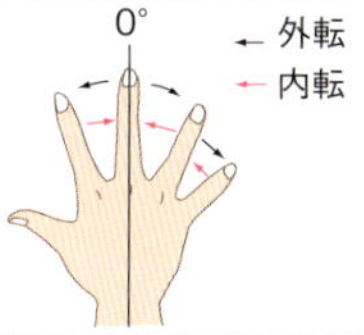
	内転					

■ 図11-6　関節可動域表示および測定法②

C. 下肢						
部位名	運動方向	参考可動域角度	基本軸	移動軸	測定部位および注意点	参考図
股	屈曲	125	体幹と平行な線	大腿骨（大転子と大腿骨外顆の中心を結ぶ線）	骨盤と脊柱を十分に固定する 屈曲は背臥位、膝屈曲位で行う 伸展は腹臥位、膝伸展位で行う	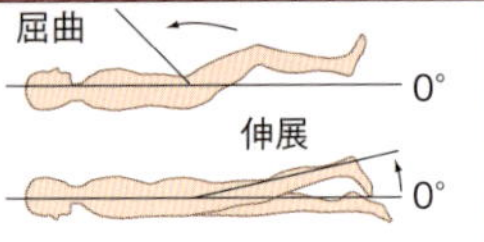
	伸展	15				
	外転	45	両側の上前腸骨棘を結ぶ線への垂直線	大腿中央線（上前腸骨棘より膝蓋骨中心を結ぶ線）	背臥位で骨盤を固定する 下肢は外旋しないようにする 内転の場合は、反対側の下肢を屈曲挙上してその下を通して内転させる	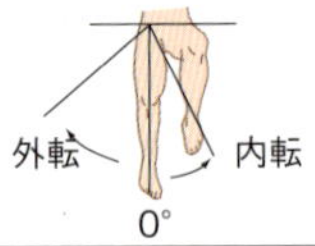
	内転	20				
	外旋	45	膝蓋骨より下ろした垂直線	下腿中央線（膝蓋骨中心より足関節内外果中央を結ぶ線）	背臥位で、股関節と膝関節を90°屈曲位にして行う 骨盤の代償を少なくする	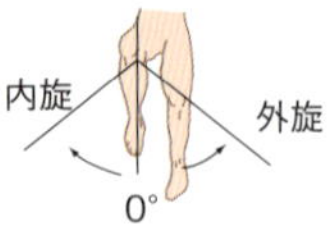
	内旋	45				
膝	屈曲	130	大腿骨	腓骨（腓骨頭と外果を結ぶ線）	股関節を屈曲位で行う	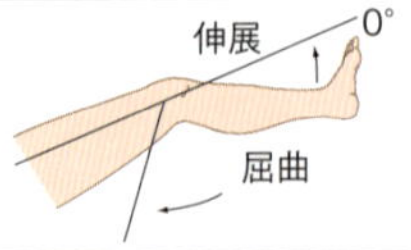
	伸展	0				
足	屈曲（底屈）	45	腓骨への垂直線	第5中足骨	膝関節を屈曲位で行う	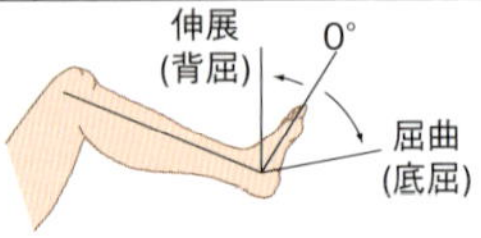
	伸展（背屈）	20				
足部	外がえし	20	下腿軸への垂直線	足底面	足関節を屈曲位で行う	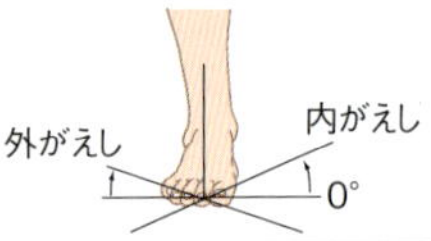
	内がえし	30				
	外転	10	第1、第2中足骨のあいだの中央線	同左	足底で足の外縁または内縁で行うこともある	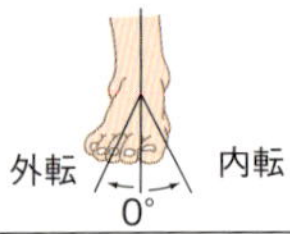
	内転	20				
母指（趾）	屈曲（MTP）	35	第1中足骨	第1基節骨		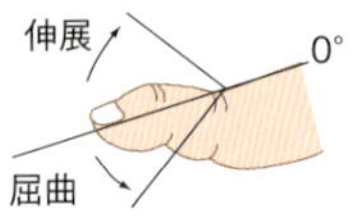
	伸展（MTP）	60				
	屈曲（IP）	60	第1基節骨	第1末節骨		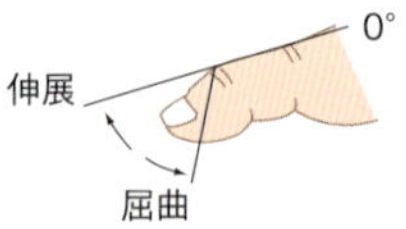
	伸展（IP）	0				
足指	屈曲（MTP）	35	第2〜5中足骨	第2〜5基節骨		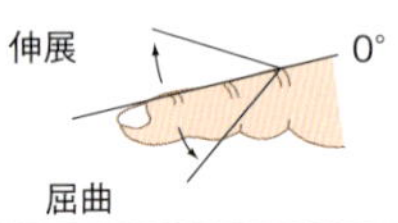
	伸展（MTP）	40				
	屈曲（PIP）	35	第2〜5基節骨	第2〜5中節骨		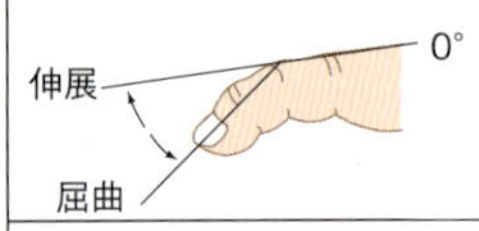
	伸展（PIP）	0				
	屈曲（DIP）	50	第2〜5中節骨	第2〜5末節骨		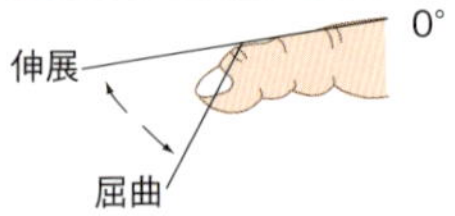
	伸展（DIP）	0				

■ 図11-6　関節可動域表示および測定法③

D. 体幹

部位名	運動方向		参考可動域角度	基本軸	移動軸	測定部位および注意点	参考図
頸部	屈曲(前屈)		60	肩峰を通る床への垂直線	外耳孔と頭頂を結ぶ線	頭部体幹の側面で行う 原則として腰かけ坐位とする	
	伸展(後屈)		50				
	回旋	左回旋	60	両側の肩峰を結ぶ線への垂直線	鼻梁と後頭結節を結ぶ線	腰かけ坐位で行う	
		右回旋	60				
	側屈	左側屈	50	第7頸椎棘突起と第1仙椎の棘突起を結ぶ線	頭頂と第7頸椎棘突起を結ぶ線	体幹の背面で行う 腰かけ坐位とする	
		右側屈	50				
胸腰部	屈曲(前屈)		45	仙骨後面	第1胸椎棘突起と第5腰椎棘突起を結ぶ線	体幹側面より行う 立位,腰かけ坐位,側臥位で行う 股関節の運動が入らないように行う →[その他の部位]参照	
	伸展(後屈)		30				
	回旋	左回旋	40	両側の後上腸骨棘を結ぶ線	両側の肩峰を結ぶ線	坐位で骨盤を固定して行う	
		右回旋	40				
	側屈	左側屈	50	ヤコビー線の中点に立てた垂直線	第1胸椎棘突起と第5腰椎棘突起を結ぶ線	体幹の背面で行う 腰かけ坐位または立位で行う	
		右側屈	50				

E. その他の部位

部位名	運動方向	参考可動域角度	基本軸	移動軸	測定部位および注意点	参考図
肩(肩甲骨の動きを含む)	外旋	90	肘を通る前額面への垂直線	尺骨	前腕は中間位とする 肩関節は90°外転し,かつ肘関節は90°屈曲した肢位で行う	
	内旋	70				
	内転	75	肩峰を通る床への垂直線	上腕骨	20°または45°肩関節屈曲位で行う 立位で行う	
母指	対立				母指先端と小指基部(または先端)との距離(cm)で表示する	
指	外転		第3中手骨延長線	第2,4,5指軸	中指先端と第2,4,5指先端との距離(cm)で表示する	
	内転					
	屈曲				指尖と近位手掌皮線または遠位手掌皮線との距離(cm)で表示する	
胸腰部	屈曲				最大屈曲は,指先と床の間の距離(cm)で表示する	

F. 顎関節

顎関節	・開口位で上顎の正中線で,上歯と下歯の先端とのあいだの距離(cm)で表示する ・左右偏位は上顎の正中線を軸として下歯列の動きの距離を左右ともcmで表示する ・参考値は上下第1切歯列対向縁線間の距離5.0cm,左右偏位は1.0cmである

注:表は日本整形外科学会および日本リハビリテーション学会により決定された「関節可動域表示ならびに測定方法」より作成

▌図11-6 関節可動域表示および測定法④

筋

筋力

1 部位
- 肩,上腕,前腕,手首,手指,股関節,膝関節,足関節

2 診査方法
- 筋力を徒手筋力測定法(MMT : manual muscle testing,**図11-7**)で評価する.
- 診査者の腕で患者の調べたい筋力の動きに反するように抵抗を加え,どれだけ抗する筋力があるかどうか判定する.

3 留意点
- 左右の比較をしながら実施する.
- 下肢の診査での坐位は不安定のため,周囲の環境の整備,バランスを崩したときの安全への配慮を行う.

4 身体診査所見

正常
- 診査者の動きに抵抗できる.
- 左右同じ抵抗力である.
- 判定基準(**表11-2**)のスコア5〜4

異常
- 診査者の動きに抵抗できない.
- 左右の抵抗力が異なる.
- 判定基準(**表11-2**)のスコア1〜0

骨格系

脊柱

1 部位
- 脊柱

2 診査方法
- 背中全体が露出できるようにし,立位になってもらう.
- 背部からの視診で左右の肩,肩甲骨,腸骨における位置,皮膚,筋肉の付き方および左右対称性をみる.
- 診査者の母指で各椎骨の棘突起を触診し,圧痛・突出をみる.
- 側面からの視診で頸部,胸部,腰部の彎曲をみる(**図11-8**).
- 前傾姿勢になってから頭部を最後にゆっくりと起き上がりを指示し,診査者は目線を起き上がりの高さに合わせて視診して,上体を起こすときの背部の左右対称性をみる.
- 可能であれば患者に足をそろえて手は両脇に下し,余計な力を入れないようにして立ってもらう.ただし,足をそろえた立位はバランスを崩す危険性があるため,様子をみながら指示する.

3 留意点
- 視診できるように,背部を十分に露出する.

部位	指示内容	主にはたらく筋肉	関連する神経	実際（↑：検者，↑：被検者）
肩	肩の挙上：肩を挙上させ抵抗を加える	僧帽筋	C3，C4，副神経支配	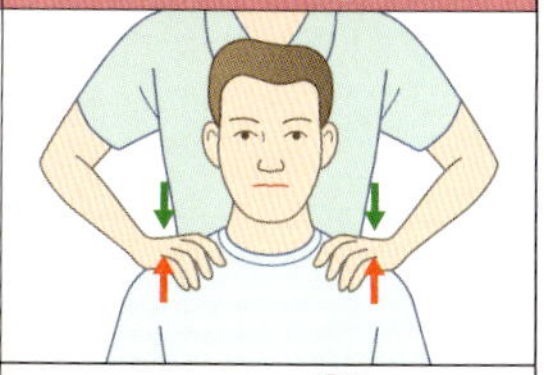
上肢	肩関節の外転：上肢を側方へ挙上させ抵抗を加える（体幹より30〜70°のあいだで）	三角筋	C5，C6，腋窩神経支配	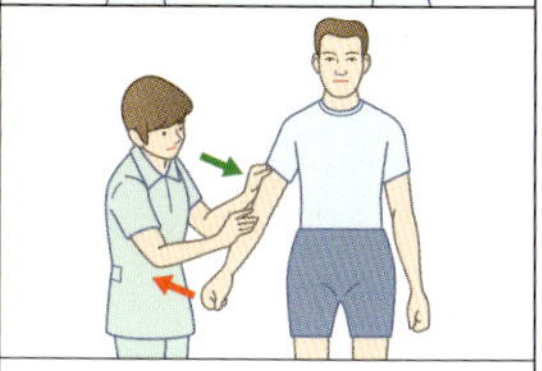
	肩関節の水平位での内転：上腕を側方へ水平に上げた位置で内転を指示する	大胸筋	C5，C6，C7，C8，T1，前胸神経支配	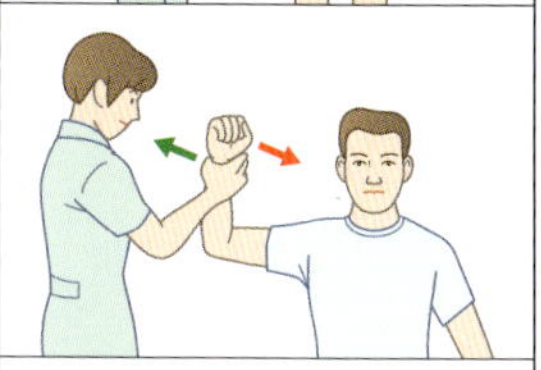
	肘関節の屈曲：前腕を回外させて肘を屈曲させ抵抗を加える	上腕二頭筋	C5，C6，筋皮神経支配	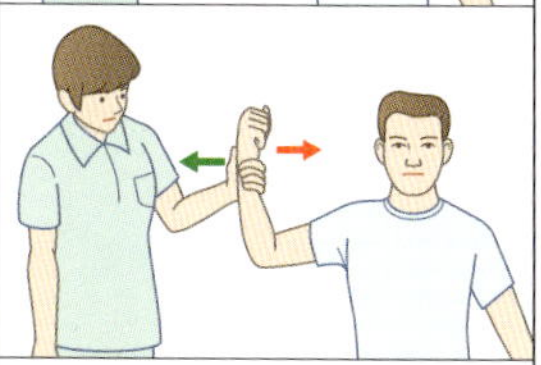
	肘関節の伸展：肘を屈曲位から伸展させ抵抗を加える	上腕三頭筋	C6，C7，C8，橈骨神経支配	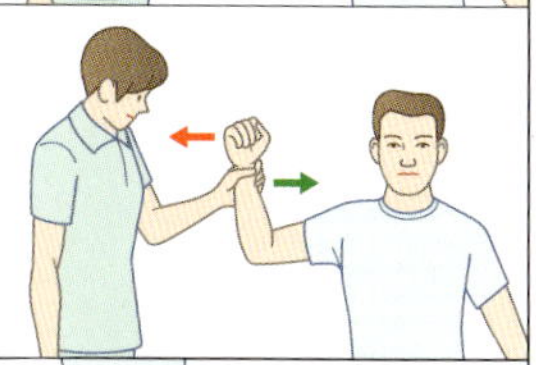
下肢（足底が床から浮く高さの坐位で診査する）	股関節の外転：膝を広げるように指示し，両膝の外側から抵抗を加える	中殿筋，小殿筋	L4，L5，S1，上殿神経支配	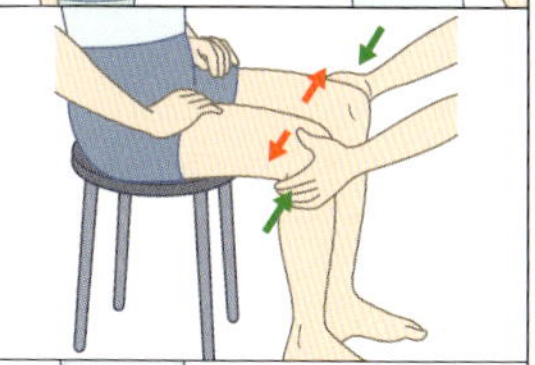
	股関節の内転：膝を閉じるように指示し，両膝の内側から抵抗を加える	内転筋群	L2，L3，L4，閉鎖神経支配	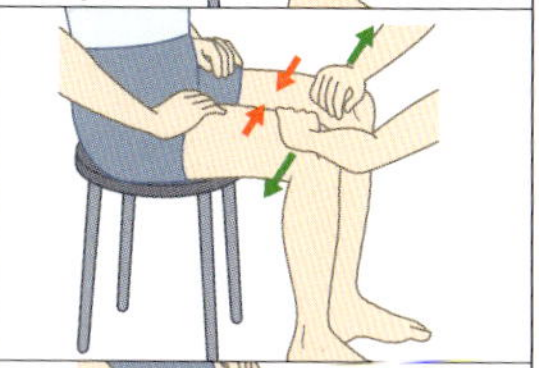
	膝関節の屈曲：下腿後面に手を当て手前に引くので抵抗するように指示する	大腿二頭筋 下腿三頭筋	L4，L5，S1，S2神経支配	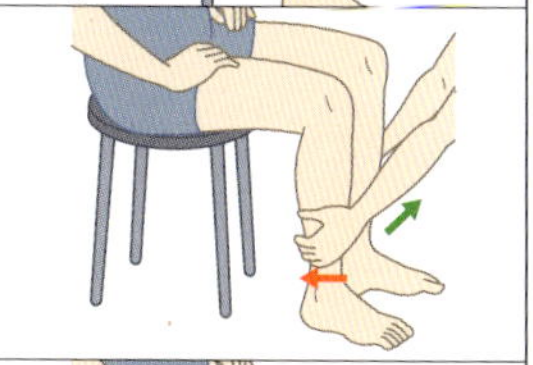
	膝関節の伸展：下腿前面に手を当て対象者側に押すので抵抗するように指示する	大腿四頭筋	L2，L3，L4，大腿神経支配	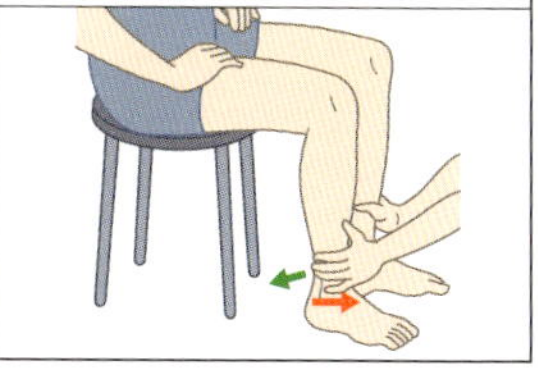

C：頸神経，T：胸神経，L：腰神経，S：仙骨神経

■ 図11-7　主な徒手筋力測定法（MMT：manual muscle testing）

第11章　筋・骨格系

表11-2 徒手筋力測定法（MMT）の判定基準

スコア	表示法	状況
5	normal	強い抵抗を加えても完全に動かせる
4	good	かなりの抵抗を加えても，なお完全に動かせる
3	fair	抵抗を加えなければ，重力にうち勝って完全に動かせる
2	poor	重力を除けば完全に動かせる
1	trace	関節は動かない，筋の収縮のみが認められる
0	zero	筋の収縮も全くみられない

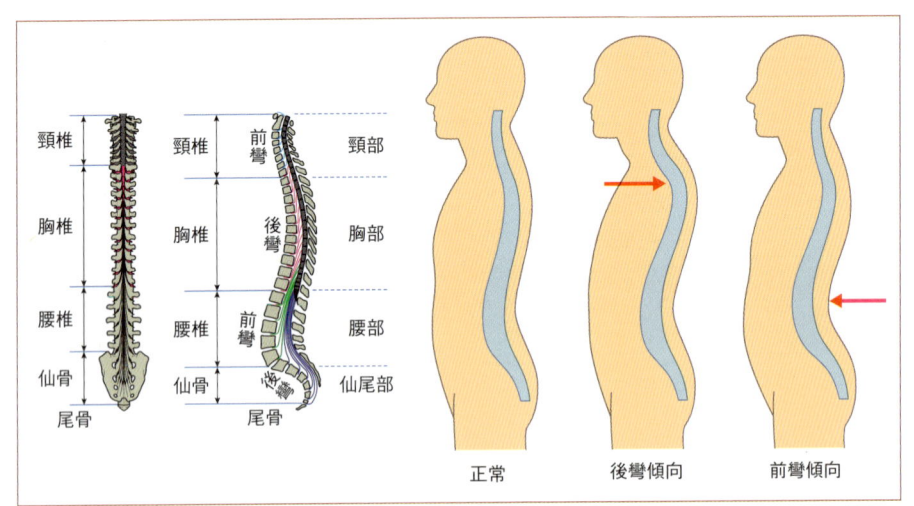

図11-8 脊柱の生理的彎曲

4 身体診査所見

正常
- 脊柱はまっすぐで左右対称，椎骨の突出なし，頸部・胸部・腰部の彎曲は生理的彎曲である．

異常
- 脊柱が側彎している（胸部後彎：加齢でみられる）．
- 肩，肩甲骨または腸骨の高さが左右同じではない（肩の高さの不同：側彎，僧帽筋の対側性筋脱力など，腸骨稜の高さの不同あるいは骨盤の傾斜：下肢長不同を示唆，側彎など）．
- 椎骨の圧痛がある（椎骨の圧痛：椎間板ヘルニアや腫瘤性病変など）．
- 棘突起の突出がある（棘突起の突出や陥没：脊椎すべり症など）．

骨格系　下肢の形態

1 部位
- 下肢の視診

2 診査方法
- 両下肢を閉じて立ってもらう．
- 背部より視診で下肢の筋，皮膚の左右対称性をみる．

3 留意点
- 足をそろえた立位はバランスを崩す危険性があるため，様子をみながら指示する．

4 身体診査所見

正常
- 左右対称，膝関節に屈曲なし．

異常
- 左右非対称，膝関節に屈曲あり．

筋・骨格系 歩行

1 部位
- 全身

2 診査方法
- 歩行時の歩隔（**図11-9**，両脚の踵の前額面での間隔で，5〜10cm[1]），骨盤基線の移動，重心の上下・左右移動，膝関節・足関節の屈曲・伸展をみる．

3 留意点
- 転倒に注意する．

4 身体診査所見

正常
- 足関節が底屈のとき膝関節は屈曲，足関節が背屈のとき膝関節は伸展
- 歩隔は5〜10cm，左右対称，ふらつきなし．

異常
- 足関節が底屈（爪先から着地），骨盤傾斜，体幹を左右に振って歩く（体幹を左右に振るよちよち歩行・動揺歩行：筋ジストロフィー），非対称，膝関節に屈曲あり．
- 広い歩隔：小脳疾患あるいは足の問題を示唆[2]
- 小刻み歩行：パーキンソン病

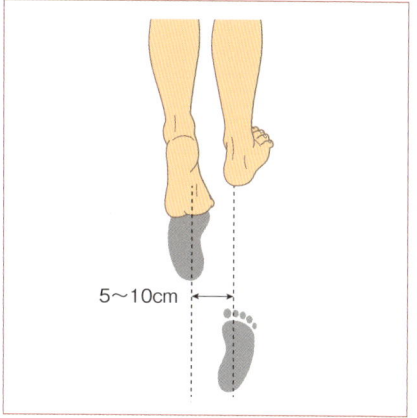

図11-9　歩隔

アセスメントをケアに活かす

身体診査の結果

H氏，83歳，女性，膝関節痛で受診した．

筋・骨格系

関節可動域（可動制限のある関節・運動方向・可動域）	四肢の筋力：正常・低下（麻痺部位：無，程度　　　）
肩関節を回す指示で前からうしろへの動きはゆっくりで音が出る．左右対称．肩関節の外転は約120° 膝の痛みの訴えあり，膝関節の屈曲100°，左右差なし．	MMT（左・右）：僧帽筋（4・4），三角筋（3・3），大胸筋（4・4），上腕二頭筋（4・4），上腕三頭筋（4・4），中殿筋・小殿筋（3・3），内転筋群（3・3），大腿二頭筋・下腿三頭筋（3・3），大腿四頭筋（3・3）

脊柱	下肢の形態	歩行
脊柱はまっすぐで，脊柱のカーブは生理的彎曲，背部の骨や筋肉，皮膚の溝の位置は左右対称	骨や筋肉・皮膚の溝の位置は左右対称，膝の曲がりなし	上半身の前後の動きが大きい 歩行速度がゆっくり，歩幅が狭い

結果に基づくアセスメント

　肩関節で前からうしろへの動きの際，音が出て，動き方もゆっくりである．痛みの訴えや可動性について急激な変化の訴えはない．肩関節の外転は約120°で動き方は左右対称である．
　筋力は徒手筋力測定法で，強い抵抗，またはかなりの抵抗の力に反して動かすことはできないため，筋力の低下がある．以上より加齢によるものと考えられる．

ケアへの示唆

- 肩関節の可動性は更衣や整容の動作に影響するため，これらの動作において不自由はないかを検討し，必要時，可動性に見合った着脱しやすい衣服，整容動作を補助する自助具などの紹介をする．

関連するアセスメント

- 加齢による症状はすべての診査項目に影響するため，年齢による変化を念頭に診査を進める．

第12章 神経系(反射・感覚)・小脳のフィジカルアセスメント

学習目標
1. 神経系(反射・感覚)・小脳の構造と機能について説明できる.
2. 反射・感覚,小脳機能の身体診査を実施できる.
3. 得られた所見について,正常と正常からの逸脱(異常)を区別することができる.

身体診査時の注意事項

反射
1. 使用物品(打腱器)は,安全・正確に使用できるかどうか点検しておく.
2. 叩打部位を十分に露出して行う.
3. 関節を軽く屈曲させ,筋を弛緩させてから行う.
4. 左右の同じ部位に一定の強さで刺激を与える.

感覚
1. 使用物品(筆,音叉など)は,安全・正確に使用できるかどうか点検しておく.
2. 刺激部位を十分に露出して行う.
3. 痛い検査ではないことを説明する.
4. 必要に応じて閉眼するように説明する.
5. 実施時の患者の安全を確保する.

小脳
1. 診査の方法をわかりやすく説明する.
2. 必要に応じて閉眼するように説明する.
3. 実施時の患者の安全を確保する.

必要物品
1. 打腱器(反射)
2. 128Hzの音叉(振動覚)
3. 筆やティッシュペーパーなど(触覚)
4. 水と湯を入れる容器(温度覚)
5. なじみのある物(洗濯バサミ,ペンなど)2種類(立体認知)
6. 先の尖った物(クリップの先や爪楊枝など)2本(痛覚,2点識別用)

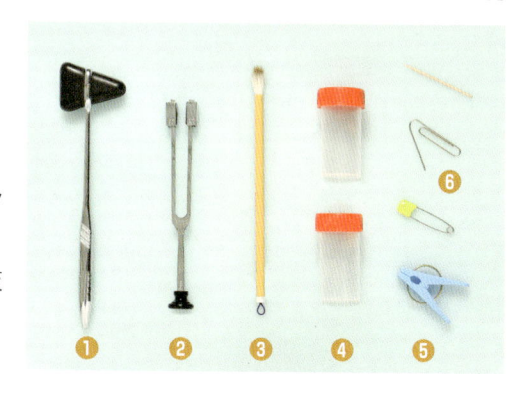

神経系(反射・感覚)・小脳の構造と機能

神経系

1 神経系の構造

①中枢神経と末梢神経
- 中枢神経は,大脳,小脳,脳幹(中脳・橋・延髄),脊髄からなる.
- 末梢神経は,中枢神経に出入りする神経であり,脳神経(12対)と脊髄神経(31対)からなる(図12-1).
- 脊髄神経は,各脊髄髄節の腹側(前根:遠心性神経線維)と背側(後根:求心性神経線維)から神経線維束が出ており,前根と後根は合流して脊髄神経節を形成したあと,前枝と後枝に分かれる(図12-2).

②遠心性の神経伝導路
- 遠心性の神経伝導路は運動性で,大脳皮質の運動野から脊髄を通り,顔面や四肢,体幹へ刺激を伝える.
- 遠心性の神経伝導路のなかで随意運動刺激を伝達するのが錐体路である(図12-3).
- 錐体路は大脳皮質運動野から内包,大脳脚(中脳),橋,錐体(延髄),錐体交叉(延髄下部),脊髄前角に至る(上位運動ニューロン).ここで脊髄前角細胞に乗り換え,各筋群に刺激を伝える(下位運動ニューロン).

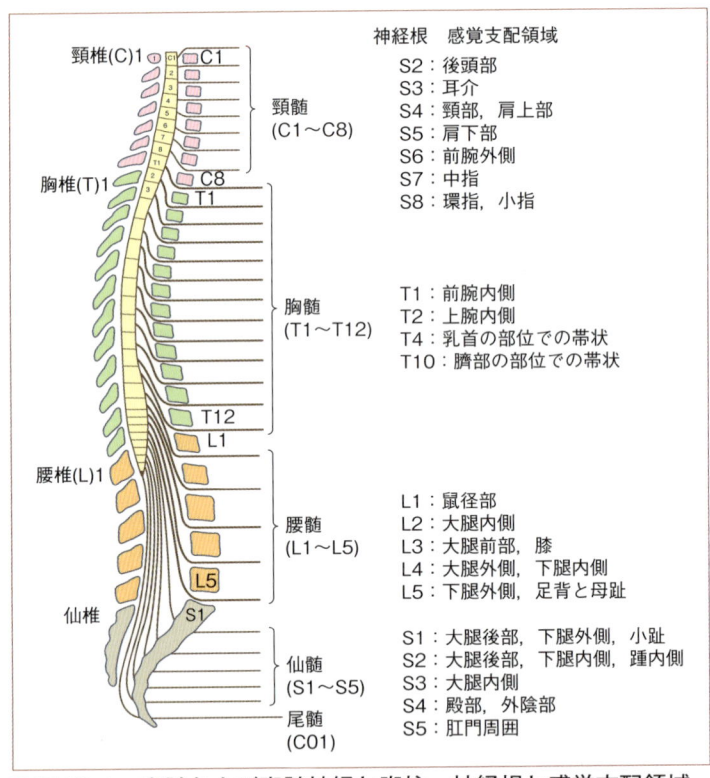

	神経根	感覚支配領域
頸椎(C)1 — C1 頸髄 (C1〜C8)	S2 S3 S4 S5 S6 S7 S8	後頭部 耳介 頸部,肩上部 肩下部 前腕外側 中指 環指,小指
胸椎(T)1 — C8 T1 胸髄 (T1〜T12) T12	T1 T2 T4 T10	前腕内側 上腕内側 乳首の部位での帯状 臍部の部位での帯状
腰椎(L)1 L1 腰髄 (L1〜L5) L5	L1 L2 L3 L4 L5	鼠径部 大腿内側 大腿前部,膝 大腿外側,下腿内側 下腿外側,足背と母趾
仙椎 S1 仙髄 (S1〜S5) 尾髄 (C01)	S1 S2 S3 S4 S5	大腿後部,下腿外側,小趾 大腿後部,下腿内側,踵内側 大腿内側 殿部,外陰部 肛門周囲

図12-1 脊髄および脊髄神経と脊柱,神経根と感覚支配領域

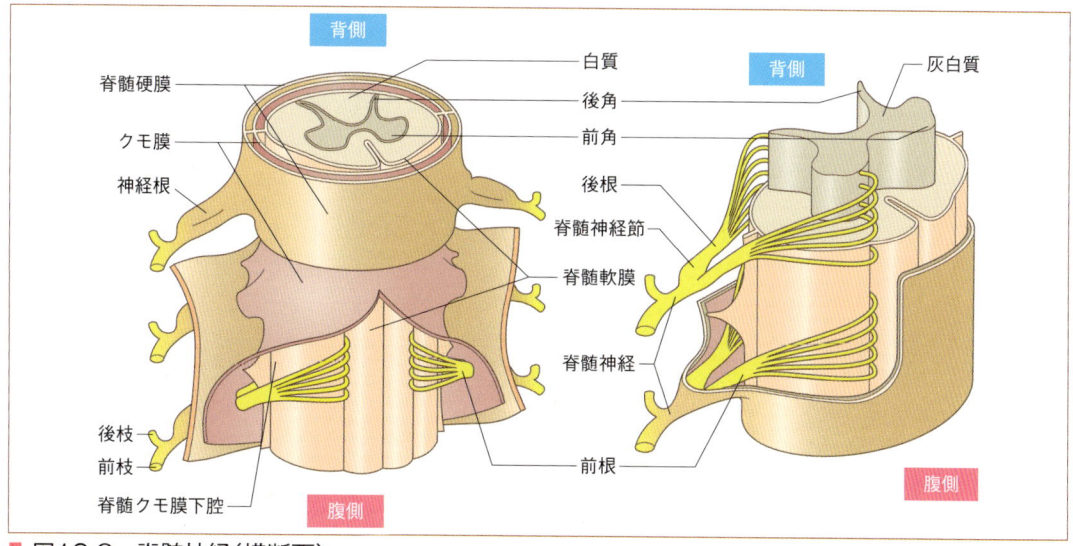

■ 図12-2　脊髄神経（横断面）

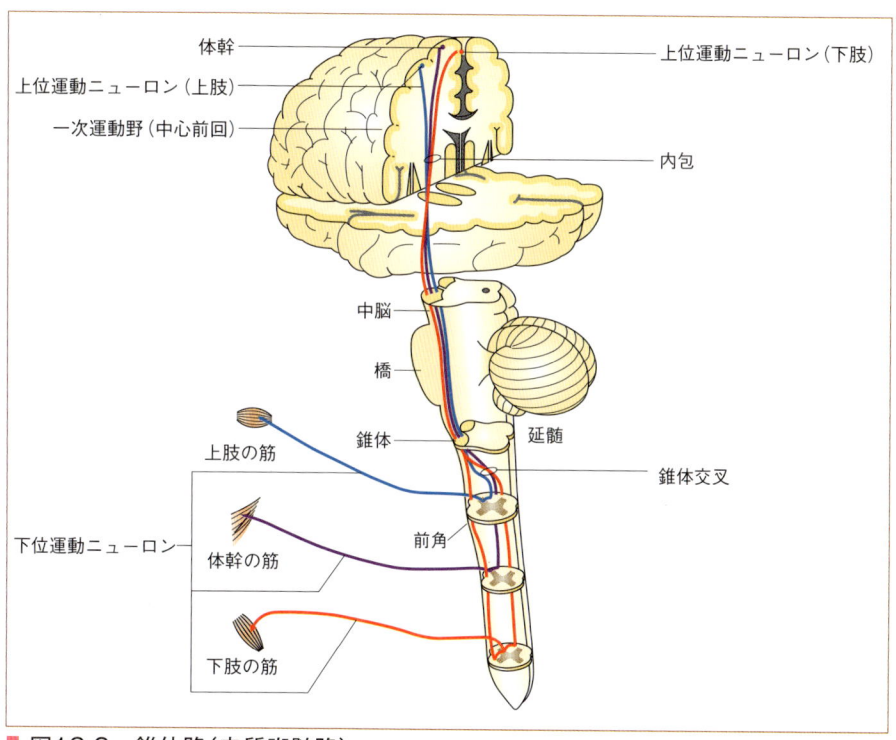

■ 図12-3　錐体路（皮質脊髄路）

- 錐体路の上位運動ニューロンは，下位運動ニューロンに対して抑制するはたらきをもつ．
- 上位運動ニューロンの障害により，痙性麻痺，深部反射の亢進，表在反射の減弱・消失，病的反射が認められる．
- 下位運動ニューロンの障害により，筋緊張のない弛緩性麻痺，筋萎縮，深部反射・表在反射の減弱・消失が認められる．

③求心性の神経伝導路[1)]

- 求心性の神経伝導路は，末梢から脊髄，大脳皮質感覚野に刺激を伝える（図12-

4).
- 痛覚と温度覚は同じ神経伝導路を伝わる．
- 身体からの温痛覚は，感覚受容器から脊髄後根，脊髄後角，交叉，外側脊髄視床路，視床，大脳皮質感覚野に至る．
- 顔面からの温痛覚は，感覚受容器から三叉神経（半月神経）節神経細胞，橋，三叉神経脊髄路核，交叉，視床，大脳皮質感覚野に至る．

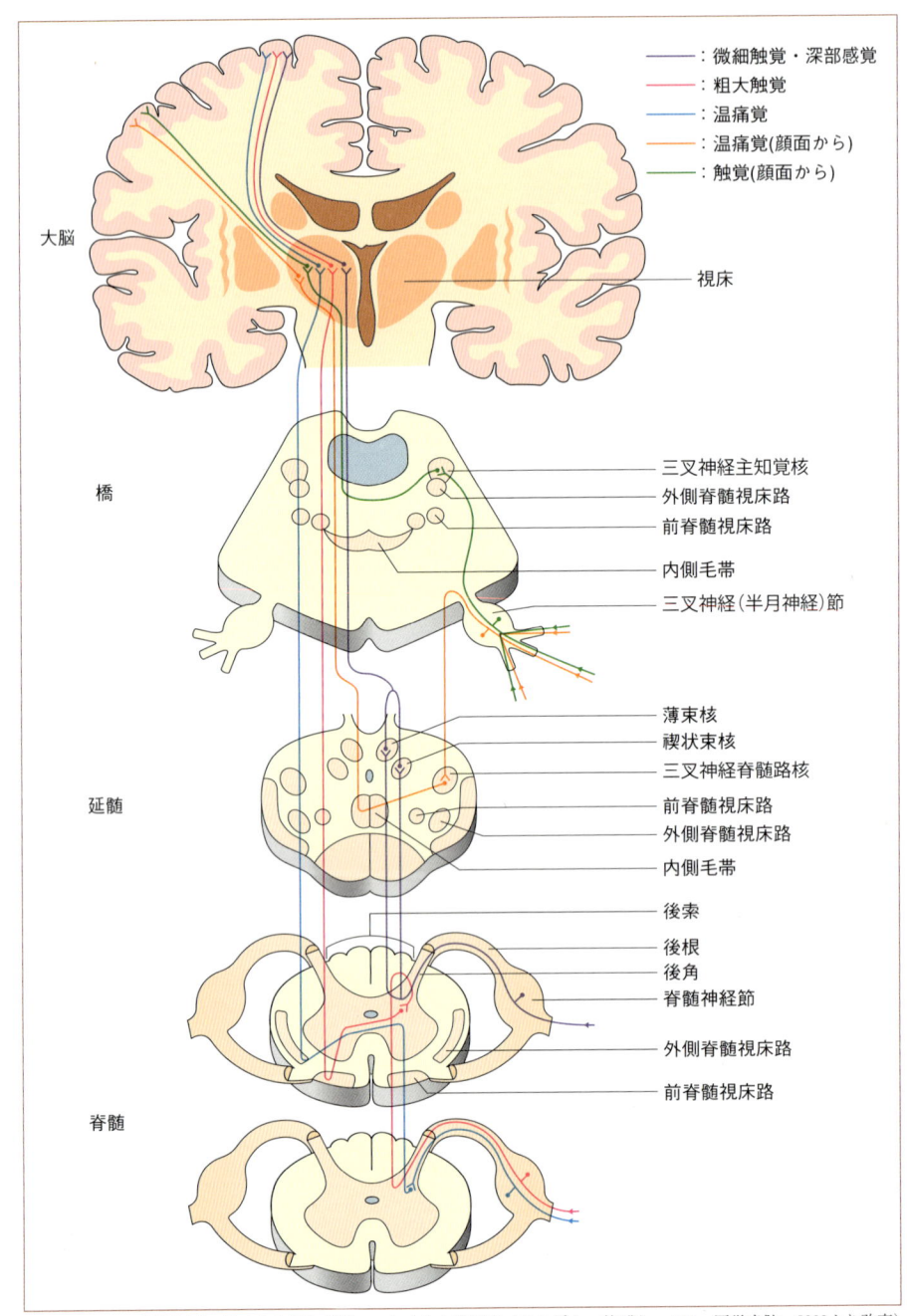

図12-4　感覚の伝導路（求心性）

（馬場元毅：絵でみる脳と神経――しくみと障害のメカニズム，第3版，p.141，医学書院，2009より改変）

- 触覚は，触覚の種類に応じて異なる経路を伝わる．
- 身体からの粗大触覚（体毛のある部分で感じる触覚）は，感覚受容器から脊髄後根，脊髄後索，数髄節上の脊髄後角，交叉，前脊髄視床路，視床，大脳皮質感覚野に至る．
- 身体からの微細触覚（無毛部で感じる触覚）と深部感覚は，感覚受容器から脊髄後根，脊髄後索，延髄後索（薄束核または楔状束核），交叉，内側毛帯，視床，大脳皮質感覚野に至る．
- 顔面からの粗大触覚，微細触覚，深部感覚は，感覚受容器から三叉神経（半月神経）節神経細胞，橋，三叉神経主知覚核，交叉，視床，大脳皮質感覚野に至る．

2 神経系の機能

①反射とは[1]

- 反射とは，生体に与えられた刺激（痛み，摩擦，光など）を感受し，それに対応して生体が示す一定の反応である．
- 反射現象では，①生体に刺激が与えられ，②これを感知し，③この刺激が求心性伝導路を伝わって反射の中枢に至り，④ここから運動の指令が遠心性伝導路を伝わって目的の筋肉に至り，⑤筋肉の収縮が生じる，という一連の反応がみられる．この回路は反射弓とよばれる．

②反射の種類

- 反射には，深部反射，表在反射，自律神経反射，病的反射がある（**表12-1**）．

❶深部反射

- 受容器が腱や筋紡錘など固有受容器の場合の反射である．
- たとえば膝蓋腱反射（**図12-5**）では，打腱器で膝蓋腱を叩打すると，この刺激が感覚神経（大腿神経）を伝わって脊髄後根，反射の中枢（L2～4）に至り，運動指令が脊髄前根，運動線維（大腿神経）を伝わって目的の筋肉（大腿四頭筋）に至り，筋

■ 表12-1　反射の種類

種類	例
深部反射	深部腱反射
表在反射	角膜反射，腹壁反射，足底反射
自律神経反射	膀胱反射，直腸反射，咳嗽反射
病的反射	バビンスキー反射，チャドック反射，ホフマン反射，トレムナー反射

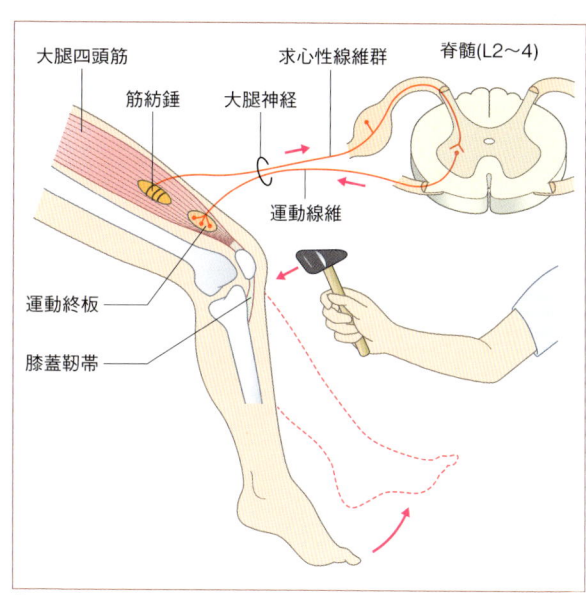

（細川　武ほか：神経内科学．コメディカルのための専門基礎分野テキスト，p.19，中外医学社，2006を参考に作成）

■ 図12-5　膝蓋腱反射

肉の収縮(膝関節の伸展)が生じる．
- 反射の減弱・消失が認められる場合，深部反射の反射弓の障害が考えられる．
- 反射の亢進が認められる場合，錐体路の障害が考えられる．

❷表在反射
- 受容器が皮膚や粘膜の場合の反射である．
- 表在反射では，皮膚や粘膜の刺激は感覚神経を伝わって脊髄後根，大脳に至り，運動指令が錐体路を伝わり，目的の筋肉に至り，筋の収縮が生じる．
- 錐体路や末梢神経の障害により反射の減弱・消失が認められる．

❸自律神経反射
- 内臓の自律機能に関与する反射である．

❹病的反射
- 正常では乳幼児以降には出現しない．
- 錐体路の障害により反射への抑制が働かないために病的反射が出現する．

③感覚の種類[1)]
- 感覚には，表在感覚，深部感覚，複合感覚などがある(表12-2)．

❶表在感覚
- 表在感覚は皮膚や粘膜を通して感じられるもので，触覚，痛覚，温度覚がある．
- 一般に触覚は，粗大触覚と微細触覚に分けられる．
- 粗大触覚は触っている部位がはっきりしない触覚で，一般に体毛のある部分で感じる．
- 微細触覚は刺激の局在がはっきりしている触覚で，無毛部(粘膜，口唇，手掌)で感じる．

❷深部感覚
- 深部感覚は，筋肉や骨膜，関節などの身体の深い部分を通して感じられるもので，運動覚，位置覚，振動覚，圧覚などがある．
- 姿勢と身体各部分の相対的位置関係，運動状態，身体に加わる重量や抵抗などを，目を閉じたまま知るための感覚である．
- 運動覚や位置覚は，各部の運動時に手足の位置などを認識する感覚である．
- 振動覚は，音叉などの振動を認識する感覚である．
- 圧覚は，腱や筋肉を強く握られたときに圧痛を認識する感覚である．

表12-2 感覚の種類

種類	例	感覚の発信と経路
表在感覚	痛覚，温度覚，触覚	皮膚，粘膜からの感覚
深部感覚	位置覚，振動覚，圧覚，運動覚	筋肉，骨膜，関節からの感覚
複合感覚	2点識別，立体認知	表在感覚と深部感覚を統合して感覚の認識と識別を行う頭頂葉経由の感覚
内臓感覚	腹痛，空腹感，陣痛	内部臓器からの感覚
特殊感覚	視覚，聴覚，嗅覚，味覚	脳神経経由の感覚

❸複合感覚

- 複合感覚は，表在感覚と深部感覚を統合して，感覚の認識と識別を行う頭頂葉経由の感覚である．
- 2点識別は，先の尖った2つのもので同時に皮膚に触れ，触れられているのが2か所であることを識別する感覚である．
- 立体認知は，表在感覚の認知だけでなく，触れているものが何であるかを識別する感覚である．

④感覚障害の程度による分類[1,2]

- 感覚障害は，受容器でのインパルス（活動電位）の発生，求心性神経伝導路，中枢神経による解釈のいずれかの過程に障害がある場合に生じる．
- 感覚脱失（麻痺，消失）とは，感覚の一部あるいは全部が完全に認知できない状

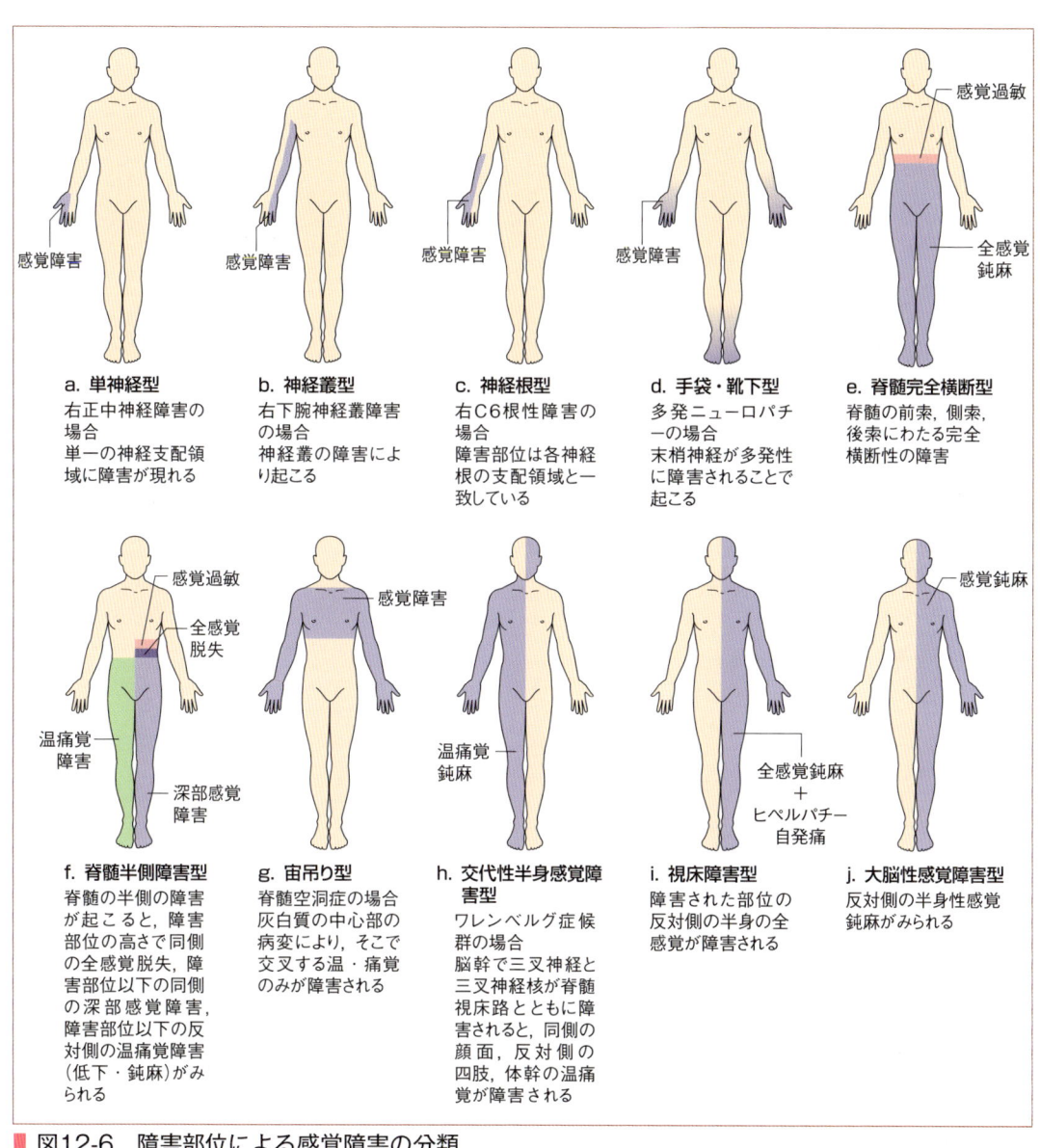

a. 単神経型
右正中神経障害の場合
単一の神経支配領域に障害が現れる

b. 神経叢型
右下腕神経叢障害の場合
神経叢の障害により起こる

c. 神経根型
右C6根性障害の場合
障害部位は各神経根の支配領域と一致している

d. 手袋・靴下型
多発ニューロパチーの場合
末梢神経が多発性に障害されることで起こる

e. 脊髄完全横断型
脊髄の前索，側索，後索にわたる完全横断性の障害

f. 脊髄半側障害型
脊髄の半側の障害が起こると，障害部位の高さで同側の全感覚脱失，障害部位以下の同側の深部感覚障害，障害部位以下の反対側の温痛覚障害（低下・鈍麻）がみられる

g. 宙吊り型
脊髄空洞症の場合
灰白質の中心部の病変により，そこで交叉する温・痛覚のみが障害される

h. 交代性半身感覚障害型
ワレンベルグ症候群の場合
脳幹で三叉神経と三叉神経核が脊髄視床路とともに障害されると，同側の顔面，反対側の四肢，体幹の温痛覚が障害される

i. 視床障害型
障害された部位の反対側の半身の全感覚が障害される

j. 大脳性感覚障害型
反対側の半身性感覚鈍麻がみられる

■ 図12-6　障害部位による感覚障害の分類

- 態である.
- 感覚鈍麻(低下,減退)とは,感覚の認知が鈍くなる状態,感覚閾値の上昇,感覚を感じるまでの潜時が延長する状態である.
- 感覚過敏とは,感覚閾値の低下,刺激に対して過剰に強く感じる状態である.
- 錯感覚とは,刺激が加わっていないのに自覚的に異常な感覚を認知する状態である.

⑤ **障害部位による感覚障害の分類**[3]
- 末梢神経の障害では,単神経型,神経叢型,神経根型,手袋・靴下型に分類される(図12-6-a〜d).
- 脊髄の障害では,脊髄完全横断型,脊髄半側障害型,宙吊り型に分類される(図12-6-e〜g).
- 脳の障害では,交代性半身感覚障害型,視床障害型,大脳性感覚障害型に分類される(図12-6-h〜j).

小脳

1 小脳の構造[1,4]

- 小脳は,大脳の後下部に位置し,前面には脳幹(中脳,橋,延髄)がある(図12-7, 8).
- 小脳は,上小脳脚で中脳と,中小脳脚で橋と,下小脳脚で延髄と結合している.
- 上小脳脚は,末梢の筋肉の緊張などの情報を小脳に伝える求心性線維と,小脳から脊髄前角細胞に影響して運動をコントロールする遠心性線維が通る.
- 中小脳脚は,大脳皮質からの運動指令を伝える求心性線維が通る.
- 下小脳脚は,脳幹や脊髄から平衡感覚,深部感覚の情報を小脳に伝える求心性線維と,姿勢を保つために脊髄前角細胞に指令を送る遠心性線維が通る.

2 小脳の機能

- 小脳は,内耳の前庭,視床,大脳基底核,大脳皮質の運動野と直接あるいは間接に連絡しており,また,末梢の筋,腱,関節などからの神経線維を受ける.したがって,身体の運動,とくに平衡を維持し,協調的な運動を行うことに対して重要なはたらきをしている.

① **小脳型失調の主な症状**
- 筋緊張の低下
- 小脳失調歩行:重心(体幹)動揺,酩酊(よろめき),継ぎ足不能,ワイドベース(足を横に広げ,つま先を開いた歩き方)
- ロンベルグ徴候陰性:開眼時も閉眼時も動揺する
- 眼振:正面から指などの視標を上下左右に30°動かし注視させると眼球が持続的に揺れる現象
- 企図振戦:ある目的をもった動作が終了に近づくにつれて,四肢の運動が激しく不規則に動揺すること
- 測定障害:随意運動が適切に行われずに,運動の範囲が過大,過小になること
- 拮抗反復運動障害,協調運動不能

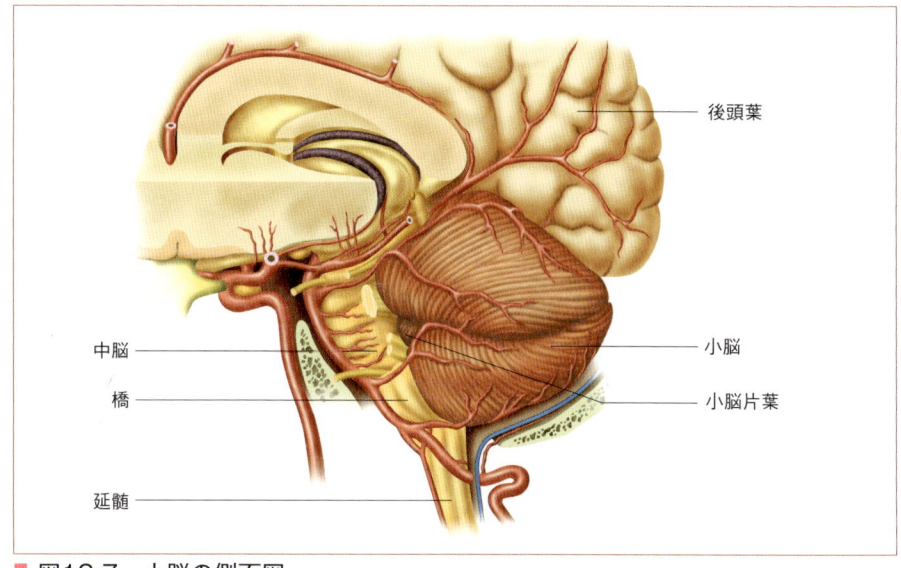

■ 図12-7　小脳の側面図

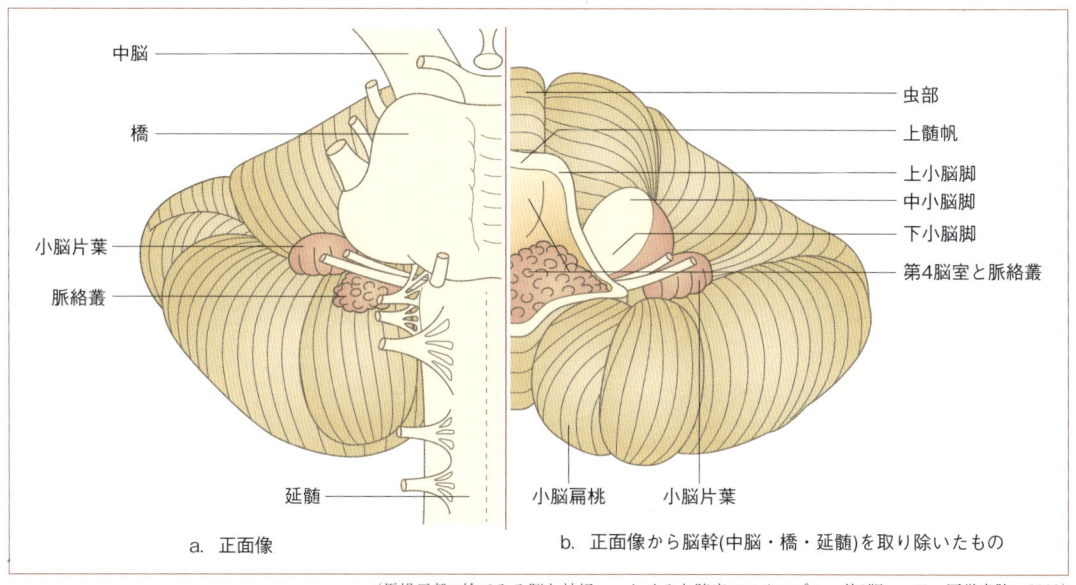

■ 図12-8　小脳の正面像

（馬場元毅：絵でみる脳と神経――しくみと障害のメカニズム．第3版, p.41, 医学書院, 2009）

問診

1 何を評価するために行うか

- 反射の程度から，錐体路や反射弓の障害の有無を判断する．
- 感覚障害の範囲や種類，程度から，皮膚の末梢神経や神経根の髄節性支配（図12-12），障害部位による感覚障害の分類（図12-6）を参考に，感覚障害の有無を判断し，その原因を検討する．
- 小脳機能が正常か，正常から逸脱しているかを判断する．

2 問診票

- 意識をなくしたことがありますか．
- よくもの忘れをしますか．
- 月日や人の名前を間違えることがありますか．
- よく転ぶようになりましたか．
- 手足が動きにくいと感じることがありますか．
- 手足のしびれを感じることがありますか．
- 手足の震えがありますか．
- 有機溶剤や鉛などを扱っていますか．
- 毎日アルコールを飲みますか．それはどの程度の量ですか．
- 睡眠薬を飲んでいますか．
- 脳卒中など脳の治療を受けたことがありますか．
- 狭心症など心臓の治療を受けたことがありますか．

3 問診で得た情報を診査にどう結びつけるか

- 神経系の症状（意識障害，視野障害，運動機能障害，感覚障害，言語障害など）がある場合，身体診査で確認できるものは所見を得る．
- 脳，脊髄，末梢神経，神経・筋疾患などの既往
- 糖尿病，慢性アルコール中毒，悪性腫瘍，感染症などの既往がある場合，神経症状を呈することがある．
- 家族に脳神経疾患や神経症状を呈する疾患の既往がある場合，発症の可能性が考えられるので，診査にて確認する．

①その他の聴取

- 高血圧症，糖尿病，脂質異常症，心房細動，喫煙，飲酒などは，脳卒中の危険因子となる．
- 睡眠薬，副腎皮質ステロイド薬，抗がん薬などの薬物使用や，有害物質に接した場合，神経症状を呈することがある．

身体診査

神経系　深部腱反射

1 部位

- ①上腕二頭筋反射，②上腕三頭筋反射，③腕橈骨反射，④膝蓋腱反射，⑤アキレス腱反射

2 診査方法（図12-9，表12-3，4）

①上腕二頭筋反射

- 仰臥位で肘関節を軽く屈曲し，手を腹部にのせる．
- 診査者は利き手に打腱器を持つ．
- 上腕二頭筋腱に母指を置き，打腱器の鋭端部で母指の上を叩く．
- 反射の有無，程度を観察する．

- 反対側も同様に実施し，左右差を観察する．

②上腕三頭筋反射
- 仰臥位で肘を直角に曲げ，前腕尺側を腹部にのせる．
- 手首を軽く保持し，肘関節の約3〜5cm上部の上腕三頭筋腱を打腱器の鈍端部で叩く．
- 反射の有無，程度を観察する．
- 反対側も同様に実施し，左右差を観察する．

③腕橈骨反射
- 仰臥位で肘を軽く屈曲し，両手を腹部にのせる．
- 手関節の2〜3cm上部の腕橈骨筋腱を打腱器の鈍端部で叩く．
- 反射の有無，程度を観察する．
- 反対側も同様に実施し，左右差を観察する．

④膝蓋腱反射
- 仰臥位で片方の膝を立て，その上にもう片方の下肢をのせる．
- 膝蓋腱を打腱器の鈍端部で叩く．
- 反射の有無，程度を観察する．
- 反対側も同様に実施し，左右差を観察する．

⑤アキレス腱反射
- 仰臥位で膝を曲げ，下腿を反対の下腿前面にのせ，足関節を背屈させる．
- アキレス腱を打腱器の鈍端部で叩く．
- 反射の有無，程度を観察する．

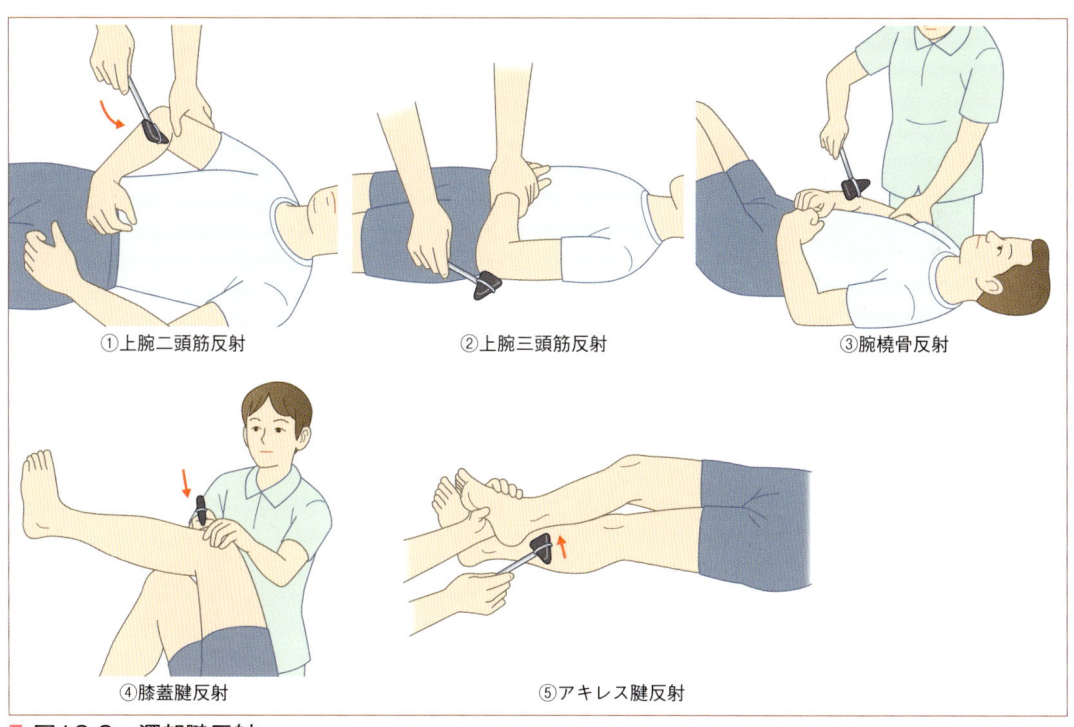

図12-9 深部腱反射

表12-3 反射の評価

4+	著明な亢進
3+	亢進
2+	正常
1+	弱い
0	消失

表12-4 反射弓の構成要素

深部腱反射	受容器	中枢	神経	効果器	反応
上腕二頭筋反射	上腕二頭筋腱	C5, C6	筋皮神経	上腕二頭筋	肘関節の屈曲
上腕三頭筋反射	上腕三頭筋腱	C6〜8	橈骨神経	上腕三頭筋	肘関節の伸展
腕橈骨反射	腕橈骨筋腱	C5, C6	橈骨神経	腕橈骨筋	肘・手関節の屈曲、前腕の回内
膝蓋腱反射	膝蓋腱	L2〜4	大腿神経	大腿四頭筋	膝関節の伸展
アキレス腱反射	アキレス腱	S1, S2	脛骨神経	腓腹筋	足関節の底屈

- 反対側も同様に実施し、左右差を観察する。

3 留意点

- 打腱器は軽く握り、手首のスナップを利かせて腱を叩く。
- 叩打部位を十分に露出して行う。
- 関節を軽く屈曲させ、筋を弛緩させてから行う。
- 左右の同じ部位に一定の強さで刺激を与える。
- 反射が認められない場合、反射の増強法を用いて実施する。
  - 下肢の反射の場合は、手指を組んでもらい、叩打の瞬間に左右に手を引いてもらう。
  - 上肢の反射の場合は、歯を食いしばってもらう。

4 身体診査所見

正常
- 反射の程度が1+〜3+の範囲（**表12-3**）で、左右差がない。

異常
- 反射が著明に亢進している（錐体路の障害の可能性がある）。
- 反射が消失、または減弱している（反射弓［**表12-4**］の障害の可能性がある）。

神経系　表在反射

1 部位
- ①腹壁反射、②足底反射

2 診査方法

①腹壁反射[5]
- 仰臥位で腹壁を外側から内側へ向かって打腱器の柄でなぞる（**図12-10**）。
- 反射の有無を観察する。
- 反対側も同様に実施し、左右差を観察する。

②足底反射
- 仰臥位で足底部外側を踵から母指球へ打腱器の柄でなぞる（**図12-11**）。
- 反射の有無を観察する。
- 反対側も同様に実施し、左右差を観察する。

3 留意点
- 腹壁反射の中枢は上T7〜8、中T9〜10、下T11〜12、神経は肋間神経である。

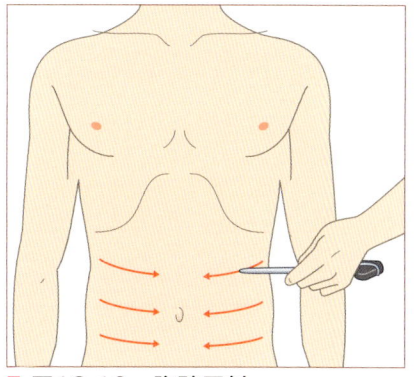

■ 図12-10　腹壁反射

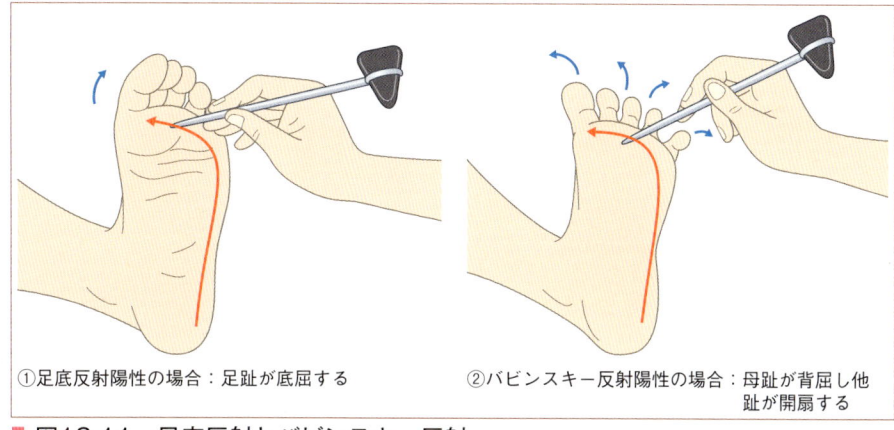

■ 図12-11　足底反射とバビンスキー反射
①足底反射陽性の場合：足趾が底屈する
②バビンスキー反射陽性の場合：母趾が背屈し他趾が開扇する

- 足底反射の中枢はL5, S1, 神経は脛骨神経である．

4 身体診査所見

正常

- 腹壁反射では，腹筋が収縮して臍が刺激を与えた側に引かれ，左右差がない．
- 腹壁反射が両側性に消失している（筋緊張，肥満，経産婦，高齢者，腹部手術既往などが考えられる）．
- 足底反射では，足趾が底屈する（足底反射陽性）．

異常

- 麻痺側の腹壁反射が消失している（錐体路障害の可能性がある）．
- 分節性に腹壁反射が消失している（脊髄障害の可能性がある）．
- 足底反射では，母趾が背屈し，他趾が開扇する（バビンスキー反射陽性であり，錐体路障害の可能性がある）．

神経系　病的反射

1 部位

- ①バビンスキー反射，②トレムナー反射

2 診査方法

①バビンスキー反射（図12-11）

- 表在反射の足底反射（p.162）の項を参照のこと

②トレムナー反射
- 中指を背屈して保持し，中指の先端手掌面を強くはじく．
- 反射の有無を観察する．
- 反対側も同様に実施し，左右差を観察する．

3 留意点[6]
- 上肢の病的反射（トレムナー反射，ホフマン反射［中指の爪をはじく］など）は，正常でも両側性に陽性となることがあるため，必ず両側で診査する．

4 身体診査所見

正常
- 反射が認められない．

異常
- バビンスキー反射では，片側あるいは両側で母趾が背屈し，他趾が開扇する（バビンスキー反射陽性であり，錐体路障害の可能性がある）．
- トレムナー反射では，片側で母指が内転，屈曲する（トレムナー反射陽性であり，錐体路障害の可能性がある）．

神経系　表在感覚

1 部位
- ①触覚，②痛覚，③温度覚，④顔面（顔面の感覚機能の診査については第5章参照）

2 診査方法
- 症状の訴えがない場合はスクリーニングとして，左右の前腕と下腿において触覚，痛覚，温度覚を確認する．
- 左右差の有無を確認するために，左右対称に行い，同一部位を比較する．
- 末梢神経障害の有無を確認するため，四肢の近位部と遠位部の感覚を比較する．
- 異常が認められればより詳しく診査し，皮膚の末梢神経や神経根の髄節性支配を念頭に置いて，末梢神経や神経根の分布と一致するかを確認する（図12-12, 13）．

①触覚
- 閉眼するように説明する．
- 筆やティッシュペーパーなどを用いて前腕に触れる．
- 触れたことがわかるか，鈍い感じがないかを確認する．
- 反対側の前腕も同様に実施する．
- 触れたことがわかるか，鈍い感じがないか，左右差がないかを確認する．
- 左右の下腿についても同様に実施する．

②痛覚
- 閉眼するように説明する．
- 先のとがったもの（クリップの先やつまようじなど）を用いて前腕に触れる．
- 痛みがわかるか，鈍い感じがないかを確認する．
- 反対側の前腕も同様に実施する．
- 痛みがわかるか，鈍い感じがないか，左右差がないかを確認する．
- 左右の下腿についても同様に実施する．

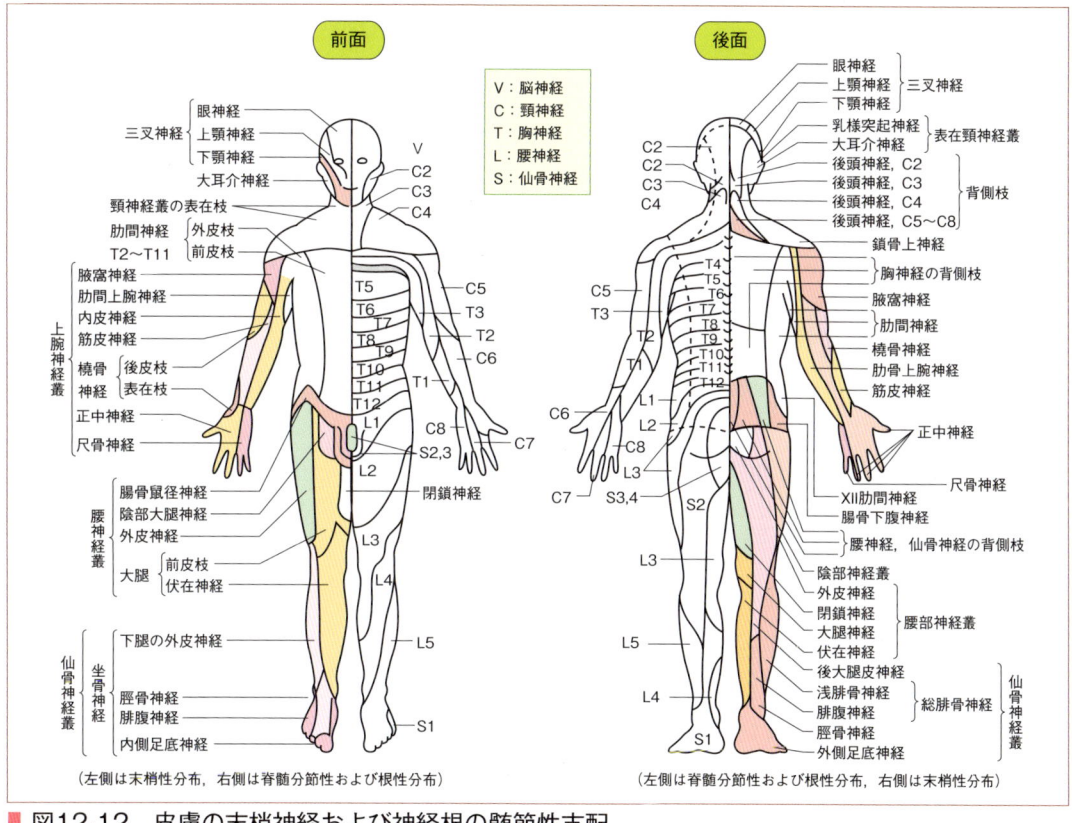

図12-12 皮膚の末梢神経および神経根の髄節性支配

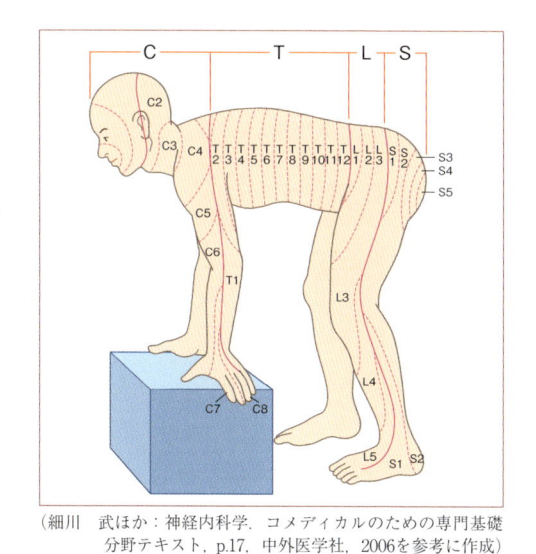

（左側は末梢性分布，右側は脊髄分節性および根性分布）
（左側は脊髄分節性および根性分布，右側は末梢性分布）

（細川　武ほか：神経内科学．コメディカルのための専門基礎分野テキスト，p.17，中外医学社，2006を参考に作成）

図12-13　四足姿勢における髄節性支配

③温度覚

- 閉眼するように説明する．
- 冷水か温水のいずれかの容器を用いて左右の前腕と下腿に触れる．
- 冷たいか温かいかの識別ができるかを確認する．

3 留意点
- 必要に応じて閉眼してもらうため,恐怖感を抱かせないように事前に使用器具を見せ,方法を説明する.

4 身体診査所見

正常
- 触覚では,触れたことがわかり,鈍い感じがなく,左右差がない.
- 痛覚では,痛みがわかり,鈍い感じがなく,左右差がない.
- 温度覚では,冷たいか温かいかの識別ができる.

異常
- 触覚では,触れたことがわからない,あるいは鈍く感じる,左右差がある.
- 痛覚では,痛みがわからない,あるいは鈍く感じる,左右差がある.
- 温度覚では,冷たいか温かいかの識別ができない.

神経系　深部感覚

1 部位
- ①振動覚,②位置覚,③ロンベルグ試験

2 診査方法

①振動覚(図12-14)
- 音叉の振動を感じたとき,および振動の停止を感じたときに合図するように説明する.
- 閉眼するように説明する.
- 音叉を振動させ,上肢の骨隆起部(尺骨茎状突起など)に音叉を当てる.
- 振動を感じるかを確認する.
- 音叉の振動を止める.
- 振動の停止を感じるかを確認する.
- 音叉を振動させ,反対側の上肢の骨隆起部に音叉を当てる.
- 振動を感じるか,左右差がないかを確認する.
- 音叉の振動を止める.
- 振動の停止を感じるか,左右差がないかを確認する.
- 下肢の骨隆起部(腓骨外果など)についても同様に行う.

②位置覚(図12-15)
- 閉眼するように説明する.
- 他の指に触れないように利き手で手指の側面を持ち,反対側の手で手のひらを保持し,手指の関節を上あるいは下に動かす.
- どちらに動かしているかを答えてもらい,手指の位置がわかるかを確認する.
- 反対側の手指,左右の足趾についても同様に行う.

③ロンベルグ試験
- ロンベルグ試験は,運動失調(筋力低下や麻痺がないのに筋群相互間のバランスや協調運動の障害により随意運動を円滑に行えない状態)を判別する試験である(図12-16).
- 両足爪先をそろえて支持なしで立ってもらい,10秒程度観察する.この段階で

a. 上肢 b. 下肢

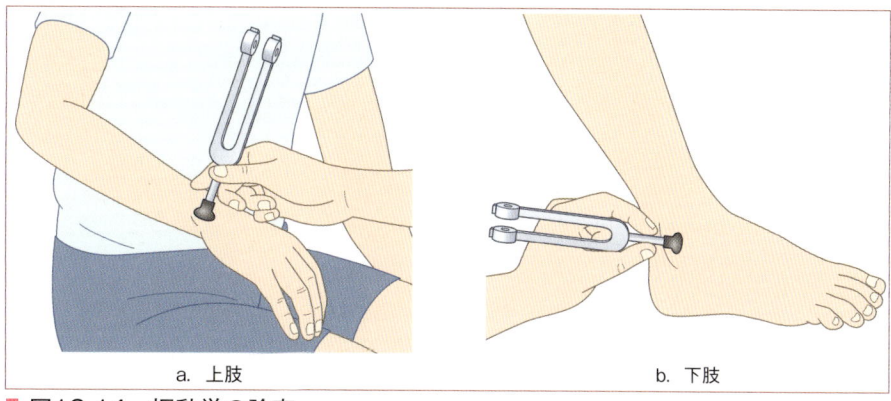

図12-14　振動覚の診査

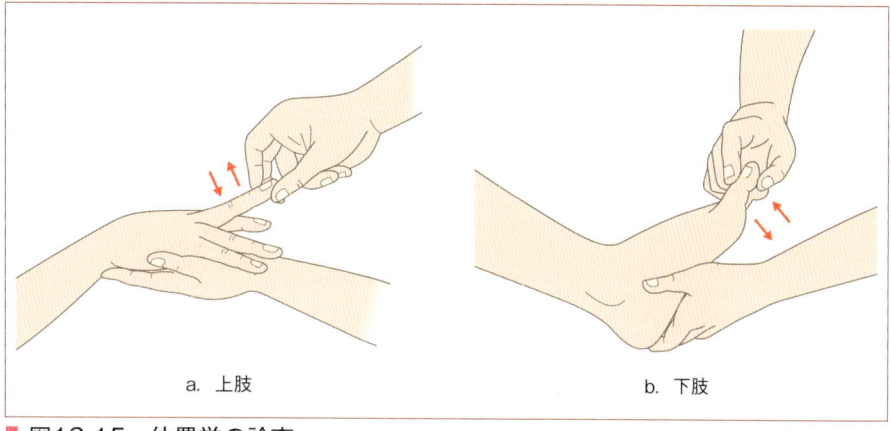

a. 上肢 b. 下肢

図12-15　位置覚の診査

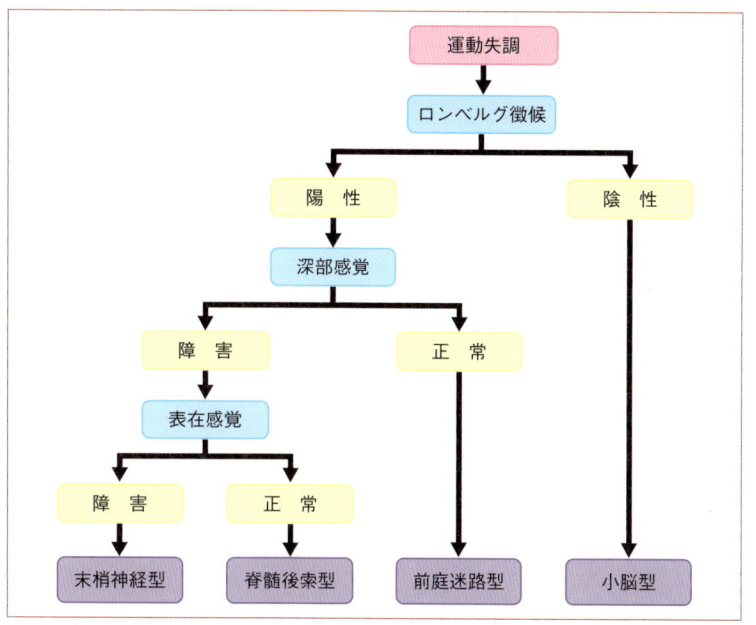

```
運動失調
   ↓
ロンベルグ徴候
   ├──────────────┐
  陽性           陰性
   ↓              │
深部感覚           │
   ├──────┐       │
  障害    正常    │
   ↓      │       │
表在感覚   │       │
   ├──┐   │       │
 障害 正常 │       │
  ↓   ↓   ↓       ↓
末梢  脊髄 前庭    小脳型
神経型 後索型 迷路型
```

（日野原重明，井村裕夫監［眞野行生，松尾雄一郎］：脳・神経系疾患．看護のための最新医学講座1，第2版，p.60，中山書店，2005）

図12-16　運動失調の診断

- ふらついたり，立てなければ中止する．
- 立位のまま閉眼してもらい，10秒程度観察する．

3 留意点
- 振動覚では，末梢で振動を感じない場合は，より中枢側（手首→肘→肩）で診査する．
- ロンベルグ徴候とは，直立位で閉眼するとふらつきが増強する現象で，視覚による代償がなくなるために生じる．
- ロンベルグ徴候の判断は，閉眼時の身体動揺が著明になる場合は陽性，開眼時も閉眼時も身体動揺がない場合は陰性，開眼時も閉眼時も身体動揺がある場合は陰性とする．
- ロンベルグ試験では転倒の危険性があるため，患者をすぐに支えることができるように配慮する．

4 身体診査所見

正常
- 振動覚では，上下肢において音叉の振動および振動の停止がわかり，左右差がない．
- 位置覚では，上下肢において手指・足趾の運動の位置がわかり，左右差がない．
- ロンベルグ試験では，閉眼時の身体動揺は認められない（ロンベルグ徴候陰性）．

異常
- 振動覚では，音叉の振動あるいは振動の停止がわからない．左右差がある．
- 位置覚では，手指・足趾の運動の位置がわからない．左右差がある．
- ロンベルグ試験では，閉眼時の身体動揺が著明である（ロンベルグ徴候陽性であり，脊髄後索型あるいは前庭迷路型，末梢神経型の運動失調の可能性がある）．
- ロンベルグ試験では，開眼時に身体動揺が著明である（ロンベルグ徴候陰性であり，小脳型の運動失調の可能性がある）．

神経系　複合感覚

1 部位
- ①2点識別覚，②立体認知

2 診査方法

①2点識別覚（図12-17）
- 閉眼するように説明する．
- 1本（あるいは2本）の先のとがったもの（クリップの先や爪楊枝など）で前腕に触れる．
- 何本で触れたのかを答えてもらう．
- 2本（あるいは1本）の先のとがったもので前腕に触れる．
- 何本で触れたのかを答えてもらう．
- 反対側の前腕，左右の下腿についても同様に実施する．

②立体認知
- 閉眼するように説明する．
- 片方の手のひらに，なじみのある物（洗濯バサミなど）をのせる．

| a. 1本で触れる場合 | b. 2本で触れる場合 |

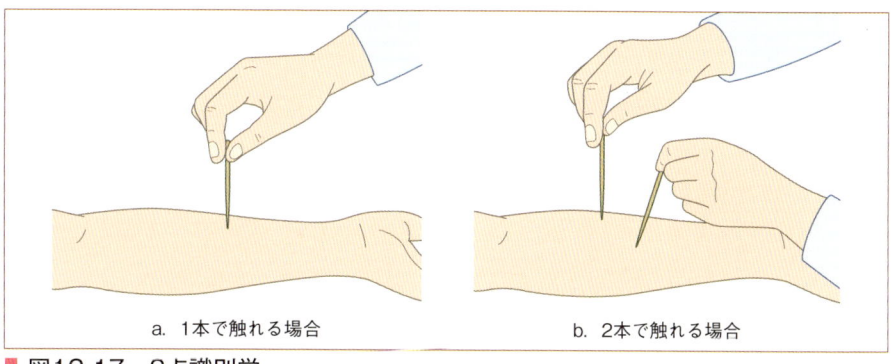

■ 図12-17　2点識別覚

■ 表12-5　2点識別の最短距離

指先	3mm
手掌	8〜10mm
前腕・胸	40mm
背部・下腿	65mm
上腕・大腿	75mm

- その物を触って何であるかを答えてもらう．
- もう片方の手のひらに，別のなじみのある物(ペンなど)をのせる．
- その物を触って何であるかを答えてもらう．

3 留意点

- 2点識別覚で，2本の場合は同時に触れるようにする．
- 2点識別では最短距離(最短距離よりも近いと2点と識別できない，表12-5)を考慮して触れるようにする．

4 身体診査所見

正常
- 2点識別覚で，1本で触れたか2本で触れたかがわかる．
- 立体認知では，左右の手のひらにのせられた物が何かがわかる．

異常
- 2点識別覚では，1本で触れたか2本で触れたかがわからない．
- 立体認知では，手に何かがのせられていることはわかるが，その物が何かがわからない(頭頂葉の障害の可能性がある)．

小脳

機能

1 部位
- 上肢の動き：指鼻試験，指鼻指試験，急速変換試験
- 下肢の動き：膝踵試験

2 診査方法

①指鼻試験(図12-18)
- 開眼したまま，左右の示指を交互に鼻に触れ，もう一方の手はまっすぐに横に伸ばす動作をできるだけ早く繰り返してもらう．
- 閉眼させ，同様の動作をできるだけ早く繰り返してもらう．

- 指の位置の正確さ，動きのスムーズさ，最短距離かどうか，振戦の有無を観察する．

②**指鼻指試験**（図12-19）
- 患者と向かい合って座り，診査者の指と患者の鼻に指で交互にできるだけ早く触れてもらう．
- 患者が鼻に触れているあいだに診査者は指をすばやく広い範囲に動かす．
- 反対側も同様に行う．
- 指の位置の正確さ，動きのスムーズさ，最短距離かどうか，振戦の有無を観察する．

③**急速変換試験**（図12-20）
- 坐位で膝を叩きながら，左右の前腕の回内と回外をできるだけ早く繰り返してもらう．
- 動きの正確さやスムーズさ，振戦の有無を観察する．

④**膝踵試験**（図12-21）
- 仰臥位で片方の踵を高く上げ，反対側の膝の上にのせてもらう．
- 踵を脛の上をすべらせて下降してもらう．
- 再度，踵を脛の上をすべらせて膝の上にのせてもらう．
- 反対側も同様に行う．
- 動きの正確さやスムーズさ，振戦の有無を観察する．

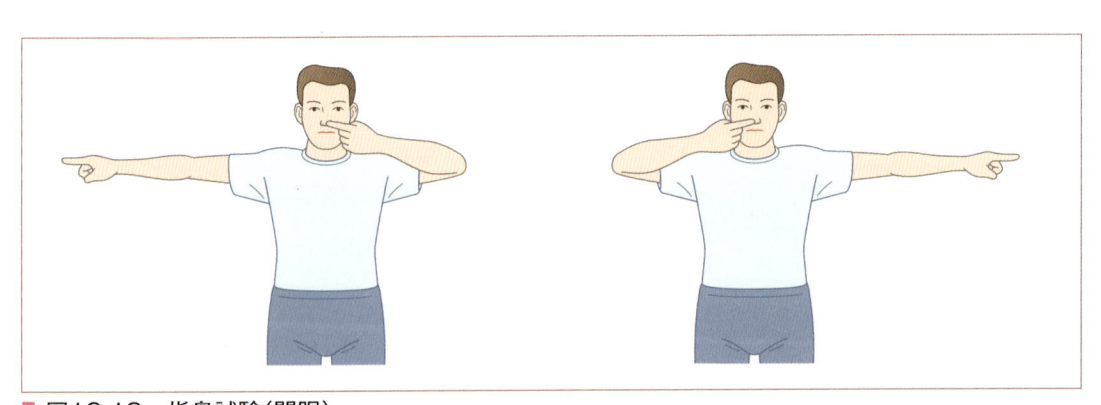

■図12-18 指鼻試験（開眼）

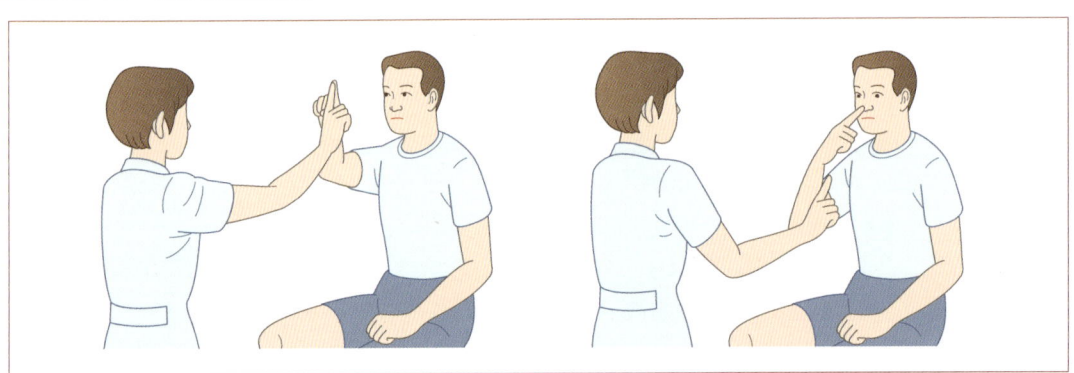

■図12-19 指鼻指試験

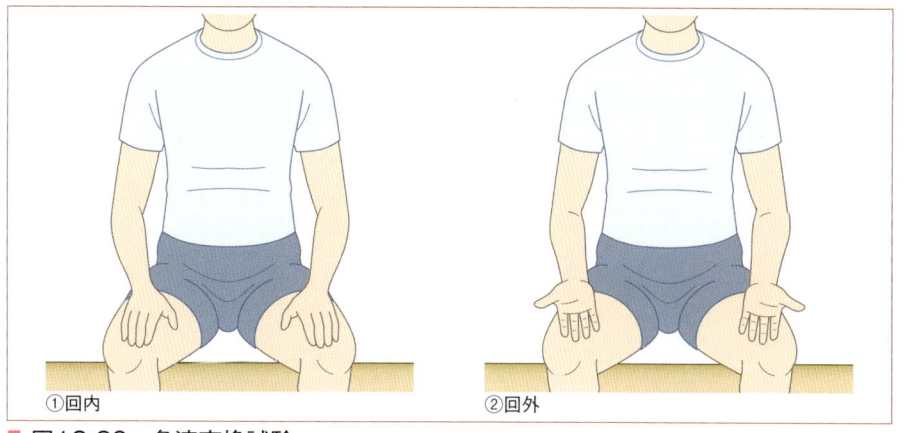

■ 図12-20　急速変換試験

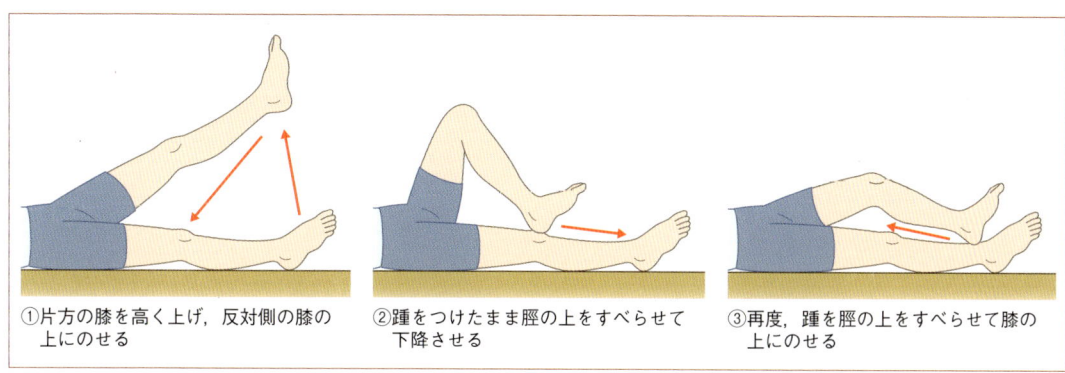

①回内　　②回外

■ 図12-21　膝踵試験

①片方の膝を高く上げ，反対側の膝の上にのせる

②踵をつけたまま脛の上をすべらせて下降させる

③再度，踵を脛の上をすべらせて膝の上にのせる

3 留意点

- 複雑な動きを行ってもらうため，どのように動かすかを診査者が示しながら方法を説明する．

4 身体診査所見

正常

- 指鼻試験では，開眼時と閉眼時に指が鼻に正確かつスムーズに，左右差なく触れることができる．
- 指鼻指試験では，指が鼻と診査者の指に正確かつスムーズに，左右差なく触れることができる．
- 急速変換試験では，手の甲と手のひらで正確かつスムーズに，左右差なく膝を叩くことができる．
- 膝踵試験では，踵を正確かつスムーズに，左右差なくすべらせることができる．

異常

- 指鼻試験では，指が鼻をはずれる，鼻までの最短距離をとることができない，振戦がある（小脳機能障害の可能性がある）．
- 指鼻試験において，開眼時と閉眼時に差があり，閉眼時に悪化する（深部感覚障害の可能性がある）．
- 指鼻指試験では，指が鼻や診査者の指をはずれる，鼻や診査者の指までの最短距離をとることができない，振戦がある（小脳機能障害の可能性がある）．

- 急速変換試験では，手の甲と手のひらで膝を正確かつスムーズに叩くことができない．あるいは左右差がある（小脳機能障害の可能性がある）．
- 膝踵試験では，踵が膝をはずれる，踵を上げたり，脛の上をなぞることが正確かつスムーズにできない，振戦がある（小脳機能障害の可能性がある）．

アセスメントをケアに活かす

身体診査の結果

I氏，64歳，男性．3日前に救急車で来院し，右被殻出血のため入院となった．意識は清明である．ブルンストロームステージは左側の上肢，手指，下肢ともにステージⅠ（随意運動がみられない状態：弛緩性麻痺）である．

神経系

バビンスキー反射　[－　⊕（右・左）]

ロンベルグ試験
　閉眼：立位不可のため未実施
　開眼：立位不可のため未実施

深部腱反射 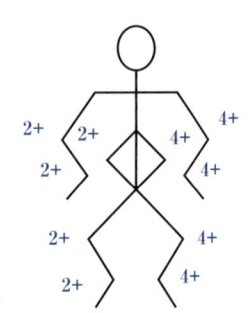
　消失：0
　低下：1+
　正常：2+
　亢進：3+
　著明な亢進：4+

左：2+，2+，2+，2+
右：4+，4+，4+，4+

表在感覚
　触覚障害（鈍麻）
　痛覚障害（鈍麻）

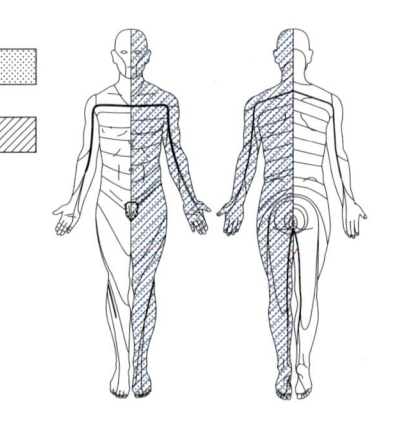

深部感覚
　振動覚：部位[上肢]　[+　－（右・左）]
　　　　　部位[下肢]　[+　－（右・左）]
　深部痛覚：部位[上肢]　[+　－（右・左）]
　　　　　　部位[下肢]　[+　－（右・左）]
　位置覚：部位[上肢]　[+　－（右・左）]
　　　　　部位[下肢]　[+　－（右・左）]

複合感覚
　立体認知　　[+　－（右・左）]
　書画感覚　　[+　－（右・左）]
　2点識別覚：部位[前腕]　[+　－（右・左）]　4.0cm
　　　　　　　部位[下腿]　[+　－（右・左）]　6.5cm

小脳

上肢の運動　運動麻痺のため左側実施不可
　指鼻試験　　[+　－（右・左）]
　指鼻指試験　[+　－（右・左）]
　急速変換試験[+　－（右・左）]

下肢の運動　運動麻痺のため左側実施不可
　手指足指試験[+　－（右・左）]
　膝踵試験　　[+　－（右・左）]

結果に基づくアセスメント

　右被殻出血により，運動に関する神経線維が通る内包が損傷されたため，錐体路障害が生じていると考えられる．そのため，深部腱反射は左側で著明に亢進し，表在反射は左側で消失し，病的反射が左側に出現している．

　右被殻出血により，感覚に関する神経線維が通る内包が損傷されたため，左半身の触覚，痛覚，温度覚，振動覚，深部痛覚，位置覚に異常をきたしていると考えられる．

ケアへの示唆

- 所見の変化を経時的に観察する必要がある．
- 錐体路障害による運動麻痺があると考えられるため，ポジショニング，体位変換，可動域訓練，動作訓練などを実施する．
- 感覚障害のために外部からのさまざまな有害刺激に適切に反応できない状態であり，事故予防に留意する．
- 感覚障害は運動機能に影響を及ぼし，とくに深部感覚が消失すると手足の位置がわからなくなるため，上下肢の位置を伝えたり，目で見て確認してもらう．

関連するアセスメント

- 下記の項目に関するアセスメントも併せて実施する．
- ①意識レベル，②運動麻痺，③対光反射，共同偏視，瞳孔，④顔面，構音，口腔，⑤循環，呼吸

第13章 認知機能のアセスメント

学習目標
1. 大脳の構造と機能，認知症に伴う認知機能障害について説明できる．
2. 認知機能評価法を実施できる．
3. 認知機能障害に伴う行動障害を評価できる．
4. 認知機能・行動評価指標から得られた所見について，加齢に伴う健忘と大脳皮質の萎縮による病的な認知機能障害を区別することができる．
5. 認知症とせん妄およびうつ病の違いが説明できる．

認知機能アセスメント時の注意事項
1. 全身状態・意識状態の確認：電解質バランスの変化，身体機能の低下，および疾患などにより，知能，認知機能低下をきたすことがある．また，手指の振戦や麻痺，拘縮も検査に影響を及ぼすことを念頭におく．また，覚醒水準は日内変動があることから意識状態の清明性，刺激への反応性，注意力などに影響を及ぼす要因がないかを確認する．
2. 視覚・聴覚機能低下への配慮：高齢者は老視や白内障などによる視力低下がある場合が多いので，必要に応じて眼鏡を使用してもらうとともに，検査を行う場所の照明や検査用紙の文字や図形の大きさ，鮮明さにも配慮する．聴力についても老人性難聴などによる聴力低下の有無，程度を確認し，口頭での説明や指示については，低音，大きめの声で，ゆっくりと，また長文にならないように配慮する．
3. 高齢者の尊厳を重視する：今日の日付やいまいる場所，簡単な計算など，あまりにも常識的なことを尋ねる検査法を行うと不機嫌になる場合もある．唐突に質問するのではなく，日常会話の流れのなかで上手く行えるように会話を工夫する．また，簡単な質問に回答できない現実に直面し気持ちが動揺したり，回答の誤りや回答できないことに不安を抱いたりすることもあることから，回答が誤っていても否定せず，受容的態度で接し，高齢者の自尊心を侵害しないように配慮する．疲労を訴えた場合には，無理に継続せず休憩をとり，あせらず安定した状態で検査が受けられるように配慮する．

必要物品
1. 生活場面でよく使用する小物で相互に無関係なものを5点（たとえば時計，鍵，爪切り，タバコ，硬貨など：HDS-Rで使用），2. 筆記用具

認知機能アセスメントに必要な大脳の構造と機能

- 大脳は前頭葉，側頭葉，頭頂葉，後頭葉からなり，前頭葉と側頭葉はシルビウス裂で，前頭葉と頭頂葉は中心溝で，頭頂葉と後頭葉は頭頂後頭溝でそれぞれ分類されている（**図13-1**）．
- 前頭葉は，運動野，運動前野，補足運動野，前頭眼野，Broca野，前脳基底部に分類され，行動によって生じる結果の認知や，よりよい行動の選択，社会的に好ましくない行動の抑制，物事の類似や相違を判断するなどの計画，および実行機能を担っている．また，課題に基づかない長期記憶をつかさどっている．
- 頭頂葉は身体各部位からの各種の感覚情報の統合，とくに空間感覚と指示の決定を担っている．また，数字とそれらの関係に関する知識，対象の操作などに関する機能に重要な役割を担っている．
- 側頭葉は言語，音声や文字の意味，記憶，聴覚の処理にかかわっている．
- 後頭葉は視覚形成や色彩の認識に重要な役割を果たしている．

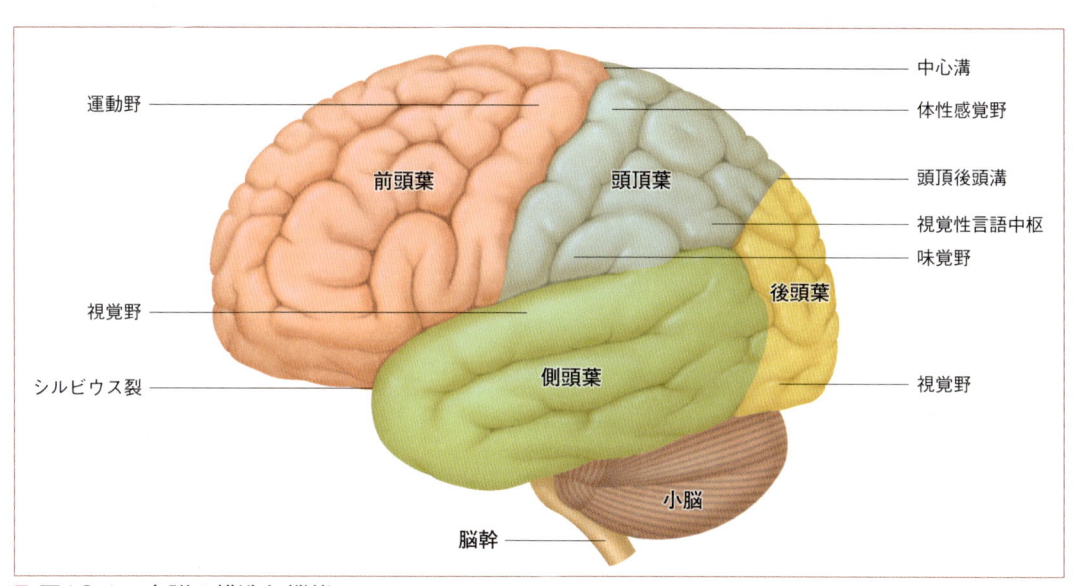

図13-1 大脳の構造と機能

認知機能のアセスメント

- 認知症は早期発見，診断，治療およびケアの提供により，症状の改善や進行を遅延させることができる．そのためには認知機能を適切にアセスメントする必要がある．
- 第一に患者からは生活するうえで困っていること，気分の変化について，家族からは患者の生活歴，ADLや習慣の変化，もの忘れなどの情報を収集し，さらに知的・認知機能検査法と行動評価尺度を用いて加齢による生理的健忘か，認知

- 機能の障害かを判断して，アセスメントの結果から，効果的な対応を選択し実践することにより，患者は安心して穏やかな療養生活を送ることできる．
- 認知症は，「通常，慢性あるいは進行性脳疾患によって生じ，記憶，思考，見当識，理解，計算，学習，言語，判断などの多数の高次機能の障害からなる症候群」(WHO，1993)，または「いったん発達した知的機能がいろいろな後天的な脳障害により持続的に低下した状態」(アメリカ精神医学会，1993)と定義されている．
- 認知症の診断には，X線・CT・MRI撮影などによる脳の形態的変化や脳代謝(PET：ポジトロン断層法)，脳機能(脳波[EEG]，内分泌，代謝検査，血液検査，髄液検査，脳血流分布[SPECT：断層撮像] など)の検査が行われる．
- さらに意識障害がないこと，せん妄やうつ病の鑑別がなされ，知的・認知機能評価検査法および行動評価尺度により判定される．
- 認知症患者に適切な看護ケアを提供するためのアセスメントに必要な知的・認知機能評価検査法と行動評価尺度の代表的指標を以下に示す．

1 知的・認知機能評価検査法(質問による評価法)

①ミニメンタルステート検査(MMSE：mini-mental state examination，表13-1)

- 1975年にFolstein, MFらが認知障害を評価するために考案した．
- 時間および場所の見当識，記憶，計算，想起，呼称，読字，言語理解，文章理解，文章構成，図形把握の機能を測定する11項目の課題で構成されている．
- 満点は30点，健常高齢者の平均得点は27.6±1.7点，疾病の診断のための基準値であるカットオフポイント(過去に蓄積された罹患者におけるこの検査の陽性率と罹患していない者での陰性率の交差点)は23/24で，23点以下は陽性の疑いが強いと判定される．

②長谷川式簡易知能評価スケール改訂版(HDS-R，表13-2)

- 日本で最も普及している高齢者用知能テストである．
- 年齢，時間および場所の見当識，3つの言葉の記銘，計算，数字の逆唱，3つの言葉の遅延再生，5つの物品記銘，言葉の流暢性の9項目の課題から構成されている．
- 最高得点は30点で，20点以下で認知症が疑われる．

③西村式(N式)精神機能検査(NMスケール，表13-3)

- 記憶，見当識，計算，概念構成，図形模写，空間認知，運動構成機能などに関する12項目の課題を問うことにより，広範囲に知的機能を測定することを目的に作成された認知機能評価指標である．
- 認知機能について，正常・境界・軽度・中等度・重度の5段階評価ができるように作成され，診断や治療の効果判定に用いられている．

④国立精研式認知症スクリーニングテスト(表13-4)

- 認知機能障害の疑いのある高齢者を的確にスクリーニングし，早期発見により，適切な助言や指導につなげられることを目的に標準化された簡易テストである．
- 地域高齢者を対象に保健師などが面接方式で行う．

表13-1 ミニメンタルステート検査(MMSE)

設問	質問内容	回答	得点
1(5点)	今年は何年ですか 今の季節は何ですか 今日は何曜日ですか 今日は何月何日ですか	年 曜日 月 日	0 1 0 1 0 1 0 1 0 1
2(5点)	この病院の名前は何ですか ここは何県ですか ここは何市ですか ここは何階ですか ここは何地方ですか	病院 県 市 階 地方	0 1 0 1 0 1 0 1 0 1
3(3点)	物品名3個(桜,猫,電車) 《1秒間に1個ずつ言う.その後,被験者に繰り返させる.正答1個につき1点を与える.3個すべて言うまで繰り返す(6回まで)》		0 1 2 3
4(5点)	100から順に7を引く(5回まで)		0 1 0 1 0 1 0 1 0 1
5(3点)	設問3で提示した物品名を再度復唱させる		0 1 2 3
6(2点)	(時計を見せながら)これは何ですか (鉛筆を見せながら)これは何ですか		0 1 0 1
7(1点)	次の文章を繰り返す 「みんなで,力を合わせて綱を引きます」		0 1
8(3点)	(3段階の命令) 「右手にこの紙を持ってください」 「それを半分に折りたたんでください」 「それを私に渡してください」		0 1 0 1 0 1
9(1点)	(次の文章を読んで,その指示に従ってください) 「右手をあげなさい」		0 1
10(1点)	(何か文章を書いてください)		0 1
11(1点)	(次の図形を書いてください)		0 1
		得点合計	

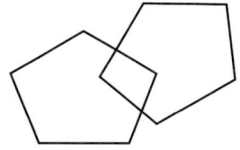

(Folstein, MF et al : J Psychiat Res, 12 : 189, 1975)

⑤時計描画テスト(CDT:clock drawing test,表13-5)
- HDS-RやMMSEでは十分に評価できない前頭葉実行機能を簡便に評価できる手軽な評価法で,白紙に時計の絵を描いてもらうことにより,時計に関する意味記憶と視空間認知機能を測定し,作業記憶・計画性・企画性を評価する.

2 行動評価尺度(観察による評価法)
- 認知症高齢者は,知的機能低下に随伴して行動の障害,日常生活機能の低下も

表13-2　長谷川式簡易知能評価スケール改訂版（HDS-R）

	質問内容	配点
1	お年はいくつですか？（2年までの誤差は正解）	0, 1
2	今日は何年の何月何日ですか？何曜日ですか？ （年，月，日，曜日が正解でそれぞれ1点ずつ）	0, 1 0, 1 0, 1 0, 1
3	私たちがいまいる所はどこですか？ （自発的にできれば2点，5秒おいて家ですか？病院ですか？施設ですか？のなかから正しい選択をすれば1点）	0, 1, 2
4	これから言う3つの言葉を言ってください．あとでまた聞きますのでよく覚えておいてください （以下の系列のいずれか1つで，採用した系列に○印をつけておく） 1：a）桜　b）猫　c）電車 2：a）梅　b）犬　c）自動車	0, 1 0, 1 0, 1
5	100から7を順番に引いてください （100-7は？　それからまた7を引くと？と質問する．最初の答えが不正解の場合，打ち切る．それぞれ1点）	0, 1 0, 1
6	私がこれから言う数字を逆から言ってください （6-8-2，3-5-2-9を逆に言ってもらう．3桁逆唱に失敗したら，打ち切る）	0, 1 0, 1
7	先ほど覚えてもらった言葉をもう一度言ってください （自発的に回答があれば各2点，もし回答がない場合以下のヒントを与え正解であれば1点） ヒント：a）植物　b）動物　c）乗り物	a：0, 1, 2 b：0, 1, 2 c：0, 1, 2
8	これから5つの品物を見せます．それを隠しますので何があったか言ってください （時計，鍵，タバコ，硬貨など必ず相互に無関係なもの）	0, 1, 2, 3, 4, 5
9	知っている野菜の名前をできるだけ多く言ってください （答えた野菜の名前を右欄に記入する．途中で詰まったり，約10秒待っても答えない場合はそこで打ち切る） 0〜5＝0点，6＝1点，7＝2点，8＝3点，9＝4点，10＝5点	0, 1, 2, 3, 4, 5
満点30点　20点以下：認知症　21点以上：非認知症		合計点数

認められるため，全体像を把握するうえで観察による行動評価を行うことが重要である．

①柄澤式老人知能の臨床的判定基準（表13-6）
- 高齢者の知的能力を「日常生活能力」「日常会話・意思疎通」について具体的例示を参考にして判定する．

②機能評価ステージ（FAST：functional assessment staging，表13-7）
- 1984年にReisberg, Bらによって考案され，日常生活機能の低下の状態が詳細に例示され，その比較によりアルツハイマー型認知症の進行度を判定するのによく用いられる．

③臨床的認知症尺度（CDR：clinical dementia rating，表13-8）
- 1982年にHughes, CPらによって行動評価法として作成された．
- 「記憶」「見当識」「判断力と問題解決」「地域社会活動」「家庭生活および趣味・関心」「介護状況」の6項目からなる．
- この6項目について5段階の重症度で評価する．

表13-3 西村式(N式)精神機能検査(NMスケール)

	教示(留意事項)	回答・課題および得点	
年齢	年齢は？(満もしくは数え) ＊誤答は0，正答は1とする．以下同様	歳	0・1
月日	今日は何月何日ですか？	月　日	0・1
指の名	この指(薬指)は何指ですか？ ＊患者の指を触って，指の名を言わせる		0・1
運動メロディ	(動作を示して)このように片手をグー，もう一方の手をパーにしてください 次にこのようにグーの手をパー，パーの手をグーにしてください 左右の手が同じにならないように繰り返してください ＊5回以上の繰り返しを正とする	正　誤	0・1
時計	この時計は何時何分になっていますか？ (下の時計を示す．ほかの部分は隠す)	時　分	0・1
果物の名前	果物の名前をできるだけたくさん早く言ってください．私が「始め」と言ったらすぐに言い始めてください．「始め」 (患者の言うとおり順序で記入) ＊30秒以内の正答数4以上を正答とする 重複は数えない		0・1
	これから私が読む話を最後まで聞いてください．私が読み終わったらいまの話の覚えていることを思い出して言ってください．どんな順序でもよろしい．最後までよく聞いてください．(採点はしない)		
引き算	100から17を引くと？	正　誤	0・1
図形模写	これと同じ絵を書いてください (下の図を示し，裏面の空白部に記入させる) 何も書けない＝0，何か書ける＝1，完全に書ける＝2		0・1・2
物語再生	少し前に覚えていただいた話を，いま思い出してもう一度言ってください．火事の話でしたね ＊正答句数　0＝0，1＝1，2～6＝2，7～10＝3 きのう　東京の　銀座で　火事があり　17軒　焼けました 女の子を　助けようとして　消防士が　火傷をしました		0・1・2
逆唱	いまから私がいくつかの数字を言いますからよく聞いてください 私が言い終わったらすぐに逆の順で言ってください たとえば1，2の逆は2，1ですね (1秒に1数字の速度で読み聞かせる．最後の数字は調子を少し下げて読む)． (2桁の1)24から始める．失敗すれば同じ桁の2)58をする 失敗すれば中止する．正しく逆唱できれば，次の1)629に進む．失敗すれば，2)415をする) ＊2桁失敗＝0，2桁成功・3桁失敗＝1，3桁成功＝2	1)24, 629 2)58, 415	0・1・2・3
書き取り	これから私の言う文章を書いてください．「山の上に木があります」 (裏面の空白部に記入させる．患者が聞き直す場合は，繰り返し読み聞かせる)	正　誤	0・1
読字	声を出して読んでください (下の「男の子が本を読んでいる」を正位置にして示す．他の部分は隠す)	正　誤	0・1
		合計得点	点

[時計]　　　[図形模写]　　　[読字]

男の子が本を読んでいる

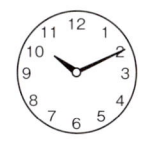

合計得点により判定するが，配点は異なる
- 29以下（重度）
- 30～59（中等度）
- 60～79（軽度）
- 80～94（境界）
- 95以上（正常）

(大塚俊男，本間　昭監［西村　健，福永知子］：高齢者のための知的機能検査の手引き．p.28～29，ワールドプランニング，1991より改変)

表13-4 国立精研式認知症スクリーニングテスト

問題(正答または採点方法)	回答		正○, 誤×
あなたの生年月日を教えてください (採点は,年と月日を別々に行う.年号は採点しない)	年		
	月	日	
今日は,何月何日ですか(採点は,月と日を別々に行う)	月		
	日		
昨日は,何曜日でしたか	曜日		
5月5日は,何の日ですか (子どもの日,端午の節句,男子の節句,菖蒲の節句)			
ひなまつりは,いつですか(3月3日)			
信号が,何色のときに道路を渡りますか(青)			
母の姉を,一般に何と呼びますか(伯母)			
妹の娘を,一般に何と呼びますか(姪)			
太陽は,どの方角から昇ってきますか(東)			
西から風が吹くと,風船はどの方角へ飛んで行きますか(東)			
北を向いたとき,右手はどの方角を指しますか(東)			
これから文章を読みます.読み終わったのち,『はい』と言ったら,私の読んだとおりに繰り返してください(ゆっくり読む) 『みんなで 力を合わせて 綱を 引きます』(一字でも間違えたら誤り)			
18足す19は,いくつですか(37)			
32引く16は,いくつですか(16)			
これから数字を言います.『はい』と言ったら,すぐ繰り返してください(ゆっくり読む)　　　　(順唱)　3-6-4-8			
また数字を言いますが,今度は,『はい』と言ったら,逆の方向から言ってください	(逆唱)(1)9-2		
	(2)2-4-6		
	(3)7-1-6-5		
	得点(○の数)		

判定と指導

得点	判定	指導
0〜10	問題あり	認知症が強く疑われますから,必ず専門医を受診してください
11〜15	境界群	認知症が疑われますから,専門医を受診することをお勧めします
16〜20	正常	現在のところ問題ありません

(大塚俊男ほか:痴呆スクリーニング・テストの開発.精神医学,29:395〜402,1987)

④西村式(N式)老年者用精神状態尺度(NM[Nishimura dementia scale]スケール,表13-9)

- 日常生活における精神機能に関する項目を,「家事・身辺整理」「関心・意欲・交流」「会話」「記銘・記憶」「見当識」の5項目に分け,合計点により正常,境界,軽度,中等度,重度の5段階で判定する.

⑤N式老年者用日常生活動作能力評価尺度(N-ADL,表13-10)

- 高齢者および認知症高齢者の日常生活動作能力を多角的にとらえる行動評価尺度である.
- NMスケールと併用して使用することにより,実際的な日常生活機能を総合的に

表13-5 時計描画テスト(CDT)

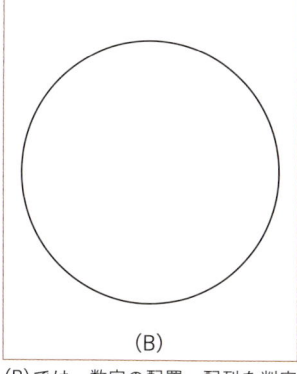

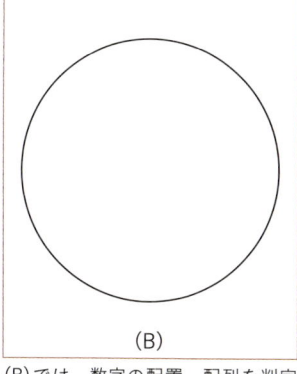

(A)

(B)

(C)

(A)では，円だけを採点対象とし，書けたら1点，円を書かなかったら0点．正確に書けなかったら0.5点減点．数字に誤りや意味不明な数字を書いても減点対象にはしない

(B)では，数字の配置，配列を判定する．数字2個書けたら1点で，すべて書けたら6点満点，そこから，数字の配置や配列に誤りがいくつあっても0.5点減点する

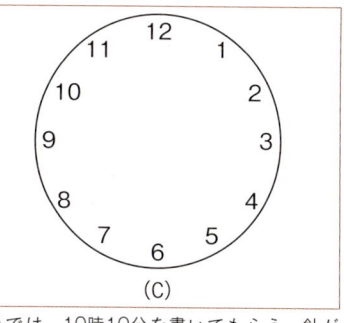

(C)では，10時10分を書いてもらう．針が長針，短針の2本書けていれば2点，1本なら1点と判定．10時10分を示していない，長さに誤りがあるなどがあれば0.5点減点．これも減点は，0.5点まで

CDスコア0～8　認知症と考えて精査を
CDスコア8.5～9　念のため改訂長谷川式を

注)得点されないものについては減点もしない

(河野和彦：認知症の診断——アルツハイマライゼーションと時計描画検査．改訂版，認知症ハンドブック1，p.158～160，フジメディカル出版，2010を参照に作成)

表13-6 柄澤式老人知能の臨床的判定基準

判定		日常生活能力	日常会話・意思疎通	具体的例示
正常	(−)	社会的，家庭的に自立	普通	・活発な知的活動持続（優秀老人）
	(±)	同上	同上	・通常の社会活動と家庭内活動可能
異常衰退	軽度(+1)	通常の家庭内での行動はほぼ自立 日常生活上，助言や介助は必要ないか，あっても軽度	ほぼ普通	・社会的な出来事への興味や関心が乏しい ・話題が乏しく，限られている ・同じことを繰り返し話す，たずねる ・いままでできた作業(事務，家事，買物など)にミスまたは能力低下が目立つ
	中等度(+2)	知能低下のため，日常生活が1人ではちょっとおぼつかない 助言や介助が必要	簡単な日常会話はどうやら可能 意思疎通は可能だが不十分，時間がかかる	・慣れない状況で場所を間違えたり道に迷う ・同じ物を何回も買い込む ・金銭管理や適正な服薬に他人の援助が必要
	高度(+3)	日常生活が1人ではとても無理 日常生活の多くに助言や介助が必要，あるいは失敗行為が多く目が離せない	簡単な日常会話すらおぼつかない 意思疎通が乏しく困難	・慣れた状況でも場所を間違え道に迷う ・さっき食事したこと，さっき言ったことすら忘れる
	最高度(+4)	同上	同上	・自分の名前や出生地すら忘れる ・身近な家族と他人の区別もつかない

(大塚俊男，本間　昭監［柄澤昭秀］：高齢者のための知的機能検査の手引き．p.56，ワールドプランニング，1991)

表13-7 機能評価ステージ(FAST)

FAST stage	臨床診断	FASTにおける特徴	臨床的特徴
1. 認知機能の障害なし	正常	主観的および客観的機能低下は認められない	5〜10年前と比較して職業あるいは社会生活上,主観的および客観的にも変化は全く認められず支障をきたすこともない
2. 非常に軽度の認知機能の低下	年齢相応	物の置き忘れを訴える.喚語困難	名前や物の場所,約束を忘れたりすることがあるが年齢相応の変化であり,親しい友人や同僚にも通常は気がつかれない.複雑な仕事を遂行したり,混み入った社会生活に適応していくうえで支障はない.多くの場合,正常な老化以外の状態は認められない
3. 軽度の認知機能の低下	境界状態	熟練を要する仕事の場面では機能低下が同僚によって認められる.新しい場所に旅行することは困難	重要な約束を忘れてしまうことがある.はじめての土地への旅行のような複雑な作業を遂行する場合には機能低下が明らかになる.買い物や家計の管理あるいはよく知っている場所への旅行など日常行っている作業をするうえでは支障はない.熟練を要する職業や社会的活動から退職してしまうこともあるが,その後の日常生活のなかでは障害は明らかとはならず,臨床的には軽微である
4. 中等度の認知機能低下	軽度のアルツハイマー型認知症	夕食に客を招く段取りをつけたり,家計を管理したり,買物をしたりする程度の仕事でも支障をきたす	買い物で必要なものを必要な量だけ買うことができない.誰かがついていないと買い物の勘定を正しく払うことができない.自分で洋服を選んで着たり,入浴したり,行き慣れている所へ行ったりすることには支障はないために日常生活では介助を要しないが,社会生活では支障をきたすことがある.単身でアパート生活している高齢者の場合,家賃の額で大家とトラブルを起こすようなことがある
5. やや高度の認知機能の低下	中等度のアルツハイマー型認知症	介助なしでは適切な洋服を選んで着ることができない.入浴させるときなどでもなだめすかして説得することが必要なことがある	家庭での日常生活でも自立できない.買い物を一人ですることはできない.季節に合った洋服が選べず,明らかに釣り合いがとれていない組合せで服を着たりするためにきちんと服をそろえるなどの介助が必要となる.毎日の入浴を忘れることもある.なだめすかして入浴させなければならないにしても,自分で身体をきちんと洗うことはできるし,お湯の調節もできる.自動車を適切かつ安全に運転できなくなり,不適切にスピードを上げたり下げたり,また信号を無視したりする.無事故だった人がはじめて事故を起こすこともある.きちんと服がそろえてあれば適切に着ることはできる.大声をあげたりするような感情障害や多動,睡眠障害によって家庭で不適応を起こし,医師による治療的かかわりがしばしば必要になる
6. 高度の認知機能の低下	やや高度のアルツハイマー型認知症	(a)不適切な着衣	寝巻の上に普段着を重ねて着てしまう.靴紐が結べなかったり,ボタンを掛けられなかったり,ネクタイをきちんと結べなかったり,左右間違えずに靴をはけなかったりする.着衣も介助が必要になる
		(b)入浴に介助を要する.入浴を嫌がる	お湯の温度や量を調節できなくなり,身体もうまく洗えなくなる.浴槽への出入りもできにくくなり,風呂から出たあともきちんと身体を拭くことができない.このような障害に先行して風呂に入りたがらない,嫌がるという行動がみられることもある
		(c)トイレの水を流せなくなる	用を済ませたあと水を流すのを忘れたり,きちんと拭くのを忘れる.あるいは済ませたあと服をきちんと直せなかったりする
		(d)尿失禁	ときに(c)の段階と同時に起こるが,これらの段階のあいだには数か月間の間隔があることが多い.この時期に起こる尿失禁は尿路感染やほかの生殖泌尿器系の障害がなく起こる.この時期の尿失禁は適切な排泄行動を行ううえでの認知機能の低下によって起こる
		(e)便失禁	この時期の障害は(c)や(d)の段階でみられることもあるが,通常は一時的にしろ別々にみられることが多い.焦燥や明らかな精神病様症状のために医療施設を受診することも多い.攻撃的行為や失禁のために施設入所が考慮されることが多い
7. 非常に高度の認知機能の低下	高度のアルツハイマー型認知症	(a)最大限約6語に限定された言語機能の低下	語彙と言語能力の貧困化はアルツハイマー型認知症の特徴であるが,発語量の減少と話し言葉のとぎれがしばしば認められる.さらに進行すると完全な文章を話す能力は次第に失われる.失禁がみられるようになると,話し言葉は幾つかの単語あるいは短い文節に限られ,語彙は2,3の単語のみに限られてしまう
		(b)理解し得る語彙はただ1つの単語となる	最後に残される単語には個人差があり,ある患者では"はい"という言葉が肯定と否定の両方の意志を示すときもあり,逆に"いいえ"という返事が両方の意味をもつこともある.病期が進行するに従ってこのようなただ1つの言葉も失われてしまう.一見,言葉が完全に失われてしまったと思われてから数か月後に突然最後に残されていた単語を一時的に発語することがあるが,理解し得る話し言葉が失われたのちは叫び声や意味不明のぶつぶつ言う声のみとなる

	(c)歩行能力の喪失	歩行障害が出現する．ゆっくりとした小刻みの歩行となり階段の上り下りに介助を要するようになる．歩行できなくなる時期は個人差はあるが，次第に歩行がゆっくりとなる，歩幅が小さくなっていく場合もあり，歩くときに前方あるいは後方や側方に傾いたりする．寝たきりとなって数か月すると拘縮が出現する
	(d)着座能力の喪失	寝たきり状態であってもはじめのうち介助なしで椅子に座っていることは可能である．しかし，次第に介助なしで椅子に座っていることもできなくなる．この時期ではまだ笑ったり，噛んだり，握ることはできる
	(e)笑う能力の喪失	この時期では刺激に対して眼球をゆっくり動かすことは可能である．多くの患者では把握反射は嚥下運動とともに保たれる
	(f)昏迷および昏睡	アルツハイマー型認知症の末期ともいえるこの時期は本疾患に付随する代謝機能の低下と関連する

(Reisberg B, et al：Ann NY Acard Sci, 435：481, 1984)

表13-8　臨床的認知症尺度(CDR)

区分	なし(0)	疑い(0.5)	軽度(1)	中等度(2)	重度(3)
記憶(M)	記憶障害なし 軽度の一貫しないもの忘れ	一貫した軽いもの忘れ．出来事を部分的に思い出す良性健忘	中等度記憶障害．とくに最近の出来事に対するもの．日常生活に支障	重度記憶障害．高度に学習した記憶は保持．新しいものはすぐ忘れる	重度記憶障害．断片的記憶のみ残存する程度
見当識(O)	見当識障害なし	時間的関連の軽度の困難さ以外は障害なし	時間的関連の障害中等度あり．検査は場所の見当識良好．ほかの場所でときに地誌的失見当	時間的関連の障害重度．通常時間の失見当．しばしば場所の失見当	人物への見当識のみ
判断力と問題解決(JPS)	日常の問題を解決 仕事をこなす 金銭管理良好 過去の行動と関連した良好な判断	問題解決，類似性差異の指摘における軽度障害	問題解決，類似性差異の指摘における中程度障害　　　　　　社会的判断は通常，保持される	問題解決，類似性差異の指摘における重度障害　　　　　　社会的判断は通常，障害される	問題解決不能　　　　　　　　　　　　　　　判断不能
地域社会活動(CA)	通常の仕事，買い物，ボランティア，社会的グループで通常の自立した機能	左記の活動の軽度の障害	左記の活動のいくつかにかかわっていても，自立できない 一見正常	家庭外自立不可能　　　　　　　　　　　　　家族のいる家の外に連れ出してもほかの人の目には一見活動可能に見える	家族のいる家の外に連れ出した場合は生活不可能
家庭生活および趣味・関心(HH)	家での生活・趣味や知的関心が十分保持されている	家での生活・趣味や知的関心が軽度障害されている	軽度しかし確実な家庭生活の障害，複雑な家事の障害，複雑な趣味や関心の喪失	単純な家事手伝いのみ可能，限定された関心	家庭内における意味のある生活活動困難
介護状況(PC)	セルフケア完全		奨励が必要	着衣，衛生管理など身のまわりのことに介助が必要	日常生活に十分な介護を要する．頻回な失禁

(目黒謙一：認知症早期発見のためのCDR判定ハンドブック．p.17, 医学書院, 2008)

表13-9 西村式(N式)老年者用精神状態尺度(NMスケール)

	0点	1点	3点	5点	7点	9点	10点	評価
家事,身辺整理	不能	ほとんど不能	買い物不能,ごく簡単な家事,整理も不完全	簡単な買い物も不確か,ごく簡単な家事,整理のみ	簡単な買い物可能 留守番,複雑な家事,整理は困難	やや不確実だが買い物,留守番,家事などを一応まかせられる	正常	
関心・意欲・交流	無関心,全く何もしない	周囲に多少関心ありぼんやりと無為に過ごすことが多い	自らはほとんど何もしないが指示されれば簡単なことはしようとする	習慣的なことはある程度自らする,気が向けば人に話しかける	運動,家事,仕事,趣味など気が向けばする 必要なことは自ら話しかける	やや積極性の低下がみられるが,ほぼ正常	正常	
会話	呼びかけに無反応	呼びかけに一応反応するが,自ら話すことはない	ごく簡単な会話のみ可能 つじつまの合わないことが多い	簡単な会話は可能であるが,つじつまが合わないことがある	話し方はなめらかではないが,簡単な会話は通じる	日常会話はほぼ正常,複雑な会話がやや困難	正常	
記銘・記憶	不能	新しいことは全く覚えられない 古い記憶がまれにある	最近の記憶はほとんどない,古い記憶が多少残存	最近の出来事の記憶困難,古い記憶の部分欠落・生年月日正答	最近の出来事をよく忘れる,古い記憶はほぼ正常	最近の出来事をときどき忘れる	正常	
見当識	全くなし	ほとんどなし 人物の弁別困難	失見当識著明,家族と他人は区別できるが誰であるかわからない	失見当がかなりあり(日時,年齢,場所など不確か,道に迷う)	ときどき場所を間違えることがある	ときどき日時を間違えることがある	正常	

NMスケール評価点

重症度評価点
カッコ内の数字は,寝たきり老人(N-ADLで歩行・起坐が1点以下のとき)の場合で,「会話」「記銘・記憶」「見当識」の3項目によって暫定的に評価する

正常	50〜48点(30〜28点)
境界	47〜43点(27〜25点)
軽度認知症	42〜31点(24〜19点)
中等度認知症	30〜17点(18〜10点)
重度認知症	16〜0点(9〜0点)

(大塚俊男,本間 昭監[小林敏子]:高齢者のための知的機能検査の手引き.p.82,ワールドプランニング,1991)

把握できる.

⑥手段的日常生活動作(IADL:instrumental activities of daily living scale,表13-11)
- 高次の日常生活における行動を,目的をもって評価する.
- 家事,買い物,服薬管理,金銭管理などの日常行っている動作を調べるものである.

表13-10 N式老年者用日常生活動作能力評価尺度(N-ADL)

	0点	1点	3点	5点	7点	9点	10点	評価
歩行・起坐	寝たきり(坐位不能)	寝たきり(坐位可能)	寝たり,起きたり,手押し車などの支えが要る	伝い歩き 階段昇降不能	杖歩行 階段昇降困難	短時間の独歩可能	正常	
生活圏	寝床上(寝たきり)	寝床周辺	室内	屋内	屋内	近隣	正常	
着脱衣・入浴	全面介助 特殊浴槽入浴	ほぼ全面介助(指示に多少従える) 全面介助入浴	着衣困難,脱衣も部分介助を要する 入浴も部分介助を多く要する	脱衣可能,着衣は部分介助を要する 自分で部分的に洗える	遅くて,ときに不正確 頭髪,足など洗えない	ほぼ自立,やや遅い 身体は洗えるが洗髪に介助を要する	正常	
摂食	経口摂食不能	経口全面介助	介助を多く要する(途中で止める,全部細かく刻む必要あり)	部分介助を要する(食べにくい物を刻む必要あり)	配膳を整えてもらうとほぼ自立	ほぼ自立	正常	
排泄	常時,大小便失禁(尿意,便意がほぼ認められない)	常時大小便失禁(尿意・便意があり,失禁後不快感を示す)	失禁することが多い(尿意・便意を伝えること可能,常時おむつ)	ときどき失禁する(気を配って介助すればほとんど失禁しない)	ポータブルトイレ・尿器使用,後始末不十分	トイレで可能 後始末は不十分なことがある	正常	

N-ADL評価点

重症度評価点

10点	正常	自立して日常生活が営める
9点	境界	自立して日常生活を営むことが困難になり始めた初期状態
7点	軽度	日常生活に軽度の介助または観察を必要とする
5点・3点	中等度	日常生活に部分介助を要する
1点・0点	重度	全面介助を要する(0点は活動性や反応性が全く失われた最重度の状態)

(大塚俊男,本間 昭監[小林敏子]:高齢者のための知的機能検査の手引き.p.90,ワールドプランニング,1991)

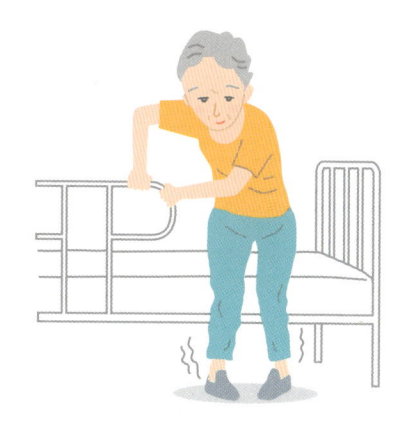

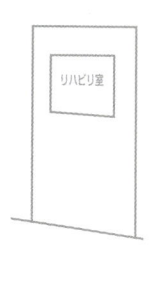

表13-11　手段的日常生活動作（IADL）

項目	得点
A　電話の使い方	
1．自由に電話をかけることができる	1
2．いくつかのよく知っている番号であればかけることができる	1
3．電話で応対できるが電話をかけることはできない	1
4．全く電話を使うことができない	0
B　買い物	
1．1人で買い物ができる	1
2．少額の買い物であれば1人でできる	0
3．だれかが付き添っていれば買い物ができる	0
4．全く買い物ができない	0
C　食事の支度	
1．人数に合った支度をして必要十分な用意ができる	1
2．材料が用意してあれば食事の支度ができる	0
3．食事をつくることはできるが，人数に合った用意ができない	0
4．他人に支度してもらう	0
D　家事	
1．力仕事など以外は1人で家事をすることができる	1
2．食事のあとの食器を洗ったり布団を敷くなどの簡単なことはできる	1
3．簡単な家事はできるが，きちんとあるいは清潔に維持できない	1
4．他人の助けがなければ家事をすることができない	1
5．全く家事をすることができない	0
E　洗濯	
1．1人で洗濯できる	1
2．靴下などの小さなものは洗濯できる	1
3．他人に洗濯してもらう	0
F　移動・外出	
1．自動車を運転したり，電車・バスを利用して出かけることができる	1
2．タクシーを自分で頼んで出かけられるが，電車やバスは利用できない	1
3．付き添いがあれば電車やバスを利用することができる	1
4．付き添われてタクシーや自動車で出かけることができる	1
5．全く出かけることができない	0
G　服薬の管理	
1．きちんと服薬できる	1
2．前もって飲む薬が用意されていれば自分で服薬できる	0
3．自分では全く服薬できない	0
H　金銭の管理	
1．自分でできる（家計費，家賃，請求書の支払い，銀行での用事など）	1
2．日常の買い物は管理できるが，大きな買い物や銀行へは付き添いが必要	1
3．金銭を取り扱うことができない	0

得点は男では0～5点（男性はC～Eを除く），女では0～8点
(Lawton MP, Brody EM：Assessment of older people：Self-Maintaining and instrumental activities of daily living. Geroulologist. 9：179～168, 1969)

アセスメントの視点

1 認知症とせん妄

- せん妄は，心不全，呼吸不全，感染症や代謝障害などの急性疾患や薬物毒性が原因で発症する，軽度の意識障害に注意力散漫，不穏を伴う状態である．
- 認知症患者のせん妄発症率は認知症を有しないものの約10倍であり[1]，脳血管性認知症では約30％にせん妄が合併している[2]ともいわれ鑑別が難しいが，安全で安心した療養生活支援のために的確なアセスメントと対応が必要である．
- 的確なアセスメントを行うための，両者の特徴を**表13-12**に示す．
- 認知症以外の原因によるせん妄では，慢性化しないためにただちに適切な医療の提供が必要である．

2 認知症とうつ病

- 抑うつ状態は，認知症の初期にしばしばみられるが，認知症ではなく初老期や老年期にもみられる場合がある．
- 認知症が早期の診断・治療が必要であると同様に，初老期または老年期うつ病も抗うつ薬の効果が期待できる疾患であり，鑑別が重要である．
- 認知症とうつ病の主な特徴を**表13-13**に示す．

表13-12 認知症とせん妄の特徴

特徴	認知症	せん妄
発生	緩徐で漸進的であり，開始点は不明瞭	突然で，明確な開始点がある
症状の持続時間	通常は永続的	数日から数週間，ときに長期化する
原因	アルツハイマー病，レビー小体認知症，脳血管性認知症など	感染，脱水，骨折，特定の薬物の使用または中止
経過	不可逆的で緩徐に進行	通常は可逆的
夜間の影響	しばしば悪化	夕方〜夜間に起こりやすい
注意力	軽度〜中等度では影響なし	高度に障害され注意散漫になる
意識レベル	軽度〜中等度では影響なし	鈍麻から清明までさまざま
時間と場所の見当識	障害される	状況によりさまざま
言語	ときに正しい単語の発語が困難	ゆっくり，しばしば支離滅裂で不適切
記憶	障害される，とくに短期記憶	状況によりさまざま

表13-13 認知症とうつ病の特徴

特徴	認知症	うつ病
発症時期	もの忘れなどがいつとはなしに始まっている	特定できる何らかの契機がある
初発症状	知的機能の低下	抑うつ症状
もの忘れの自覚・訴え方	自覚が乏しい，否認する	記憶力低下や知的機能の低下を強調する
反応の仕方	つじつまを合わせる	「わからない」と答えることが多い
記憶障害	記憶障害の程度に応じた日常生活の障害がある	軽い割に日常生活の障害が強い
身体症状(倦怠感，肩こり，不眠，眩暈，食欲不振など)	ないことが多い	ある
日内変動	ない	ある(朝方に顕著)
自殺念慮	ない	ある

第14章 メンタルステイタスアセスメント

学習目標
1. 人間の精神機能の評価を行うために，精神病理学的分類，症状，診断の根拠となる知識を理解する．

精神症状のアセスメント時の注意事項
1. 患者の生活階層，社会信念，態度もさまざまであるから，面接者は同時に患者に関心をもつ相談者として信頼を得られるような立ち居振舞いが望まれる．
2. 清楚な出立ちと，丁寧な言葉遣いは必須である．
3. 精神的病歴（精神健康評価：mental health assessment）から，患者の全生活史を知るとともに，その人のもつ困難さを理解する．
4. 病的体験に伴う患者の主観的体験を共感的に理解し，患者の体験を理解するために，問診のなかで精神現症を確認していく．

必要物品
1. ミニメンタルステート検査（MMSE，暗記していたほうが望ましい，第13章 表13-1参照）

精神症状のアセスメント

- 精神科の臨床では患者との面接をとおして，患者の意識，体験，行動から精神病理学的分類を行い，症状，診断を特定していく．
- したがって，炎症や腫脹と同じように，妄想や幻聴などの症状を把握していなければ，統合失調症や躁うつ病などの疾患を理解することは難しい．
- 未治療や治療初期の精神科的な疾患を抱える患者の多くは精神症状の影響にさらされ，自我機能が低下し，病識が乏しい状況にある．
- 患者は猜疑心に苛まされたり，尊大になったり，エネルギーが枯渇したり，面接に十分応じる力が乏しいことが多い．

- 精神症状を調べるためには，精神現症検査(精神状態の査定：mental status examination)が行われる．これは，患者の客観的事実と，主観的な認識との両方を系統的に聴取することにより，精神機能の多面的な側面をみるために行う．
- 面接の際は，時間軸を頭の中に描きながら，その状態や症状が出現した時期，持続期間，周期性か一過性かを抽出する(鑑別診断を行ううえで重要)．

問診の進め方

- 面接者が問診を進める際は，精神的病歴(精神健康評価)に関しては家族や重要他者から情報を得ておき，患者からはケアの経過のなかで精神的病歴の情報を補充していく方略を立てる．
- 家族や近親者の情報と患者の主観的体験は必ずしも一致しないこと，また，双方の記憶の誤謬や病的なゆがみからの不一致が起こりえることを認識していることが大切である．
- 違いの指摘は不毛であり，治療的関係を構築していくなかで，なぜそのような認識の違いが出てきたのか理解する．
- 精神現症検査に関しては，問診を進める際に患者の状態に合わせて負担にならないように時間設定を行う．
- 患者が面接室に入ってくるあいだの歩行状態，表情，雰囲気をつかみながら，面接者はまず，援助者としての立場を明確にしながら，自己紹介と面接の目的を患者に告げる．
- 自己紹介を行い，面接の目的を告げるやりとりのなかで，外観，行動，話し方，面接者への態度，感情・気分の状態，意識状態を把握し，おおよその面接の範囲を想定する．
- どのような困難があってここにいるか，本人に理由を尋ねる(主訴)．
- 次に，困難な状況がどのような経緯で起きてきたのか，それは本人にとってどのような体験であったのか聴取する(現病歴)．
- 症状を抽出し，その持続期間，程度，頻度，パターンなどを聴取する．
- いままで受けた治療，適応の状況，本人にとっての支えの有無に加え，ストレス対処能力を類推する．
- ここまでの面接のなかで，外観，行動，話し方，面接者への態度，感情・気分，知覚，思考内容，思考形式，意識，認知，自我機能の状態の観察と記述が可能である．
- 初期面接であれば，既往歴，身体症状，治療薬の使用の有無を聴取し，問診を終了する．
- 問診に協力してくれた感謝とねぎらいの言葉を，患者に必ず伝える．

精神的病歴（精神健康評価）の取り方

1 基本情報

①年齢
- エリクソンの発達段階の発達的な位置づけを特定
- 年齢相応な行動様式との比較，現在の発達課題の確認

②性別
- 性役割

③教育歴
- おおよその知的能力，知識のレベルの推測
- 義務教育終了後のコース選定，専門分野と指向性が類推可能．ただし，競争原理が働かない教育課程に在籍することは，本人の知的能力を推測する参考にならないことがある．また，発達障害においては，知的能力への影響がない場合がある．

④婚姻歴
- 対人関係能力，成熟度の類推
- 重要他者：法的婚姻関係以外のパートナー，同棲，同性のパートナーなど

⑤職業
- 在職期間と耐性，社会性を推察
- 退職の理由を聴取できるように話をつなぐ．対人関係，ストレス耐性

⑥保険・利用中の社会保障制度
- 経済状況，社会資源の活用

⑦収入
- 生活基盤，生活階層の類推

⑧居住環境
- 生活環境の類推
- 患者の生活状況のベースラインを把握するために確認

2 主訴
- 医療機関に援助を求めてきた理由，または来院した理由を尋ねる．

①患者の主観的体験，日常生活上の困難な体験
- 患者が言えない場合は，同行者から患者の状況をできるかぎり詳細に聴取する．

②受診を求める直接的な困難な状況
- 患者ではなく，周囲の人に問題がある場合もある．

③医療を求める姿勢
- 拒否的か協力的か

3 現病歴
- 現在の症状と直接かかわる病歴．病前性格，発症年齢，発症時の症状，初回受診と症状，初回入院と症状，入退院時の状態，入退院の間隔から社会適応の高さを類推．治療歴，治療薬物に対する反応も記載する．
- 時間軸を描きながら，現在の事象が起きた前後の患者の行動，生活習慣の変化，

交友関係，家族，職場，学校などの社会的ストレス要因の状態，患者の対処行動を聴取したのち，患者の変化がいつごろから始まったのかを聴取する．
- 初診と発症時期はずれることが多いので，初診の状況が現れる以前の患者の様子や性格の変化にも着目する．

4 精神科的既往歴
- 現在の症状と直接関係がないと思われる精神科の既往歴を聴取する．

5 身体的既往歴
- 喘息やアレルギー疾患，ストレス性の疾患，精神症状に影響を与える疾患や治療はとくに注意深く聴取する．

6 家族歴

①家族構成図
- 父方，母方それぞれ患者を含む3世代の家族歴を聴取し，家族構成図（ジェノグラム，図14-1）を作成する．
- 家族に関する情報も大切で，遺伝負因の有無，家族システムのアセスメント（コミュニケーション，葛藤，経済，力関係とその変化），家族の患者への期待（過去と現在）などをもとにジェノグラムからエコマップをつくっていくとよい．

②エコマップ
- エコマップ（生態地図，図14-2）は，支援を要する家族を中心として，その家族の問題や解決にかかわると考えられる関係者や関係機関を記載したものである．
- 図式化することにより，全体の関係性を簡潔に把握することができ，各機関の役割を検討するうえでも有効である．
- 適宜作成し，比較すると，支援の過程を通じた関係機関のかかわりの変化を確認することができる．

上から下に世代順，左から右に年齢順
- 男性は□，女性は○
- 本人は二重の四角または二重の丸（男性は◉，女性は◎）
- 死亡者は×
- 年齢（年代）は□○の下に書く
- 左側が年長者（兄弟）
- 婚姻関係がある場合は，男性左，女性右の順で，―（横線）でつなぐ．離婚は横線を∥（二重斜線）で切る．別居は斜線1本，日付を近くに書く
- 同居は，楕円で囲む
- 「作成年月日」を入れる

家族構成図（ジェノグラム）の例
　患者は43歳主婦，7歳年上の公務員の夫と，18歳で大学受験を控えている高校3年生の息子，患者の母親と4人で暮らしていたが，夫の浮気が原因で3年前に離婚．患者の父親は3年前に肺がんで死亡している．2歳年上の姉は，隣町に単身で生活している．

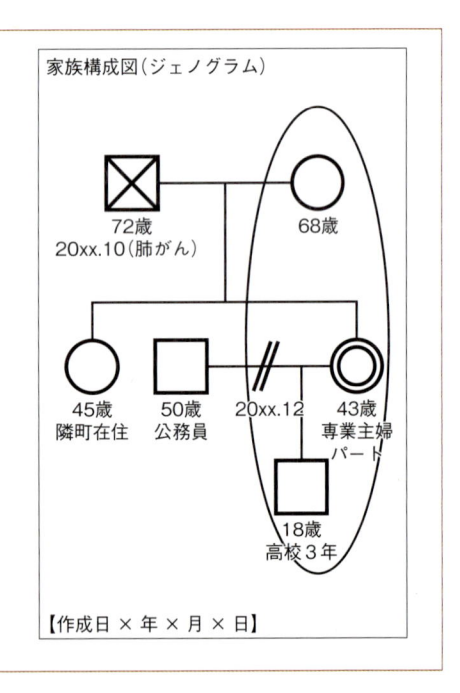

図14-1　家族構成図（ジェノグラム）

エコマップの関係性の図線は赤系の色で，ストレスな関係には線に斜線を入れる．線の説明の矢印は青か緑系の色で記入する．個人でない部分は楕円形，個人は□か○で描く．

図14-1の家族構成図(ジェノグラム)をもとに，エコマップを作成すると以下のようになる．

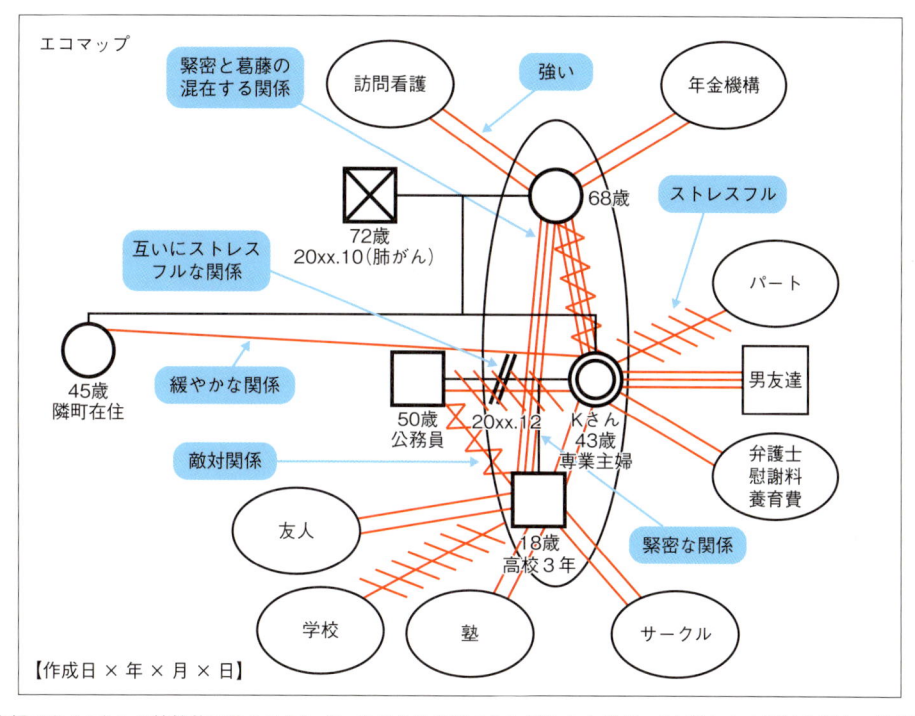

専業主婦であるKさんの姉妹仲は悪くはないが，あまり往き来のない緩やかな関係．3年前に夫の浮気を理由に離婚し，弁護士をあいだに入れ慰謝料・養育費を夫が支払っている．それが主な収入源になっている．慰謝料の支払いに関連して相互の関係はストレスフル．子どもの進学に備えパートを始めたが，職場環境が悪くストレスフルである．最近，男友達ができ親密になっている．

68歳の母は厚生年金を受給し，身体が不自由なため訪問看護を受けている．親子仲は親密であるが，息子を取られた思い，介護負担，経済的問題，離婚や男友達との関係についての考え方で緊密さのなかに葛藤が混在した状態である．

おばあさん子の18歳の息子は，最近ではKさんの母親の不満の代弁者としてKさんと話すことがしばしばである．友人も多く，サークルや塾が活力源になっている．学校での成績はよいが担任教師との関係が悪く，学校が息子のストレス源になっている．夫と息子との関係は離婚問題に端を発し，敵対関係となっている．

図14-2　エコマップ(生態地図)

7 生育歴

● 誰から得た情報か明記しておく．

①小児期

● 出生時の様子，授乳，始語，離乳，人見知り，アタッチメント(母親と離れたら泣いたか．その程度は．母親と再会したあとの反応は)，始歩，トイレット・トレーニング，反抗期

②学童期

● 集団との関係，教師との関係，学習能力，身体能力，遊び

③思春期

● 反抗期の有無，志向，集団との関係，交友状況，学業

④成人期

● 学業，勤務状況，交友状況，異性との関係，経済状況，家族との関係

精神現症検査（精神状態の査定）の取り方

1 外観

①身繕い
- 着衣，頭髪，ひげ，爪（不潔，清潔感）

②服装
- 気候やTPOに応じた服装か．

③着衣の適切さ
- 極端な派手さ（化粧も含む）や奇異な印象，年齢相応の服装か．

2 行動

①姿勢
- 前屈み，のけぞる，左右の偏り，緊張など

②表情
- 柔和，険しい，無表情，悲嘆，沈んだ，生気のない，チック，不随意運動など

③態度
- 不安げ，防衛的，被害的，依存的，誇大的，多幸的など

④視線
- アイコンタクトがある，覗き込む，睨みつける，避けるなど

⑤瞳孔
- 散大・縮小

⑥身体の動き
- せわしい，落ち着かない，ゆっくり，協調性の欠如など

⑦歩行の仕方
- 前屈み，小走り，ゆっくり，跛行，舞踏様など

⑧日内変動
- 日中と夜間，午前と午後

⑨強迫行為
- 何度も手を洗う，何度も戸締まりをするなど

3 話し方

①言語障害
- 呂律，吃音

②抑揚
- 平板，普通，奇妙さ

③声の大きさ
- 小声，普通，大きい

④寡黙か，多弁か

⑤話すスピード
- ゆっくり，早口

4 面接者への態度
①協力的，謹聴している，関心を向ける，愛想がいい，素直
②防衛的，つかまえどころがない，疑い深い
③誘惑的，挑戦的，攻撃的

5 気分と感情

- 気分と感情の明確な区分はないが，一般的に気分は比較的長期に個人の感情を支配する情緒が続く状態を指し，亢進した状態(精神高揚状態，躁状態)，または減退した状態(抑うつ気分，うつ状態)，混在した状態(浮き沈みが激しい状態)を示す．
- それに対し感情は内外の刺激に反応して示される喜怒哀楽などに代表される比較的短時間に表出される情緒を指す．
- 感情や気分が態度や表情，身振りなどにより観察可能なものとして表出されたものが情動である．

①感情(emotion)
- 一時的な，反応性の主観的感覚である．

❶感覚的感情
- 特定の感覚刺激に伴う感情．たとえば，爆発音に伴う痛みと「驚き」という感情など．多くの感覚は「快・不快」の感情を伴う．

❷生気的感情
- 特定の感覚や身体部位に局在しない身体感情(快適，疲弊，緊張，不調など)

❸心的感情
- 動機づけられた反応性の感情(喜び，怒り，哀しみ，楽しさなど)

❹精神的感情
- 芸術や宗教的な感覚(法悦，解脱，陶酔，恍惚など)

②気分(mood)
- 持続的な感情である．

❶気分の亢進
- 生命感情の亢進として高揚気分，爽快感，多幸感がある．
- 躁病の場合は躁状態，統合失調症などにおいては精神高揚状態，脳の器質性精神病においては精神運動性興奮を示す．

❷気分の減退
- 生命感情の減退として，抑うつ気分があり，元気の出ない状態，身体的不調を訴える状態になる．
- うつ病に特徴的に現れる．

③情動(affect)
- 感情・気分による表情，身振りなどを経た外部への表出を指す．

❶感情の過剰
- 高揚気分，発揚気分，認知症やウェルニッケ脳症，コルサコフ脳症などにみられる多幸症，前頭葉側頭葉変性症にみられるモリア(ふざけ症)，病的抑うつなど

❷感情の減退
- 快感喪失，情動麻痺，感情鈍麻，感情の疎隔，アレキシサイミア(失感情症)な

ど

■ ❸調節障害
- 感情不安定（刺激性・易怒性，両価性，感情倒錯，怒り），脳の変性に伴いみられる感情失禁（わずかな刺激で泣いたり，笑ったり，怒ったりする状態）など

6 知覚の障害

①錯覚
- 知覚されたものが，作り変えられ，誤って知覚される現象

■ ❶生理的錯覚
- 錯視（視覚の錯覚）に代表されるサイズや方向などの感覚の錯覚

■ ❷不注意錯覚
- 街を歩いていて，見知らぬ人を友人だと思い込み声をかける．注意していれば，全くの別人だと十分わかる．

■ ❸情動錯覚
- 「幽霊の正体見たり枯れ尾花」不安であったり，心細い気持ちで一人，月明かりの野原を歩いていると白いものの固まりがふっと幽霊に見えたりする．一目散に逃げ帰った翌日そこを通ると，日の光のもとでみた幽霊は白いすすきの穂の群れであった．これは錯覚の一例である．結果的に誤認しているということだが，怖さを感じているときに白くゆらゆらと動くものを幽霊と錯覚する．

■ ❹パレイドリア
- 流れる雲が人の顔に見えたり，壁のシミが鬼面に見えたり，違うとわかっていてもどうしてもそう見えてしまう．熱性疾患，せん妄状態，薬物酩酊状態のときにも見られる．

②幻覚
- 現実には存在しないものを知覚することを幻覚とよぶ．これは感覚器への刺激の全くない状態で，ある刺激があったと確信することである．
- 聴覚，視覚，味覚，嗅覚，触覚の五感のいずれか，または複数に現れる．
- 幻覚の判断の難しい点は，抗精神病薬の副作用と妄想着想が相乗した場合，「身体がぴくぴくする」とか，「身体に電気が走る」という表現が，体感幻覚と区別しにくい．抗精神病薬を使用している場合，まずは副作用の確認を行う．
- 疾患による幻覚の特徴を**表14-1**に示す．

■ ❶幻視
- 実際には存在しないものが見える現象
- 光のきらめきや色などの要素的なものから，小動物，昆虫，人の顔や神仏の姿などさまざまである．
- 意識障害に伴って出現することが多く，薬物の急性中毒時やせん妄，もうろう状態などにみられる．

■ ❷幻聴
- 不安，孤立，過労，不眠などが重なったことによって，自分の気持ちや考えの一部が他人の声という形をとって聞こえてくる現象である．
- 幻聴の性質（聞こえる時間・場所，聞こえ方など）や内容はさまざまである．
- 患者は聞こえてくる声を説明しようとして，電波，超音波，テレパシーなど超

表14-1 疾患による幻覚の特徴

アルコール性のせん妄状態	
幻視	蟻，蚤のような小動物や昆虫が壁やベッドで動くという幻視を伴うことが多い．筆者が観察した最も大きな幻視は，「山脈が動く」というものであった
幻触	蟻走感，下肢に電気が流れる感覚
統合失調症に代表される幻覚・妄想状態（K.シュナイダーの1級症状）	
思考化声	自分の考えが声として聞こえてくる(考想化声)
問答形式の幻声(幻聴)	独語として観察される
自己の行為に随伴して口出しする形の幻声(幻聴)	独語，空笑，動作
身体への影響体験	カタレプシー(蝋屈症：受動的にとらされた姿勢を保ち続ける)
考想奪取やその他思考領域での影響体験	自分の考えがとられてしまう
考想伝播	自分の考えが自分一人のものではなく，他人(世界)が知っているという体験(思考伝播)
妄想知覚	現実に起こっていることで妄想を確信すること(例；カラスが群舞するのを見て，天からのお告げが来たと確信する)
感情・衝動・意志の領域に現れるその他の作為・影響体験	思考吹入，させられ体験
社会恐怖(対人恐怖)などにみられる自己臭妄想	
幻臭	自分から変な臭いがするといったもの

自然的なものをもちだすことが多い．
- 統合失調症の幻聴は，悪口，批評，干渉，命令など被害的色彩のものが多いが，ほめ言葉，冗談，神の言葉，セクシャルなものなどもある．

❸幻臭
- 死体のにおいや腐ったにおいがする，自分の身体がにおうなどの訴えである．
- 側頭葉てんかんでは一般的にみられる．統合失調症，薬物中毒，てんかん，対人恐怖などにみられることがある．

❹幻味
- 食物が異常な味がする，これは毒をもられたに違いないといった訴えである．
- 統合失調症の被害妄想と関連してみられることがある．

❺体感幻覚
- 自分の身体にかかわる漠然とした感じの訴え．
- 訴えが具体的で奇異な内容を示す場合が多く，脳が溶ける，骨がばらばらになる，内臓がえぐりとられる，性器にいたずらをされて子宮が動く，身体の中を宇宙人が動き回る，などがある．
- 統合失調症や器質精神病でみられることがある．
- 誰かに身体を触られているという幻触もある．

❻幻肢
- 切断された四肢の断端遠位部に，肢体への刺激をありありと感じるもの．その

存在しない肢端に疼痛を感じるものを幻肢痛という．

7 思考内容の障害

①強迫観念
- ある不快な考えがこびりついて離れない状態
- 妄想との違いは，その考えの不合理性を本人が自覚している点にある．
- 具体例としては，日常生活とかけ離れた哲学的・抽象的なことを絶えず質問したり詮索したりする質問癖，詮索癖などがある．これらが日常生活の妨げになるほどの束縛をもたらす点に異常性がある．
- 恐怖症は強迫観念が恐怖と結びついたもので，鉛筆，ナイフ，フォークなどの尖ったものに対する恐怖としての尖端恐怖，広い場所を怖がる広場恐怖，エレベーターやトイレなど狭い場所を怖がる閉所恐怖，その他，不潔恐怖，赤面恐怖などがある．

②妄想
- 「訂正不能な確固たる信念」，または「病的な状態から生じた誤った判断」と定義される．
- 客観的には（了解不能な）現実離れした不合理さを本人は不合理と感じず確信している点が強迫観念との大きな違いである．
- 妄想の種類を**表14-2**に示す．

❶一次妄想
- 成育史，生活歴，性格，状況を考慮しても了解不能な妄想
  ①妄想知覚：実際のなんらかの知覚に対し，理由なくある一定の意味づけをすること．初対面の，全く面識のない女性と街のなかですれ違った際，「彼女は私の恋人だ」と確信するなど
  ②妄想着想：脈絡なく突然，なんらの媒介もなく「私は神である」「全知全能である」「誰かに追われている」などという考えが浮かび，それを吟味することなく確信する体験である．
  ③妄想気分：あらゆるものが新たな意味を帯び，周囲が何か不気味で驚異的に感じる漠然とした明確でない内容の体験．「ハルマゲドンが起きる」「世界が破滅する」などの世界没落体験が代表的である．

❷二次妄想
- うつ病に現れる貧困妄想や，幻聴などの異常体験の説明のための妄想など，その体験から出発すれば説明可能な妄想を言う．

8 思考形式の障害

①速度の異常

❶迂遠
- 話そうとする目的は一応保たれているが，そこに向かって思考の組立が十分行われず，話の内容がいろいろ散らばって，しかもそれら1つ1つにこだわり反復したりして，なかなか目的に到達しないもの．
- てんかん（ねっちりとした印象を伴う）や認知症患者にみられる．

❷思考制止
- 表情の浮かび方が少なく，思考の進み方が停滞するもの

表14-2 妄想の種類

種類	例
被害妄想	自分の発明を会社にだまし取られた，隣人が僕の部屋のパソコンを壊した
迫害妄想	自分の部屋に侵入し機密文書を奪おうとする輩は抹殺しなければならない（迫害妄想は被害妄想に伴うことが多く，被害・迫害妄想と表すこともある）
関係妄想	隣のAさんが僕のことを陥れようとして悪口を言いふらしている
敏感関係妄想	見ず知らずの二人が笑うのを見て，自分の悪口を言っていると確信する
血統妄想	私は宮家の三女です．母と言っている人は私を産院から盗んだ人です（この例では誇大妄想と親子否認妄想が混在している）
注察妄想	街中の人が自分を観察し，注視しているという確信
追跡妄想	公安部が自分を狙って尾行している．国家機密を奪われるかも知れない
被愛妄想	芸人の○○さんがテレビの電波でいつも自分に言い寄ってくる（恋愛妄想）
嫉妬妄想	飲酒のために性的不能に陥っている夫が，妻が浮気をしていると確信する
微小妄想	うつ病によくみられる，罪業妄想，心気妄想，貧困妄想の3つに代表される自分自身を過小評価する妄想
罪業妄想	契約が不成立になり会社に迷惑をかけてしまったのは自分が至らないためだ
心気妄想	健康であるにもかかわらず，自分は不治の病に冒され余命幾許（いくばく）もないと確信する
貧困妄想	財産をすべて失ってしまい入院費も払えないのに，置いていただき申し訳ないと卑下する（自己卑下）
誇大妄想	実は私がエジソンよりも先に電球を開発したのです，という発明妄想など
憑依（ひょうい）	（つきもの）妄想（きつね憑き，犬神憑き，蛇憑きなど，つきものが憑いて操られる）．意識消失を伴う夢遊病様のものは解離性障害，自分自身の意識のあるものは統合失調症にみられる
宗教妄想	「私は予言者としてこの世に遣わされた」など宗教的内容を含む確信，しばしば幻聴，幻視を伴う

- 患者は低い声でポツリポツリと話し，徐々に考える力がなくなっていくようにみえる．
- 疎通性は保たれており，頭の中が空っぽになった感じを訴えることもある．
- 抑うつ状態などでよくみられる．

❸思考途絶

- 思考の進行が突然途切れて，話をしているうちに急に黙ってしまうもの
- 主観的には考えが止められる，なくなる，抜き取られる，などと体験される．
- 統合失調症によくみられる．

❹観念奔逸

- 思考の進み方が速く，表象が豊富に浮かび，それらがときには音連合によるつながり（言葉の意味ではなく音韻のみのつながり）によって，駄洒落のように，または元の言葉の意味を失い全く意味をなさない解体した言葉が次々と発せられ，当初の会話の目的を失ってしまう．
- 患者はぺらぺらと早口に喋りまくる．
- 躁状態，精神高揚状態にみられる．

②脈絡の異常
❶保続
- 引き金となるある質問により表出された言葉または行為の全体または一部が，後続の質問にかかわらず繰り返し出現する状態
- たとえば，年齢はいくつかと聞かれて「20」と答え，次いで名前はと聞かれても「20」と答えるというように前の回答に固執する．
- 主に脳器質疾患にみられる．

❷思考錯乱
- 意識混濁があって支離滅裂の場合をいう．
- 症状精神病などにみられる．

❸滅裂思考
- 意識清明の状態であるが，何を言おうとするか思考の目的がはっきりしないばかりか，全く関連性のない事柄が結びつけられ，話の筋を理論的に追うのが不可能な状態
- 軽いときには「連合弛緩」といい，話はわかりづらいがだいたいの意味はとれる．著しい場合はただ相互の無関係な言葉を羅列する「言葉のサラダ」とよばれる状態になる．
- 統合失調症でみられる．

③統制の異常
❶支配観念
- ほかのあらゆる思考に優先して，ある主題への関心が強く，持続的に精神全体を占有している状態

❷強迫観念
- ある主題への関心がほかに勝っている状態であるが，その根拠が不合理で，自己にとって積極的な面をもたず，しかもそれを消し去ることができないので自己のなかに苦悶が生じる状態である．

❸作為思考
- 思考の能動性がなくなり，外力によって影響されて操られ，自分の意図に反して他者から"させられている"という主観的体験をいう．

9 認知の障害
- 各項目に関する詳細は第13章参照

①意識
- 一般的にはグラスゴー・コーマ・スケール(GCS)が用いられるが，精神科では下記のように評価する．
    ①清明性：清明＞混濁(軽度［明識困難＞傾眠＞昏蒙＞嗜眠］)＞昏迷＞昏睡
    ②広がり：意識狭窄(心因性［催眠状態，解離］，身体因性［せん妄，もうろう状態，幻覚妄想状態など］)
- 意識混濁(明識困難，昏蒙)と意識野の狭窄である意識変容は混在して起こることが多い．

②見当識
- 意識混濁がある場合，ゆがみが現れる．

①時間見当識：日にちの数日のずれは正常範囲，月を間違えることはまれ
②場所(空間)見当識：いまどこに，どのような場所にいるかの確認
③人見当識：自分は誰か．ここにいる人は誰かなど人物の確認
④状況見当識：いまの自分がおかれている状況を理解しているかの確認

③記憶力(記銘，保持，想起)
- 器質的障害のみでなく，機能的障害の影響
  ①短期記憶：即時想起の困難，不注意，感覚運動統合系の関与
  ②近時記憶：皮質下連鎖，前頭葉などの障害による健忘など
  ③遠隔記憶：連合皮質の機能(言語皮質)

④注意力，計算力
- 100から7を引くなどの計算作業．注意を持続する能力を含む．

⑤洞察と判断
- 総合的な脳の高次認知機能の1つ
  ①洞察：自分自身および外的状況を理解する能力．自分の問題に気がついているか問うことにより判断できる．
  ②判断：患者の身のまわりで起こる社会的場面において問題解決する力を問う．プレス工であれば，「あなたの同僚が隣のプレス機に手を挟まれました．あなたならこのとき，どう対処しますか？」と尋ねる．たとえば，機械を止め，ほかの同僚の応援を頼み，救急車の手配をすると答えるかどうかをみる．

10 知能

- 知的障害は，精神遅滞(MR：mental retaliation)とほぼ同義語であるが，1998年の法改正により知的障害に変更された．
- 知的障害とは18歳未満で発症し，知能検査(田中ビネー，鈴木ビネー，WAISなど)で70以下のIQをもつ全般的知的機能障害であり，適応機能の障害が存在する者とされている．
- 知的障害の基準は**表14-3**に示すとおりで，ICD-10やDSM-Ⅳ-TRの分類においても同様である．
- なお，境界知能や軽度知的障害においても適応の高い者は面接においての判別が困難なことが多く，患者が精神症状や向精神薬の影響の少ない時期に知能検査を行い，判別すべきである．

①知能検査
- 言語能力，記憶力，学習能力，遂行能力，計画力，空間認知能力，抽象的思考

表14-3 知的障害の基準

重症度	IQ値	到達精神年齢	ICD-10コード
(境界知能)	(70〜84)		
軽度	50〜69	9〜12歳未満	F70
中等度	35〜49	6〜9歳未満	F71
重度	20〜34	3〜6歳未満	F72
最重度	20未満	3歳以下	F73

能力，論理的思考能力，理解力などの程度を検査する．
- 16歳以上を対象としたウェクスラー成人知能検査（WAIS-Ⅲ），5～16歳以下用のウェクスラー児童知能検査（WISC-Ⅲ），田中ビネー知能検査Ⅴ，などが代表的である．
- 検査には時間がかかる（60～95分）．
- 結果の解釈は，欠けている能力や劣っている能力のみに注目するのではなく，その人の優れている能力にも注目する．

11 自我機能

①能動性意識
- 自分の体験や行動が自分自身のものであるという意識

❶実存意識
- 自分の体験（知覚，追想，観念，感情，感覚，思考など）が，自分のものであるという感覚
  ①離人症：外界，自己精神，身体に対する疎隔感，非現実感を主とする．

❷実行意識
- 自分の行為（知覚，追想，観念，感情，感覚，思考，行為など）が，自分が行っているものであるという感覚
  ①作為体験（させられ体験）：幻聴やテレパシーにより操られるという体験

②単一性意識
- 自分は自分であり単独の存在であるという意識
  ①二重身（ドッペルゲンガー）自己像幻視：自分の姿を自分で見る．
  ②憑依：自分が何者かに乗り移られ，自分ではなくなってしまう

③同一性意識
- 過去も現在も連続して自分は自分であるという意識
  ①多重人格（解離性障害）や憑依

④限界性（境界性）意識
- 自分と他者，あるいは自分と外界が区別されている意識
  ①太古思考：自我と対象の分離が不十分なために生じる，言葉と物，自他の同一視，対象の融合，象徴化，圧縮などが行われる原始的思考（身体に触れられると他人と自分が一緒になるから身体接触を拒む，自分の身体が流れ出すからと入浴を拒否する）

12 病識（insight）

- 病識とは，自分が心の疾患を有していることとその性質を，同一文化圏，同一教育水準の人がもつであろう程度に，十分理解すること，あるいは理解していることである．
- 個人が自分の疾患に対して洞察（insight）を有すること，病的体験をどれほど異常なものとして認識しているかが大切である．
- 病識はないものの漠然と自分は病気であるとの感じをもつことを，病識と区別して病感という（「以前とは違う感じがする」「健康ではないと思う」など）．

アセスメントをケアに活かす

メンタルステイタスアセスメントの結果

K氏，45歳，離婚歴のあるパートタイム勤務の主婦．訪問看護を受ける68歳の母と18歳の高校生の長男と3人で同居．友人の男性宅にて手首を包丁で切ろうとしたところを止められ来院

精神現症検査

外観：黒っぽい薄暗い服を着て，清潔ではあるが化粧はしておらず，やつれた印象
行動：前屈みで椅子に座る．沈んだ，生気のない表情．面接中終始うつむき加減でアイコンタクトがとれない．
話し方：小声で，平板な話し方．言語障害はない．
面接者への態度：協力的で素直ではあるが，困惑した印象を受ける．
気分と感情：数か月前まではパート先での仕事ぶりもてきぱきとし，現在の男友達と飲み歩いたりしていたが，6か月くらい前より身体の不調を訴えるようになり，その後，疲弊した抑うつ的な状態が3か月以上続いている．
知覚：錯覚，幻覚はとくに認められない．
思考内容：自分は離婚して，夫も財産も失った．文無しになって，一人息子を満足に大学に入れてやる力もない．心臓も悪くなり，病気の母の面倒もろくにできなくなって，申し訳なくて生きていても仕方ない．息子や母に死んでお詫びしなければ……という微小妄想，心気妄想，罪業妄想がみられる．
思考形式：疎通性は保たれているが考えが浮かんでこなくなり話が進まない．思考制止．脈絡および統制の異常は認められない．
認知・知能：異常は認められない．
自我機能：能動性，単一性，同一性，限界性の意識は保たれている．
病識：自殺企図に及んだ背景にある微小妄想，心気妄想，罪業妄想や抑うつ気分，自殺念慮に関する洞察，病識は認められない．

結果に基づくアセスメント

以前は軽躁状態があったが，現在は微小妄想，心気妄想，罪業妄想を伴ううつ状態である．
罪業念慮から自殺企図に及んでおり，抑うつ状態を脱するまで，自殺企図を起こす可能性がある．
双極性障害であるため，治療途中の躁転にも注意が必要である．

ケアへの示唆

- うつ病相にあるため，悲観的にものごとをとらえる傾向がある．コミュニケーション技法として，傾聴と，患者ができていることをみつけ，承認（validation）を行い，自尊感情を徐々に上げるアプローチが必要である．
- 罪業念慮を示唆する発言に注意を向けながら自殺念慮を確認し，自殺企図を防ぐ．

関連するアセスメント

- 甲状腺機能，性ホルモンなどのホルモンバランスの変化，外傷，循環器障害の影響が排除されていないので身体機能の診査を進める．

引用・参考文献

■第1章
1) 丸光 惠：米国で学んだフィジカル・アセスメントの授業体験．看護，9(11月特別臨時増刊)：29〜44，1994．
2) 野地有子：フィジカル・アセスメントとは何か．臨牀看護，23(7)：1009〜1018，1997．
3) 渋谷昌三：人と人との快適距離——パーソナル・スペースとは何か．p.11〜54，日本放送出版協会，1990．
4) Ivey, AE(福原真知子ほか訳)：マイクロカウンセリング——"学ぶ−使う−教える"技法の統合：その理論と実際．川島書店，1985．
5) Bickley, LS(福井次矢，井部俊子監)：ベイツ診察法——Bates' Guide to Physical Examination and History Taking．第9版，p.3〜63，メディカル・サイエンス・インターナショナル，2007．
6) Talley, JN, O'Connor, S(柴田寿彦訳)：臨床診断法——身体診察への系統的ガイド．第5版，p.1〜15，エルゼビア・ジャパン，2007．

■第2章
1) 川上義和編：身体所見のとりかた——理論をふまえて進める効果的な診察法．第2版，p.1〜20，文光堂，2004．
2) 日野原重明：刷新してほしいナースのバイタルサイン技法——古い看護から新しい臨床看護へ．p.44〜71，102〜110，日本看護協会出版会，2002．
3) 山内豊明：フィジカルアセスメントガイドブック——目と手と耳でここまでわかる．医学書院，2005．
4) 日野原重明編：フィジカルアセスメント——ナースに必要な診断の知識と技術．第4版，p.16〜35，医学書院，2006．
5) 高久史麿監：診察診断学．p.111〜112，医学書院，1998．

■第3章
1) 大岡良枝，大谷眞千子編：NEW なぜ？がわかる看護技術LESSON．学研メディカル秀潤社，2006．
2) 植木 純，宮脇美保子監編：ポケット版 看護に生かすフィジカルアセスメント．照林社，2006．

■第4章
1) 下村嘉一ほか編：眼科診療学ABC．p.70，メジカルビュー社，2009．
2) 小野田千枝子監：実践！フィジカルアセスメント——看護者としての基礎技術．改訂第3版，金原出版，2008．
3) 馬場元毅：絵でみる脳と神経——しくみと障害のメカニズム．第3版，JJNブックス，医学書院，2010．
4) 篠原幸人，水野美邦編：脳神経疾患のみかたABC．日本医師会生涯教育シリーズ，医学書院，2000．
5) 松尾 理監：耳鼻咽喉疾患．よくわかる病態生理14，日本医事新報社，2009．
6) 花田妙子ほか監訳：ヘルス・フィジカルアセスメント上巻．日総研出版，1998．
7) 嶋井和世監訳：カラースケッチ解剖学．第3版，廣川書店，2003．
8) 山内豊明：フィジカルアセスメントガイドブック——目と手と耳でここまでわかる．医学書院，2005．

■第5章
1) 日野原重明編：フィジカルアセスメント——ナースに必要な診断の知識と技術．第4版，医学書院，2006．
2) Kahle, VW, et al(越智淳三訳)：解剖学アトラス．第3版，p.140，文光堂，1990．
3) Richard, DJ(日野原重明ほか監訳)：患者診断学——アートとサイエンスを活かして．第2版，メディカル・サイエンス・インターナショナル，1997．
4) Bichly, LS(福井次矢，井部俊子日本語版監)：ベイツ診察法．メディカル・サイエンス・インターナショナル，2008．
5) 松岡 健編：基本的臨床技能ヴィジュアルノート——OSCEなんてこわくない．医学書院，2003．
6) 伊藤 隆：ナースのための解剖学．南山堂，1992．
7) 鎌倉やよい編：嚥下障害ナーシング——フィジカルアセスメントから嚥下訓練へ．医学書院，2000．

■ 第6章
1) 北村　聖総編：喉頭の解剖と生理．臨床病態学3，p.373～374，ヌーヴェルヒロカワ，2006．
2) 北村　聖総編：代謝・内分泌疾患．臨床病態学2，p.287，ヌーヴェルヒロカワ，2006．
3) 鎌倉やよい：嚥下障害ナーシング——フィジカルアセスメントから嚥下訓練へ．p.14～17，医学書院，2000．
4) 神崎　仁，木村チヅ子編：成人看護学14．第2版，新体系看護学全書27，p.19～25，メヂカルフレンド社，2010．
5) 藤崎　郁：フィジカルアセスメント完全ガイド．学研メディカル秀潤社，2002．
6) 松尾ミヨ子ほか編：基礎看護学．ナーシング・グラフィカ17，メディカ出版，2010．
7) 横山美樹，石川ふみよ：ヘルスアセスメント．ヌーヴェルヒロカワ，2005．
8) 川上義和：身体所見のとりかた——理論をふまえて進める効果的な診察法．第2版，文光堂，2004．
9) 黒川　清，柏木平八郎編：診察マニュアル—身体所見のとり方．南江堂，1997．
10) 小野田千枝子監：実践！フィジカル・アセスメント——看護者としての基礎技術．金原出版，2008．

■ 第7章
1) 福富隆志：最新乳癌診療マニュアル．第2版，p.8～12，メジカルビュー社，2001．
2) 黒川　清，柏木平八郎編：診察マニュアル——身体所見のとり方．p.62，114～117，南江堂，1996．
3) 横山美樹：はじめてのフィジカルアセスメント．p.167～173，メヂカルフレンド社，2009．
4) 藤崎　郁：フィジカルアセスメント完全ガイド．p.77～84，学研メディカル秀潤社，2001．
5) 宮城征四郎，徳田安春：身体所見からの臨床診断——疾患を絞り込む・見抜く！．p.42～45，羊土社，2009．
6) Netter, FH（相磯貞和訳）：学生版 ネッター解剖学図譜．第2版，p.169，丸善，2001．
7) 小野田千枝子監：実践！フィジカル・アセスメント．改訂第3版，p.94～100，金原出版，2008．
8) 内田　賢，秋山　太：ナースのための最新乳癌テキスト．p.38～41，真興交易出版，2003．

■ 第8章
1) 黒川　清，柏木平八郎編：診察マニュアル——身体所見のとり方．p.71，75，79，南江堂，2001．
2) 川上義和編著：身体所見のとりかた——理論をふまえて進める効果的な診察法．第2版，p.96，文光堂，2004．
3) 前掲1），p.80．
4) 沢山俊民：CDによる聴診トレーニング心音編．改定第2版，p.20，28，35，39，52～66，南江堂，2009．
5) 萩原誠久ほか監：循環器．病気がみえるvol.2，第3版，p.20～26，メディックメディア，2010．
6) 落合慈之監：循環器疾患ビジュアルブック．p.8，学研メディカル秀潤社，2010．
7) Richard D, et al（日野原重明，高久史麿監訳）：患者診断学——アートとサイエンスを活かして．第2版，p.214，メディカル・サイエンス・インターナショナル，2001．
8) 宮城征四郎，徳田安春編：身体所見からの臨床診断——疾患を絞り込む・見抜く！．p.62，羊土社，2009．

■ 第9章
1) 日野原重明編：フィジカルアセスメント——ナースに必要な診断の知識と技術．第4版，医学書院，2006．
2) 小野田千枝子監：実践！フィジカル・アセスメント——看護者としての基礎技術．改訂第3版，金原出版，2008．
3) Judge, RD, ed（日野原重明，高久史麿監訳）：患者診断学——アートとサイエンスを活かして．第2版，p.176，メディカル・サイエンス・インターナショナル，1990．
4) 中江純夫：絵でみる呼吸と循環．JJNスペシャル53，医学書院，1996．
5) Netter, FH（前川暢夫監）：呼吸器編．医学図譜集，p.47，日本チバガイギー，1983．
6) 髙橋仁美，佐藤一洋編著：フィジカルアセスメント 徹底ガイド 呼吸．中山書店，2009．

■ 第10章
1) 城丸瑞恵，副島和彦編著：腹部のフィジカルアセスメント．学研メディカル秀潤社，2006．
2) 森田孝子編：系統別フィジカルアセスメント——看護ケアの質の向上をめざして．p.96～116，医学評論社，2006．
3) 黒川　清，柏木平八郎編：診察マニュアル——身体所見のとり方．p.118～151，南江堂，1996．
4) 日野原重明編：フィジカルアセスメント——ナースに必要な診断の知識と技術．p.107～136，医学書院，2006．
5) 藤崎　郁：フィジカルアセスメント完全ガイド．p.103～120，学研メディカル秀潤社，2004．

第11章

1) 平沢泰介監，鳥巣岳彦ほか編：標準整形外科学．第8版，p.766〜768，医学書院，2002．
2) Bickley, LS（福井次矢，井部俊子訳監）：ベイツ診察法──Bate's Guide to Physical Examination and History Taking．第9版，p.539，メディカル・サイエンス・インターナショナル，2007．
3) 前掲2）．p.532〜535．
4) 藤崎　郁：フィジカルアセスメント完全ガイド．p.156，学研メディカル秀潤社，2001．

第12章

1) 馬場元毅：絵でみる脳と神経──しくみと障害のメカニズム．第3版，p.40〜43，116，137〜145，医学書院，2009．
2) 中島雅美ほか編：PT・OT基礎から学ぶ神経内科ノート．p.63，医歯薬出版，2008．
3) 関野宏明，陣田泰子監：脳・神経疾患．Nursing Selection 6，p.99〜100，学研メディカル秀潤社，2002．
4) 中野昭一：図解生理学．第2版，p.427，医学書院，2000．
5) 日野原重明編：フィジカルアセスメント──ナースに必要な診断の知識と技術．第4版，p.168〜172，医学書院，2006．
6) 藤崎　郁：フィジカルアセスメント完全ガイド．p.184，学研メディカル秀潤社，2002．
7) 細川　武ほか：神経内科学──コメディカルのための専門基礎分野テキスト．中外医学社，2006．
8) 日野原重明，井村裕夫監：脳・神経系疾患．看護のための最新医学講座1，第2版，中山書店，2005．
9) 横山美樹：はじめてのフィジカルアセスメント．メヂカルフレンド社，2009．
10) 小野田千枝子監：実践！フィジカル・アセスメント──看護者としての基礎技術．第3版，金原出版，2008．
11) 松岡　健編［内海裕也］：基本的臨床技能ヴィジュアルノート──OSCEなんてこわくない．p.87，医学書院，2003．
12) 日本神経学会用語委員会編：神経学用語集．改訂第3版，文光堂，2008．
13) 平山惠造：神経症候学．改訂第二版，文光堂，2006．

第13章

1) 西村　健監：痴呆性老人の心理と対応．p.67〜72，ワールドプランニング，1995．
2) 河野和彦：認知症の診断──アルツハイマライゼーションと時計描画検査．改訂版，認知症ハンドブック1，p.32〜36，フジメディカル出版，2010．
3) 柏木宏子ほか：前頭側頭葉変性症と脳血管性認知症の認知症症状．Mebio，28(5)：34〜39，2011．
4) 福井俊哉：症例から学ぶ戦略的認知症診断．改訂2版，南山堂，2011．
5) 大塚俊男，本間　昭監：高齢者のための知的機能検査の手引き．p.28〜29，ワールドプランニング，1991．
6) 目黒謙一：認知症早期発見のためのCDR判定ハンドブック．p.17，医学書院，2011．
7) Lawton, MP, Brody, EM：Assessment of older people；Self-maintaining and instrumental activities of daily living. Gerontologist, 9：179〜186, 1969.
8) 大塚俊男ほか：痴呆スクリーニング・テストの開発．精神医学，29：395〜402，1987．
9) Folstein MF, et al：J Psyohiat Res. 12：189, 1975.

第14章

1) The American Psychiatric Association ed（高橋三郎ほか訳）：DSM-IV-TR──精神疾患の診断・統計マニュアル．新訂版，医学書院，2003．
2) Sadock,BJ, Sadock,VA,（井上令一，四宮滋子監訳）：カプラン臨床精神医学テキスト──DSM-IV-TR診断基準の臨床への展開．第2版，メディカル・サイエンス・インターナショナル，2004．
3) 北村俊則：精神・心理症状学ハンドブック．第2版，エビデンス精神科医療2，日本評論社，2003．
4) 日野原重明総監：精神障害・心身症看護マニュアル．ナーシング・マニュアル12，学研メディカル秀潤社，1987．
5) 加藤正明ほか編：縮刷版 精神医学事典．弘文堂，2001．
6) 小林奈美：実践力を高める家族アセスメントPart I──カルガリー式家族看護モデル実践へのセカンドステップ─ジェノグラム・エコマップの描き方と使い方．医歯薬出版，2009．

INDEX

● 数字・欧文 ●

2点識別覚 …………………………168, 169
2点識別の最短距離 …………………… 169
Ⅰ音 ……………………………………… 102
Ⅱ音 ……………………………………… 102
Ⅲ音 ……………………………………… 102
Ⅳ音 ……………………………………… 102
CDR ………………………………178, 183
CDT ………………………………177, 181
FAST ……………………………… 178, 182
GCS ………………………………… 24, 25
HDS-R …………………………… 176, 178
head to toe …………………………10, 19
IADL ……………………………… 184, 186
JCS ………………………………… 24, 25
MMSE ………………………… 176, 177, 189
MMT …………………………………… 146
N式老年者用日常生活動作能力評価尺度 180, 185
N-ADL ………………………………… 180
NMスケール ………… 176, 179, 180, 184
objective data …………………………… 3
subjective data ………………………… 3

● あ 行 ●

アキレス腱反射 ………………………… 161
悪性リンパ腫 ……………………………… 81
浅い触診 ……………………………19, 131
足底反射 …………………………162, 163
アネロイド型血圧計 ……………………… 12
アブミ骨 ……………………………40, 53
アルコール綿 ……………………………… 14
意識 ……………………………………… 200
意識レベル ……………………………… 24
異常呼吸の所見 ………………………… 30
痛み刺激 ………………………………… 26
位置覚 ……………………………166, 167
一次妄想 ………………………………… 198
咽頭 ……………………………………… 57
　　──の機能 ………………………… 69
　　──の機能と舌咽神経 …………… 69
　　──の構造 ………………………… 68
　　──の構造の診査方法 …………… 70
ウェーバーテスト …………………… 51, 56
右心室領域 ……………………………… 101
右心不全 ………………………………… 103
うつ病 …………………………………… 187

運動機能(咽頭) ………………………… 70
　　──(顔) …………………………… 61
　　──(口腔) ………………………… 67
運動失調の診断 ………………………… 167
腋窩 ……………………………………… 82
腋窩温 …………………………………… 26
腋窩リンパ節 …………………………… 82
　　──の機能 ………………………… 84
　　──の構造 ………………………… 83
　　──の分布 ………………………… 84
　　──の触診 ………………………… 90
エコマップ ……………………… 192, 193
遠心性の神経伝導路 …………………… 152
黄斑 ……………………………………… 50
音の伝達 ………………………………… 41
音叉 …………………… 13, 36, 50, 51, 151
温度覚 …………………………………… 165

● か 行 ●

外観(メンタルステイタスアセスメント) …… 194
外眼筋運動 ……………………………… 45
外眼筋運動診査 ………………………… 46
外眼筋の安定性 ………………………… 46
外観診査の方法と所見(眼) …………… 48
外眼部 …………………………………… 36
外耳道 …………………………40, 41, 52
顔 ………………………………………… 57
　　──の機能 ………………………… 58
　　──の構造 ………………………… 58
蝸牛障害 ………………………………… 56
顎関節の触診 …………………………… 60
顎関節の診査方法 ……………………… 60
拡張期血圧 ……………………………… 30
角度計 ……………………………… 14, 135
角膜反射 ………………………………… 47
角膜反射法 ……………………………… 46
下肢の形態 ……………………………… 148
過剰心音 ………………………………… 103
家族構成図 ……………………………… 192
家族歴 …………………………………… 192
下腿の指圧痕 …………………………… 97
可動域 …………………………………… 116
可動関節の分類 ………………………… 136
柄澤式老人知能の臨床的判定基準 …178, 181
加齢 ……………………………………… 150
感音性難聴 ……………………………… 51
感覚 ……………………………………… 156
　　──の種類 ………………………… 156
　　──の伝導路 ……………………… 154
感覚支配領域 …………………………… 152
感覚障害 ………………………… 157, 159, 173
感覚機能(顔) …………………………… 61

感覚機能（口腔）	66	――の基準線	106
眼球運動	38, 45	――の機能	108
看護過程	2	――の構造	105
看護診断	2	――の視診方法	110
観察による評価法	177	――の変形	111
感情	195	胸郭拡張	121
眼振	45, 158	共感性対光反射	40
関節運動の名称と解説	141	胸骨角	93
関節可動域	138	強迫観念	198
――の自動運動診査時の動き	139	胸部	104
関節可動域測定	140	胸部の視診の診査方法	112
関節可動域測定法	142	記録	19
――（顎関節）	145	筋	135
――（下肢）	144	――の構造	136
――（手指）	143	近位視力	44
――（上肢）	142	近距離視力表	13, 36, 44
――（体幹）	145	近見反射	38, 47
間接対光反射	40, 47	筋と骨格の機能	137
関節の構造	136	筋力	146
肝臓の触診	131	グラスゴー・コーマ・スケール	24, 25
肝臓の打診	129	計算力	201
眼底検査	49	頸静脈圧	93, 103
顔面筋	58	――の推測法	95
顔面神経	58, 61, 66, 67	頸静脈圧測定法	99
――の中枢性障害	62	頸静脈波	95, 99
――の末梢性障害	62	頸静脈拍動	99
顔面頭蓋	58	頸動脈	93, 99
顔面の感覚機能	59	頸動脈波	95
顔面の視診	60	頸動脈拍動	96
記憶力	201	頸部	73
気管	106	――の機能	73
――の機能	108	――の構造	73
気管・気管支の構造	106	――の触診法	97
気管支	106	――の聴診部位	97
気管支（下気道）の機能	108	――のリンパ節	76
気管支分岐部の位置	107	頸部聴診	80
器具	12	血圧	30
基礎技術	15	血圧計	12
気伝導	51	血圧測定	32
キヌタ骨	40, 53	血管	92
機能（小脳）	169	――の構造と機能	93
機能評価ステージ	178, 182	――の走行と聴診部位	124
気分	195	血管音	33, 127
基本情報	191	幻覚	196
記銘	201	検眼鏡	13, 36, 49
客観的情報	3, 10	健康歴	2, 4
嗅覚	42, 54	見当識	200
吸気筋群	108	現病歴	191
求心性の神経伝導路	153	――の聴取	5
急速変換試験	170, 171	口蓋反射	70, 71
胸郭	105	口腔	57
――の拡張の触診方法	113	――の機能	63

――の構造	63
――の構造の診査方法	65
――の副交感神経機能	68
口腔・咽頭の観察方法	66
口腔温	27
甲状腺	73, 75
――の機能	74
――の構造	74
構造（咽頭）	70
構造（顔）	60
構造（口腔）	65
叩打診	129
――の位置	130
喉頭	73
――の機能	74
――の構造	74
行動（メンタルステイタスアセスメント）	194
行動評価尺度	177
後彎	148
鼓音	134
呼気筋群	108
呼吸	28
呼吸音の聴取ポイント	119
呼吸音の分類	118
呼吸器系	104
呼吸筋	107
――の構造	107
呼吸数と換気量の正常・異常所見	29
国立精研式認知症スクリーニングテスト	176, 180
骨格系	135
――の構造	135
骨伝導	51
小筆	14
鼓膜	40, 41, 52
鼓膜温	27
コロトコフ音	32, 33

● さ行 ●

罪業念慮	203
左心室領域	101
錯覚	196
三叉神経	37, 59, 61, 66
――の支配領域	59
ジェノグラム	192
耳介	52
自我機能	202
耳鏡	13, 36, 52
思考形式の障害	198
思考内容の障害	198
しこり	91
自殺企図	203
四肢の血管	94
耳小骨	40
視診	15
――（眼）	47
――（腋窩）	88
――（胸郭）	110
――（頸静脈）	98
――（頸部）	77
――（呼吸機能）	111
――（乳房）	85
――（腹部）	126
視神経乳頭	49
システムレビュー	6, 7
自尊感情	203
膝蓋腱反射	155, 161
膝関節痛	150
疾患による幻覚の特徴	197
質問による評価法	176
視標	45
視野	38, 44
視野障害	39
ジャパン・コーマ・スケール	24, 25
遮蔽テスト	46
収縮期血圧	30
主観的情報	3, 10
縮瞳	38, 46
主訴	191
――の聴取項目	6
手段的日常生活動作	184, 186
腫瘤	88
瞬目	48
上顎洞	53
――の触診	54
定規	14
情動	195
承認	203
小脳	151, 158
――の機能	158
――の構造	158
小脳型失調	158
上腕三頭筋反射	161
上腕二頭筋反射	160
触診	18
――（腋窩）	89
――（胸部）	112
――（頸動脈）	96
――（甲状腺）	77
――（呼吸機能）	113
――（四肢の血流）	97
――（乳房）	87
――（腹部）	130
――（リンパ節）	78
――の方法	19

触診法	32
触覚	66, 164
除脳硬直	26
除皮質硬直	26
自律神経反射	156
視力	38, 44
視路の構造	38
心音	102
神経系の機能	155
神経系の構造	152
神経系(反射・感覚)	151
神経根	152, 165
診査環境	11
診査者の準備	11
心雑音	102
心周期	94
心尖拍動	100
──の診査法	100
心臓	92
──の位置	93
──の構造と機能	92
心臓内の血液の流れ	94
腎臓の触診	132
身体診査	2, 10
──の意義	11
身体診査記録用紙	20
身体的既往歴	192
振動覚	166
──の診査	167
振動(心臓)	101
心拍出量	31
深部感覚	156
深部腱反射	161
深部反射	155
水銀式血圧計	12
水銀式体温計	12
水性ペン	14
髄節性支配	164, 165
錐体路	152, 153
錐体路障害	173
推論	10
ストップウォッチ	14
スペキュラ	35, 52, 54
生育歴	193
声音振盪	114
声音振盪音の機序	114
声音振盪音の診査部位	114
声音振盪診査の手の使い方	114
声音伝導の診査方法	120
生活習慣病	56
正常・異常所見(血圧)	34
正常・異常所見(呼吸音)	119

正常・異常所見(胸郭)	110
正常・異常所見(口腔)	65
正常・異常所見(声音伝導)	120
正常・異常所見(体温)	28
正常・異常所見(脈拍)	31
正常呼吸時の胸郭と横隔膜の動き	109
正常な呼吸音の種類と音の特徴	119
正常な呼吸音の聴取部位と聴取の位置関係	120
精神科的既往歴	192
精神健康評価	191
精神現症検査	194
精神症状	189
精神状態の査定	194
精神的病歴	191
生態地図	192, 193
脊髄	152
脊髄神経	152, 153
脊柱	152
──の視診(骨格系)	146
──の生理的彎曲	148
舌圧子	13
舌咽神経	66, 67, 70
舌下神経	67
舌の運動機能と舌下神経	64
舌の運動機能の異常所見	68
舌の側面の視診方法	66
前胸部の触診領域	101
全身の骨格筋	137
前頭骨	58
前頭洞	53
──の触診	54
せん妄	187
前彎	148
想起	201
双極性障害	203
速度の異常	198
側彎	148
咀しゃく筋	58
──の運動	61
咀しゃく困難	72

● た 行 ●

体温	26, 28
──の測定方法	27
体温計	12
対光反射	38, 39, 46
対座法	44
大動脈弁領域	101
大脳の構造と機能	175
唾液分泌と顔面神経	64
打腱器	14, 151
打診	17, 134

――（横隔膜） ……………………… 116
――（肺） ………………………… 115
――（腹部） ……………………… 127
――による横隔膜の位置と可動域 …… 117
――による肝臓の大きさの推定 …… 129
――の際の手の使い方 ……………… 116
――の診査部位 …………………… 115
――の方法 ………………………… 17
打診音による肺と周辺臓器の境界 …… 116
打診音の境界の移動 ………………… 128
打診音の評価 ………………………… 17
痰の喀出 ……………………………… 121
チアノーゼ …………………………… 111
知覚の障害 …………………………… 196
知的障害 ……………………………… 201
――の基準 ………………………… 201
知的・認知機能評価検査法 ………… 176
知能 …………………………………… 201
知能検査 ……………………………… 202
注意力 ………………………………… 201
中耳 …………………………………… 40
中枢神経 ……………………………… 152
聴診 …………………………………… 16
――（頸動脈） …………………… 96
――（頸部） ……………………… 79
――（呼吸機能） ………………… 117
――（声音伝導） ………………… 119
――（腹部） ……………………… 127
――の部位 ………………………… 117
――の方法 ………………………… 16
聴診器 ……… 12, 23, 73, 92, 104, 122
聴診法 …………………………… 32, 33
腸蠕動音 ……………………… 127, 134
聴力 ……………………………… 40, 50
直接対光反射 …………………… 40, 47
直腸温 ………………………………… 27
痛覚 …………………………………… 164
ツチ骨 …………………………… 40, 53
ディスポーザブル手袋 ……………… 14
手の触診最適部位 …………………… 101
伝音性難聴 …………………………… 51
電子血圧計 …………………………… 12
電子式体温計 ………………………… 12
デンタルミラー ……………………… 13
頭頸部リンパ節の触診 ……………… 79
瞳孔ゲージ ……………………… 13, 36
洞察 …………………………………… 201
統制の異常 …………………………… 200
頭尾法 …………………………… 10, 19
動脈硬化 ……………………………… 56
動脈の触診法 ………………………… 98
時計描画テスト ………………… 177, 181

徒手筋力測定法 ………………… 146, 147
トラウベの三角形 …………………… 129
トレムナー反射 ……………………… 163

● な 行 ●

内眼部 ………………………………… 37
軟口蓋の運動機能 …………………… 71
難聴 …………………………………… 40
西村式（N式）精神機能検査 …… 176, 179
西村式（N式）老年者用精神状態尺度 …… 180, 184
二次妄想 ……………………………… 198
乳頭の触診 …………………………… 88
乳房 …………………………………… 82
――の機能 ………………………… 84
――の区分 ………………………… 86
――の構造 …………………… 82, 83
――の触診 ………………………… 87
乳房視診時の体位 …………………… 86
認知機能 ……………………………… 174
認知症 ………………………………… 175
認知症とうつ病の特徴 ……………… 188
認知症とせん妄の特徴 ……………… 187
認知の障害 …………………………… 200

● は 行 ●

肺 ……………………………………… 106
――の機能 ………………………… 108
――の構造 ………………………… 106
肺炎 …………………………………… 72
肺気腫 ………………………………… 121
バイタルサイン ……………………… 23
肺動脈弁領域 ………………………… 101
肺と肺葉の位置 ……………………… 107
バスタオル ……… 14, 82, 92, 104, 122
長谷川式簡易知能評価スケール改訂版 …… 176, 178
ばち指の審査方法 …………………… 112
波動の確認 …………………………… 128
波動の伝わり方 ……………………… 128
話し方（メンタルステイタスアセスメント）…… 194
鼻の構造 ……………………………… 42
歯の裏の観察方法 …………………… 66
バビンスキー反射 …………………… 163
反射 …………………………………… 155
――の種類 ………………………… 155
――の評価 ………………………… 162
反射弓の構成要素 …………………… 162
判断 …………………………………… 201
判定基準 ……………………………… 148
鼻鏡 ……………………………… 13, 36, 54
鼻腔 ……………………………… 41, 54
膝踵試験 ………………………… 170, 171
皮質脊髄路 …………………………… 153

211

脾臓の触診	132	むせ	72
皮膚の末梢神経	165	迷走神経	70
表在感覚	156, 164	メジャー	14
表在反射	156, 162	眼の構造	36
病識	202	面接技法	4
秒針付き時計	14	面接者への態度	195
病的反射	156, 163	面接態度	4
フィジカルアセスメント	3, 10	メンタルステイタスアセスメント	189
フィジカルイグザミネーション	2, 10	妄想	198
フェイスタオル	14	──の種類	199
深い触診	18, 131	網膜	49
複合感覚	157, 168	──の構造	37
副交感神経機能	67	問診(メンタルステイタスアセスメント)	190
副甲状腺	75	問診時の環境	4
副雑音の種類と音の特徴	120	問診票	7
複視	45	──(咽頭)	69
腹水	127	──(顔)	59
輻輳反射	38, 47	──(眼・耳・鼻・副鼻腔)	43
副鼻腔	41, 53	──(胸部(呼吸器系))	109
──の構造	42	──(筋・骨格系)	138
腹部	122	──(頸部・喉頭・甲状腺・リンパ節)	76
──4区分	124	──(神経系(反射・感覚)・小脳)	160
──9区分	124	──(心臓・血管)	95
腹部全体の打診	127	──(乳房・腋窩(腋窩リンパ節))	84
腹部臓器の位置と区分	123	──(腹部)	125

● や行 ●

遊脚相	137
指打診法	17
指鼻試験	169, 170
指鼻指試験	170
四足姿勢	165

● ら行 ●

ランツ点	133
立体認知	168
臨床的認知症尺度	178, 183
リンネ陰性	52
リンネテスト	51, 56
リンネ陽性	52
リンパ液の流れ	76
リンパ節	73, 89
──の機能	75
──の構造	75
──の触知	91
──の生理的腫大	90
──のチェックポイント	90
リンパ節腫脹	81
ロンベルグ試験	166

● ま行 ●

マーカー	14
膜型	102
マックバーニー点	133
末梢神経	152
マンシェット	32
味覚	66
右被殻出血	172
ミニメンタルステート検査	176, 177, 189
耳の構造	40, 41
脈拍	29
脈絡の異常	200

(続き、左側)

腹部臓器の機能	125
腹部内主要臓器の位置	123
腹壁反射	162, 163
浮腫	103
──の分類	98
平衡感覚	40
ベル型	102
ヘルスアセスメント	2
ヘルスヒストリー	2, 4
ペンライト	13, 46
歩隔	149
歩行	149
──の立脚相	137
保持	201

● わ行 ●

腕橈骨反射	161

実践するヘルスアセスメント──身体の構造と機能からアセスメントを導く

| 2012年2月1日 | 初 版 第1刷発行 |
| 2019年1月15日 | 初 版 第5刷発行 |

監　修	鎌倉　やよい
発行人	影山　博之
編集人	向井　直人
発行所	株式会社 学研メディカル秀潤社 〒141-8414 東京都品川区西五反田2-11-8
発売元	株式会社 学研プラス 〒141-8415 東京都品川区西五反田2-11-8
ＤＴＰ	株式会社明昌堂
印刷所	株式会社シナノパブリッシングプレス
製本所	大口製本印刷株式会社

この本に関する各種お問い合わせ先
【電話の場合】
● 編集内容については Tel 03-6431-1237（編集部）
● 在庫については Tel 03-6431-1234（営業部）
● 不良品（落丁，乱丁）については Tel 0570-000577
学研業務センター
〒354-0045　埼玉県入間郡三芳町上富 279-1
● 上記以外のお問い合わせは Tel 03-6431-1002（学研お客様センター）
【文書の場合】
● 〒141-8418　東京都品川区西五反田2-11-8
学研お客様センター『実践するヘルスアセスメント──身体の構造と機能からアセスメントを導く』係

Ⓒ Y. Kamakura　2012. Printed in Japan
● ショメイ：ジッセンスルヘルスアセスメント
本書の無断転載，複製，頒布，公衆送信，翻訳，翻案等を禁じます．
本書に掲載する著作物の複製権・翻訳権・上映権・譲渡権・公衆送信権（送信可能化権を含む）
は株式会社学研メディカル秀潤社が管理します．
本書を代行業者等の第三者に依頼してスキャンやデジタル化することは，たとえ個人や
家庭内の利用であっても，著作権法上，認められておりません．

JCOPY 〈出版者著作権管理機構委託出版物〉
本書の無断複写は著作権法上での例外を除き禁じられています．複写される場合は，その
つど事前に，出版者著作権管理機構（電話 03-5244-5088, FAX 03-5244-5089, e-mail:
info@jcopy.or.jp）の許可を得てください．